寰枢椎脱位外科治疗新技术

——后路寰枢椎关节间撑开复位融合术（PFDF）

主 编 陈 赞

科学出版社

北 京

内 容 简 介

后路寰枢椎关节间撑开复位融合术（PFDF）是北京宣武医院神经脊柱外科在国内首创的一种治疗寰枢椎脱位的新技术，因其复位率高，稳定性好，融合率高，并发症发生率低等优点迅速被国内外专家接受。为了让国内专家更好地开展本项技术，编者总结多年临床经验撰写本书。全书共分 8 章。第 1 章及第 2 章介绍了颅颈交界区解剖、颅颈交界区常见骨性结构畸形；第 3 章回顾了颅颈交界区内固定及复位技术；第 4 章至第 6 章详细讲解了 PFDF 的优势和操作要点，以及基于 PFDF 的寰枢椎脱位手术策略；第 7 章介绍了齿突切除技术的进展；第 8 章收录了采用 PFDF 治疗的 50 余个不同类型颅颈交界区畸形典型病例，并对这些病例进行了详细分析。

本书结合理论与实践，对 PFDF 进行了透彻的分析，对从事颅颈交界区畸形临床和研究工作的脊柱外科、神经外科、影像科医师和研究生有重要参考价值。

图书在版编目（CIP）数据

寰枢椎脱位外科治疗新技术：后路寰枢椎关节间撑开复位融合术：PFDF / 陈赞主编 . -- 北京：科学出版社，2024. 11. -- ISBN 978-7-03-079398-0

Ⅰ. R684.7

中国国家版本馆 CIP 数据核字第 2024EA2215 号

责任编辑：于 哲 / 责任校对：张 娟
责任印制：师艳茹 / 封面设计：龙 岩

科 学 出 版 社 出版
北京东黄城根北街 16 号
邮政编码：100717
http://www.sciencep.com

三河市春园印刷有限公司印刷

科学出版社发行 各地新华书店经销

*

2024 年 11 月第 一 版 开本：787×1092 1/16
2024 年 11 月第一次印刷 印张：16
字数：358 000

定价：158.00 元
（如有印装质量问题，我社负责调换）

　　近 20 年来，尽管在理念及技术上都取得了极大进步，寰枢椎脱位的治疗仍然是临床上巨大的挑战。从齿突切除到齿突复位，再到关节间松解及融合复位，代表着寰枢椎脱位治疗的探索历程。临床及基础研究证实，关节间融合在生物力学方面有着明显的优势。陈赞教授利用翔实的第一手资料完成的《寰枢椎脱位外科治疗新技术——后路寰枢椎关节间撑开复位融合术》值得祝贺。

　　陈赞教授在寰枢椎脱位领域的探索精神，尤其面对困难时的执着令人钦佩。近 10 年来，陈赞教授完善了寰枢关节间松解融合技术，设计的关节间融合器得到了临床转化与应用。与此同时，带领团队从生物力学角度进行了深入研究，尤其针对颅底凹陷合并的寰枢椎脱位患者，提出了更加合理的寰枢椎复位角度，对手术有了更加坚实的理论指导。借助在寰枢椎脱位领域探索的结果，陈赞教授将这些经验扩展应用到颅颈交界区其他疾病的治疗，如 3D 打印重建脊柱稳定治疗脊索瘤等。值得称赞的是，陈赞教授以务实的态度，打破学科壁垒，积极与国际及国内同行交流，获得了较高的学术声誉。

　　未来，寰枢椎脱位仍然是一个值得深入探索研究的领域，如颅底凹陷合并寰枢椎脱位的发育发生机制、合并下颈椎畸形的治疗等。衷心祝愿陈赞教授带领团队在这一领域进行更加深入的探索，取得更多的成绩，更好地服务于患者。

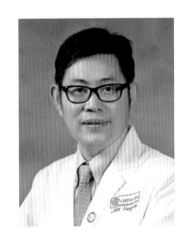

菅凤增

首都医科大学宣武医院神经外科　副主任
首都医科大学宣武医院神经脊柱外科　主任
中国医师协会神经外科医师分会脊柱神经外科专家委员会
（前）主任委员

颅颈交界区是人体中的"建筑杰作"，被设计成最稳定同时又最灵活的关节复合体，以确保最关键的神经和血管结构安全通过。寰枢关节是最灵活的关节，而枕寰关节则是整个脊柱中最稳定的关节。寰枢关节独特的圆形和平面关节结构使其可以转动，但也使其成为脊柱中最不稳定的关节。实际上，关节的活动度越大，异常运动或不稳定的可能性就越大。我们在这一领域的经验表明，寰枢椎不稳定是一种尚待研究且未得到充分治疗的疾病。

几十年来，寰枢椎脱位一直被分为两类：一类是可复位、易复位的寰枢椎脱位，一类是融合固定、不可复位的寰枢椎脱位。对于可复位的寰枢椎脱位，建议采用内固定手术治疗；对于不可复位的寰枢椎脱位，建议采用减压手术治疗。在颅颈交界区手术中，最有意义的进展是认识到没有融合固定的或不可复位的寰枢椎脱位，它们是病理性不稳定的，是可以通过对关节间的处理来复位的。在颅颈交界区的几种疾病中，切除骨性结构的减压手术曾是常规治疗方法，而现在，复位 – 固定术已成为一种被接受的外科治疗方法。

颅底凹陷通常与寰枢椎脱位相关。1998 年，颅底凹陷据此被分为两类。第一类是指齿突脱位进入颅骨，直接压迫脑干；第二类是指颅后窝容积减小，小脑扁桃体向下疝出。两类患者的寰枢关节均被认为是融合固定的，手术方式建议为减压术。对于第一类，建议采用经口减压；对于第二类，建议采用颅后窝减压。

随着对这一疾病的理解逐渐成熟，2004 年，颅底凹陷被分为两型：A 型是指齿突脱位进入颅骨，并伴有寰齿间距或寰枕间距的增加；B 型是指齿突与寰椎或枕骨之间的位置关系保持正常。研究发现，A 型的寰枢不稳定并非融合固定的，而是一种病理性的不稳定。基于这一认识，A 型颅底凹陷理想的手术方式为寰枢关节和寰枕交界区的稳定和复位。B 型仍被视为稳定的，理想的手术方式为颅后窝减压。2015 年，研究发现，A 型和 B 型颅底凹陷均继发于慢性寰枢椎不稳定。寰枢椎不稳定是两型颅底凹陷的共同原因，而稳定和复位是共同的治疗方法。

寰枢关节不稳定分为急性和慢性。急性寰枢关节不稳定的临床症状通常表现为严重的颈部疼痛、肌肉痉挛及急性神经症状。慢性寰枢关节不稳定则与长期存在的隐匿性症状和症状逐渐恶化有关。慢性寰枢关节不稳定的标志是继发性肌肉、骨骼和（或）神经改变的出现。肌肉、骨骼改变包括短颈、斜颈、颅底凹陷、扁平颅底、寰枕融合、$C_2 \sim C_3$ 融合和 Klippel–Feil 综合征。神经变化包括 Chiari 畸形和脊髓空洞。肌肉、骨骼或神经变化可以单独存在，也可以同时存在，这是寰枢关节不稳定的表现和寰枢关节稳定的必要性的证明。基于中立头位侧位片中寰枢关节面的关系，我们引入了一个新概念，即中央性或轴性寰枢椎脱位（central or axial atlantoaxial dislocation, CAAD）。寰枢关节面不稳定分为 3 种类型：1 型寰枢关节面不稳定，即寰椎关节面向枢椎关节面的前方脱位，或寰椎关节面相对于枢椎关节面发生向前滑脱。在这种脱位中，寰齿间隙异常增大，且由齿突尖压迫神经引起的临床症状相对较急性。2 型寰枢关节面不稳定，即寰椎关节面向枢椎关节面的后方脱位，或寰椎关节面相对于枢椎关节面发生向后滑脱。3 型寰枢关节面不稳定，即寰枢关节面对齐，但根据临床和放射学表现，如肌肉、骨骼或神经变化，诊断出不稳定，最终在术中进行确认。在 2 型和 3 型中，寰齿间隙可能不存在异常变化，也可能没有齿突尖引起的神经压迫，这被称为 CAAD。CAAD 通常与慢性寰枢关节不稳定相关。

我们认为慢性寰枢关节不稳定中的肌肉、骨骼或神经变化是继发的，它们在功能上天然具有保护性或适应性，是寰枢关节不稳定的指标，并且在寰枢关节稳定后存在明显或潜在的可逆转性。基于这一点，我们更倾向于使用 "Chiari 形态（Chiari 'formation'）" 而不是 "Chiari 畸形（Chiari 'malformation'）"，以及 "颅颈交界改变（craniovertebral junction 'alterations'）" 而不是 "颅颈交界异常（craniovertebral junction 'anomalies'）"。

1994 年，我们报道了一种寰枢关节固定技术，关键步骤包括显露寰枢关节、去除关节软骨、关节间置入骨屑及侧块固定板和螺钉植入。2004 年，我们提出了一种用金属融合器进行寰枢关节间撑开的技术，用于颅底凹陷的治疗。对关节进行撑开和复位操作已成为一系列颅颈交界区不稳定的常用治疗技术，包括用于颅底凹陷、旋转脱位、创伤后关节破坏，以及类风湿关节炎和骨结核病。随着后路固定和关节间操作技术的出现，前路经口手术现已变得多余且不再常用。

陈赞医生提出了后路关节间松解、撑开、复位和固定的技术。他有非常丰富的经验，现在已是此领域的领军人物。这本书对所有有意学习或从事颅颈交界区治疗的医生都十分有益。我认为学习多样的手术技术、应用最新的技术辅助和理解技术背后的核心理念是颅颈交界区手术成功的关键。成功的手术可以为患者带来新的生活，但任何并发症都可能对神经功能造成毁灭性影响，甚至危及生命。本书介绍了在各种复杂临床情况下的外科手术策略。毫不犹豫地说，本书对此领域是一项宝贵的补充。

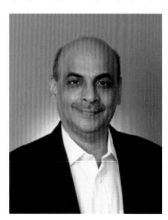

Atul Goel, M.D.

孟买利拉瓦蒂医院神经外科　主任　教授

孟买 R.N. 库泊医院神经外科　教授

孟买医学科学研究所神经外科　教授

孟买 K.J. 索迈亚医院神经外科　教授

颅椎外科是介于神经外科与脊柱外科之间的临床学科。近年来，在国内神经外科与脊柱外科学者的努力下，中国的颅椎外科突飞猛进，已在国际上居于前列，手术效果与安全性有了质的改变。现如今，颅椎手术已不再是高不可及的"皇冠明珠"了。

久负盛名的首都医科大学宣武医院神经外科是国内颅椎外科的引领者，本书作者陈赞教授刻苦耕耘，收治了大量颅椎病例，积累了丰富的手术经验。他设计的手术工具"宣武枕颈复位内固定系统"，显著地提高了寰枢关节脱位的手术效果。陈教授赠送的铰刀，已成为我专用手术器械中的标配。

首都医科大学宣武医院在国内率先倡导的后路寰枢椎关节间撑开复位融合技术，可将大部分寰枢关节脱位的病例良好复位，坚强固定，且融合的成功率很高。掌握了这项技术，许多以往被认为是难复性的寰枢关节脱位，不做经口松解术也能复位了。侧块间隙嵌入的融合器可将铰刀旋转分离得到的纵向复位保持住。有了融合器的夹持，对枢椎椎动脉高跨的患者，可在枢椎椎弓根安置短螺钉或做椎板置钉，这就大大降低了枢椎端螺钉固定的危险。

本书是陈赞教授职业生涯的经验结晶，作者以 50 余个典型病例，借助于翔实的影像资料，展示了新的治疗理念。每个病例都有点评，提纲挈领，便于读者领会。书中的每个病例都由作者亲自施术，经验都来自切身体会，弥足珍贵。书中论及的手术方式既包括了经典的经口咽入路齿突切除术，也有很前沿的经鼻孔入路内镜辅助下的延颈髓腹侧减压术，甚至还涉及极端病例的远外侧入路齿突切除术。

在颅椎外科专著中，陈赞教授的这部既有理论高度，又很有实用性，是一本难得的好书。

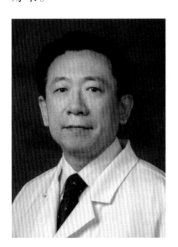

王超

北京大学第三医院颅椎专业组学术带头人

　　自从 1937 年 Gallie 首次报道采用后路椎板绑扎技术对寰枢椎脱位患者进行后路复位融合后，近 100 年的时间里，国内外学者不断努力改进手术技术以改善寰枢椎脱位患者的疗效，降低外科治疗的并发症。1994 年 Goel 报道后路寰枢椎螺钉内固定技术，1999 年 Abumi 报道后路枕颈复位技术，2004 年 Goel 进一步报道后路关节间松解融合技术，在此基础上，Chandra 等进一步对后路松解技术进行了改进。国内学者在寰枢椎脱位领域同样做出了很多开创性的工作，2001 年王超教授开始采用前路松解后路复位融合技术治疗难复性寰枢椎脱位，并在 2013 年基于 904 例大宗病例分析报道了北京大学第三医院寰枢椎脱位分型和相应的治疗策略，将寰枢椎脱位的复位率提高至 98.7%，骨性融合率提高至 99.4%。2002 年尹庆水教授开创了经口前路复位钢板（TARP）固定技术，从前路进行寰枢椎复位固定融合，应用于很多严重脱位的患者并取得了令人惊叹的疗效。2005 年菅凤增教授开始尝试采用单一后路技术提高寰枢椎脱位复位率，力图降低前路手术给患者带来的不适和相关并发症发生率。前辈们的努力不断加深我们对寰枢椎脱位的认识，推动寰枢椎脱位的手术技术不断完善。

　　在前辈们工作的基础上，2017 年我开始尝试在显微镜下对寰枢椎侧方关节进行松解，并于同年首次在寰枢椎脱位翻修手术中通过后路关节间松解成功复位了寰枢椎脱位，并在关节间隙植入融合器。手术的成功明确了我努力的方向，我将这一技术命名为“后路寰枢椎关节间撑开复位融合术（posterior facet distraction and fusion technique，PFDF）”，并进一步设计开发了后路寰枢椎侧方关节的松解工具和寰枢椎侧方关节专用融合器，命名为“宣武枕颈复位内固定系统”。在以往的 6 年时间里，宣武医院单中心初步统计寰枢椎脱位患者 PFDF 术后即刻复位率为 94%，术后 1 年骨性融合率 100%，轻微并发症发生率 3%。PFDF 大幅提高了寰枢椎脱位后路手术复位率及术后骨性融合率，同时降低了并发症的发生率。PFDF 的成功不但意味着手术技术的进步，也让我们对颅颈交界区畸形的发病机制有了进一步的认识，同时也让我们对以往的寰枢椎脱位治疗策略予以进一步完善。

目前 PFDF 已经在国内很多医院开展，得到了同道们的认可。PFDF 在操作过程中有特殊的难点和风险，并且此技术也有一定的局限性。术前适应证的选择，颅颈交界区畸形个性化的评估，术中操作技术要领和细节的把握是成功实施 PFDF 的关键。我将以往 6 年应用 PFDF 治疗寰枢椎脱位的经验集结成册，希望更多的同道了解并掌握 PFDF，惠及广大的寰枢椎脱位患者，让他们摆脱疾病的折磨。我的学术水平有限，书中难免有偏颇之处，敬请各位同道斧正。

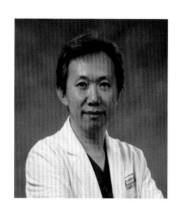

陈赞

首都医科大学宣武医院脊柱神经外科　主任医师　教授

中华医学会神经外科学分会脊柱脊髓学组副组长

中国医师协会神经外科医师分会脊柱脊髓专家委员会
　　委员

世界神经外科联合会 (WFNS) 脊柱委员会委员

国际颅颈交界区学会执行委员

目录

第 1 章

颅颈交界区解剖

颅颈交界区作为头颅与躯干连接处，其形态结构复杂，功能特殊，位置深在，后方为延髓和高位颈髓，当发生寰枢关节的先天畸形、创伤、炎症和肿瘤时，均可使正常的解剖结构出现异常，造成寰枢关节脱位（以下简称寰枢椎脱位）、不稳，甚至脊髓受到压迫，导致患者瘫痪，严重的会导致患者呼吸中枢衰竭而死亡。颅颈交界区病变作为脊柱外科手术的高风险区域，一直是脊柱外科界研究的热点和难点。

第一节　上颈椎骨骼解剖

枕寰枢复合体在解剖、力学和功能上具有鲜明的特点。颈部旋转活动主要在寰枢关节。寰枢关节是脊柱中活动度最大的关节，可以做很大的轴向旋转、一定程度的屈伸及一定的侧弯运动。寰枕关节属于双轴性椭圆关节，在屈伸方面活动度较大，而在侧屈、旋转方面，基本没有活动。

本节对寰枢椎骨性结构进行解剖学研究，探讨上颈椎骨性解剖标志，为上颈椎手术的实施提供解剖学依据。

一、寰椎

寰椎外观呈椭圆环状，由前弓、后弓和两侧的侧块及横突构成。侧块呈外高内低的楔形状，上方为肾形凹陷的关节面，与枕髁形成寰枕关节，下方圆形微凹的下关节面与枢椎上关节面形成寰枢关节。侧块的外侧端为横突，横突孔位于横突基底部偏外，有椎动静脉穿过。见图 1-1-1 ~图 1-1-4。

二、枢椎

枢椎为脊柱一个较特殊椎体，其上方有一齿状突起，椎体比普通椎体小。椎体下部呈三角形区域，皮质较厚，枢椎下终板的前方向前下方伸出，呈唇样突出。于齿突两侧各有朝向外上方的上关节面，枢椎上关节面与寰椎下关节面构成寰枢外侧关节。见图 1-1-5 ~图 1-1-10。

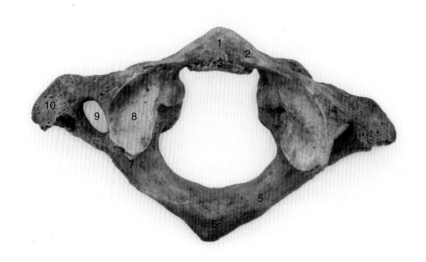

图 1-1-1　**寰椎上面观**

寰椎是第一颈椎的别称，无椎体，代以前弓，枢椎的齿突实际上即为其椎体，前方前结节为颈长肌止点。寰椎有前后两弓及两侧块，每个侧块有上、下两个关节面，上关节面椭圆形，向内凹，与枕髁相关节

1. 前结节（anterior tubercle）；2. 前弓（anterior arch）；3. 齿突凹（dental fovea）；4. 侧块（lateral mass）；5. 后弓（posterior arch）；6. 后结节（posterior tubercle）；7. 椎动脉沟（groove for vertebral artery）；8. 与枕髁构成关节的上关节面（superior articular facet）；9. 横突孔（transverse foramen）；10. 横突（transverse process）

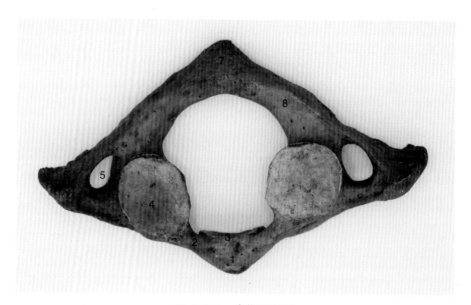

图 1-1-2　**寰椎下面观**

下关节面呈圆形，朝向下内并呈一定斜面，与枢椎的上关节面相关节。后结节为头小直肌止点

1. 前结节（anterior tubercle）；2. 前弓（anterior arch）；3. 齿突凹（dental fovea）；4. 侧块下关节面（inferior articular facet）；5. 横突孔（transverse foramen）；6. 横突（transverse process）；7. 后结节（posterior tubercle）；8. 后弓（posterior arch）

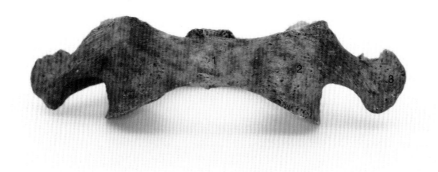

图 1-1-3　寰椎前面观

前结节较突出，为前纵韧带和颈长肌附着点。寰椎的横突作为寰椎旋转运动的支点，有头上肌、下斜肌附着

1. 前结节（anterior tubercle）；2. 侧块（lateral mass）；3. 横突（transverse process）

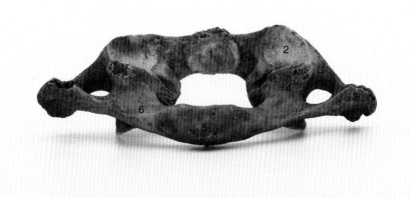

图 1-1-4　寰枢后面观

寰椎的前弓较短，正中后面有一凹形关节面，与齿突构成关节，称为寰齿关节。后弓相当于棘突的部分，只留有一个小结节，作为左、右头后小直肌的附着点。前、后弓均上下扁平，较为脆弱，在侧块的后方有一沟，以通过椎动脉

1. 齿突凹（dental fovea）；2. 上关节面（superior articular facet）；3. 横突（transverse process）；4. 侧块（lateral mass）；5. 后结节（posterior tubercle）；6. 椎动脉沟（groove for vertebral artery）

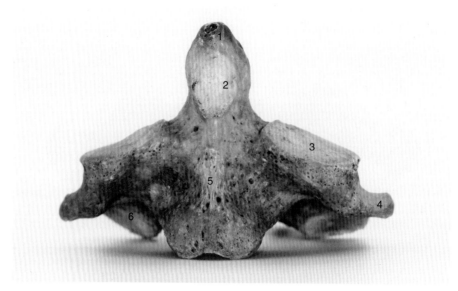

图 1-1-5　枢椎正面观

枢椎是第 2 颈椎的别称，是颈椎骨中最坚固者，在其椎体上方有齿状突起，与寰椎前弓后面相关节。齿突两侧各有圆形的关节面，称为上关节面，与寰椎的下关节面相关节

1. 齿突（dens）；2. 前关节面（与寰椎前弓构成关节）（anterior articular facet）；3. 枢椎上关节面（superior articular facet）；4. 横突（transverse process）；5. 椎体（vertebral body）；6. 下关节面（inferior articular facet）

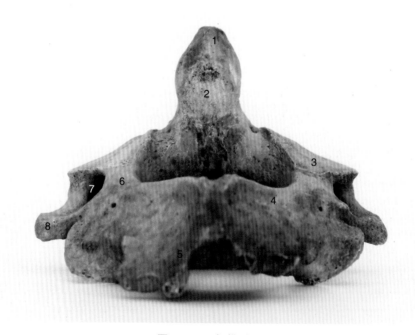

图 1-1-6　枢椎后面观

枢椎的椎板厚而坚固，其棘突较下位椎骨的棘突长且粗大，为头后大直肌及头下斜肌止点。横韧带将齿突固定在寰椎前弓上，向上、向下延伸构成十字韧带

1. 齿突（dens）；2. 后关节面（与寰椎横韧带相连）（posterior articular facet）；3. 枢椎上关节面（superior articular facet）；4. 椎板（vertebral laminae）；5. 棘突（spinous process）；6. 枢椎椎弓根（pedicle of axis）；7. 横突孔（transverse foramen）；8. 横突（transverse process）

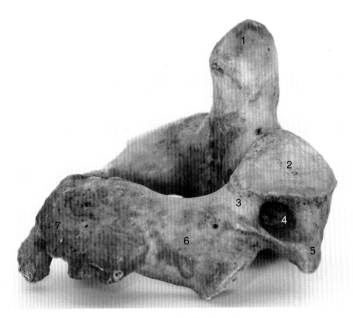

图 1-1-7　**枢椎斜面观**

枢椎椎弓根较短而粗，在椎弓根和椎板连结部的下方，有下关节突，其关节面向下偏前，与下位椎骨的上关节面构成椎间关节。横突较短小，只有一个明显的后结节

1. 齿突（dens）；2. 枢椎上关节面（superior articular facet）；3. 椎弓根（pedicle）；4. 横突孔（transverse foramen）；5. 横突（transverse process）；6. 椎板（vertebral laminae）；7. 棘突（spinous process）

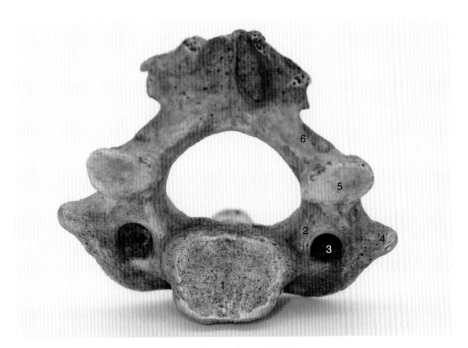

图 1-1-8　**枢椎下面观**

横突孔斜向外上方，以利于椎动脉的走行

1. 枢椎椎体下方，与 C₃ 通过椎间盘连接；2. 椎弓根（pedicle）；3. 横突孔（transverse foramen）；4. 横突（transverse process）；5. 枢椎下关节面（inferior articular facet）；6. 椎板（vertebral laminae）

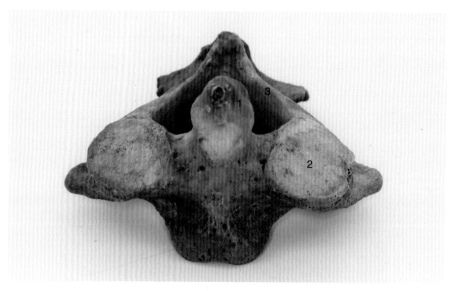

图 1-1-9　枢椎上面观

1. 齿突（dens）；2. 枢椎上关节面（superior articular facet）；3. 椎板（vertebral laminae）

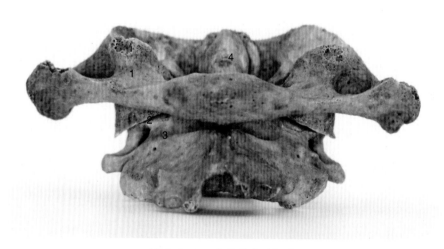

图 1-1-10　寰枢关节后面观

1. 侧块（lateral mass）；2. 寰枢关节（atlantoaxial joint）；3. 椎弓根（pedicle）；4. 齿突（dens）

三、寰枕关节和寰枢关节

（一）寰枕关节

两侧枕髁与寰椎侧块的上关节凹构成的联合关节，参与屈曲、伸直和侧屈活动。

（二）寰枢关节

由 3 个独立的关节构成，其中两个由寰椎侧块的下关节面和枢椎的上关节面构成，另一个由枢椎齿突的前关节面和寰椎前弓后面的齿突凹构成。参与 50% 颈椎旋转活动，见图 1-1-10 ～图 1-1-12。

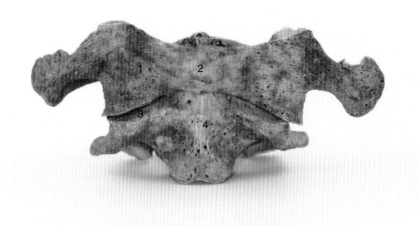

图 1-1-11　**寰枢关节前面观**

1. 侧块（lateral mass）；2. 前结节（anterior tubercle）；3. 寰枢关节（atlantoaxial joint）；4. 枢椎椎体（axis vertebral body）

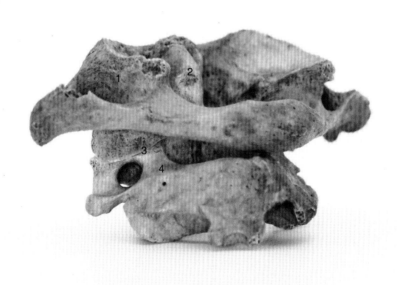

图 1-1-12　**寰枢关节斜面观**

1. 侧块（lateral mass）；2. 齿突（dens）；3. 寰枢关节（atlantoaxial joint）；4. 椎弓根（pedicle）

第二节　上颈椎后路解剖

对于颅颈交界的疾病多采用后入路手术治疗，脊柱外科医生对后方解剖结构及手术入路较为熟悉。后路固定方式多样，最早 Gallie 于 1939 年描述用钢丝固定寰枢椎不稳，Magerl 于 1979 年首先报道经后路寰枢关节螺钉内固定，Goel 首创并于 1994 年报道 C₁ 侧

块 C_2 椎弓根钉技术。后入路手术因局部位置较深在，进行寰枢椎侧块关节后方显露时，有损伤椎动脉风险。尤其合并先天畸形的患者，枢椎椎动脉走行常出现异常，会对枢椎椎弓根的形态产生影响，应该选择合理的钉道方向，避免对椎动脉造成损伤。同时后路手术椎动脉及 C_2 神经周围有时静脉丛处理较为困难，可能出现较多的出血。寰枢关节关节囊薄而松弛，关节面较平，关节周围的韧带对关节的稳固性起着十分重要的作用，主要的韧带有齿突尖韧带、翼状韧带、寰椎十字韧带等。

本节对上颈椎肌肉、血管、神经及韧带进行解剖学介绍（图 1-2-1～图 1-2-9），为上颈椎手术的实施提供解剖学依据。

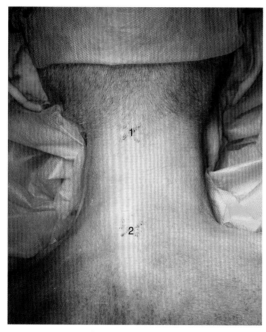

图 1-2-1 上颈椎后部的体表标志包括 C_2 棘突，为枕骨下方可触及的第一个骨性凸起
1. C_2 棘突（C_2 spinous process）；2. C_7 棘突（C_7 spinous process）

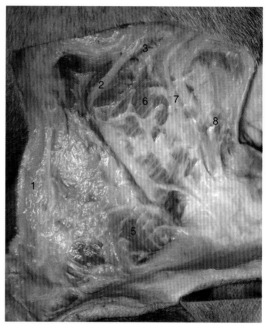

图 1-2-2 切除右侧颈后部皮肤及筋膜，显露斜方肌、胸锁乳突肌，下方头夹肌及头半棘肌。斜方肌起自上项线、枕外隆凸、项韧带及全部胸椎棘突，止于锁骨外 1/3、肩峰、肩胛冈
1. 项韧带（ligamentum nuchae）；2. 枕大神经（greater occipital nerve）；3. 枕动脉（occipital artery）；4. 头半棘肌（semispinalis capitis）；5. 斜方肌（trapezius muscle）；6. 头夹肌（splenius capitis muscle）；7. 枕小神经（lesser occipital nerve）；8. 胸锁乳突肌（sterno-cleidomastoid muscle）

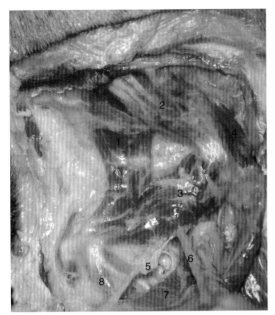

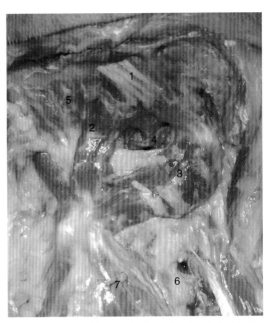

图 1-2-3　将浅层肌肉向下翻开，显露枕下三角及头下斜肌的下侧穿出的枕大神经

1. 头后大直肌（rectus capitis posterior major muscle）；2. 上斜肌（superior oblique muscle）；3. 下斜肌（inferior oblique muscle）；4. 头最长肌（longissimus capitis）；5. 第三枕神经（third occipital nerve）；6. 枕大神经（greater occipital nerve）；7. 头半棘肌（semispinalis capitis muscle）；8. 颈半棘肌（semispinalis cervicis muscle）

图 1-2-4　清理枕下三角内脂肪，显露椎动脉 V3 段水平段

1. 头后大直肌（rectus capitis posterior major muscle）；2. 上斜肌（superior oblique muscle）；3. 下斜肌（inferior oblique muscle）；4. 椎动脉 V3 段（vertebral artery V3 segment）；5. 头后小直肌（rectus capitis posterior minor muscle）；6. C$_3$ 关节突（C$_3$ cervical process）；7. 颈半棘肌（semispinalis cervicis muscle）

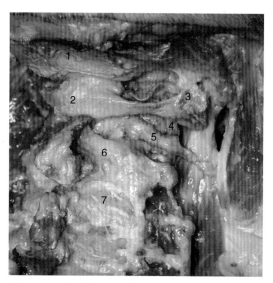

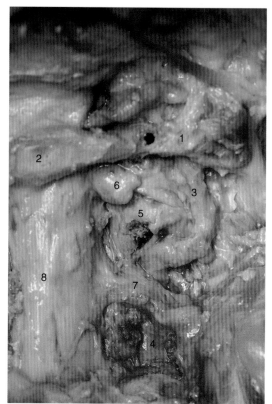

图 1-2-5　切除枕下三角肌肉，显露 C₁ 横突孔与 C₂ 横突孔之间椎动脉 V3 段垂直段。切除颈半棘肌，显露颈椎椎板及关节突

1. 枕骨（occipital bone）；2. C₁ 后结节（posterior tubercle of atlas）；3. C₁ 横突（transverse process of atlas）；4. 椎动脉 V3 段（vertebral artery V3 segment）；5. C₂ 神经根（C₂ nerve root）；6. C₂ 椎板（C₂ laminae）；7. C₃ 椎板（C3 laminae）

图 1-2-6　去除 C₂ 下关节突，显示椎动脉在枢椎上关节突下方向外侧转弯，如果转弯处太靠内侧或者过高，会导致枢椎椎弓根过小，称为椎动脉高跨

1. C₁ 横突（transverse process of atlas）；2. C₁ 后结节（posterior tubercle of atlas）；3. 椎动脉 V3 段（vertebral artery V3 segment）；4. 椎动脉 V2 段（vertebral artery V2 segment）；5. 枢椎椎弓根（pedicle of axis）；6. C₂ 神经根（C₂ nerve root）；7. C₃ 神经根（C₃ nerve root）；8. 硬脊膜（spinal dura mater）

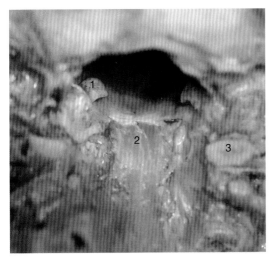

图 1-2-7　去除 C₁、C₂ 椎板及脊髓，从后向前观察上颈椎后方结构，椎动脉从脊髓前侧方进入硬膜，后纵韧带在头部延伸为盖膜

1. 椎动脉 V3 段（vertebral artery V3 segment）；2. 盖膜（tectorial membrane）；3. 寰椎后弓（posterior arch of atlas）

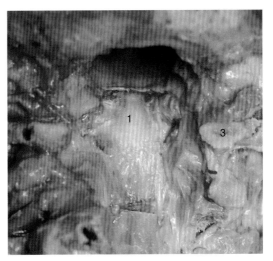

图 1-2-8　切除盖膜，见齿突固有韧带、十字韧带、翼状韧带

1. 十字韧带（cruciform ligament）；2. 椎动脉 V4 段（vertebral artery V4 segment）；3. 寰椎后弓（posterior arch of atlas）

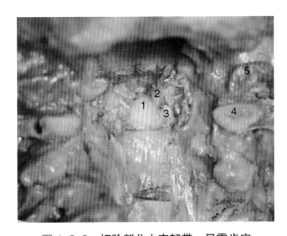

图 1-2-9　切除部分十字韧带，显露齿突

1. 齿突（dens）；2. 翼状韧带（alar ligament）；3. 横韧带（transverse ligament）；4. 寰椎后弓（posterior arch of atlas）；5. 椎动脉 V3 段（vertebral artery V3 segment）

第三节　上颈椎经口入路解剖

经口咽前路手术处理颅颈区病变入路简单，可以直接达病变部位。正中部位血供较少，仅有少许血管分支，沿中线进行操作，术中出血少。路径上无重要的解剖结构，手术创伤小，对神经、血管损伤风险小。上方可以到达斜坡，下方可以显露到 C₃ 椎体上缘，解剖学研究该入路是安全的（图 1-3-1 ～图 1-3-8）。

但经口咽入路术野狭小，位置深在，且可能出现脑脊液漏、感染等并发症。通过术前口腔准备，术中仔细消毒手术野，严防损伤硬脊膜，关闭切口时逐层缝合软组织，术后给予加强口腔护理，气管切开准备，及时应用有效抗生素等措施可以预防。

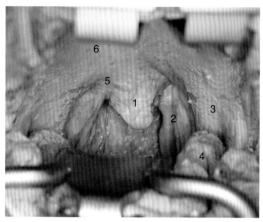

图 1-3-1　置入口咽自动拉钩，显露咽后壁

1. 悬雍垂（腭垂）（uvula）；2. 腭咽弓（arcus palatopharyngeus）；3. 腭舌弓（arcus palatoglossus）；4. 舌（lingua）；5. 软腭（palatum molle）；6. 硬腭（palatum durum）

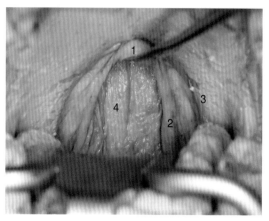

图 1-3-2　术中可用鼻胃管将悬雍垂拉向上方一侧，增加咽后壁显露

1. 悬雍垂（uvula）；2. 腭咽弓（palatopharyngeal arch）；3. 腭舌弓（palatoglossal arch）；4. 咽后壁（post-pharyngeal wall）

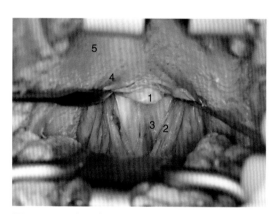

图 1-3-3　该入路切口经过 5 层组织——咽黏膜、咽括约肌、椎前筋膜、椎前肌层、前纵韧带

前 2 层构成浅层软组织，后 3 层构成深层软组织。其中浅肌层与椎前筋膜之间构成咽后间隙，其间多为疏松结缔组织和咽后静脉丛，易于分离

1. 悬雍垂（uvula）；2. 咽后壁（post-pharyngeal wall）；3. 椎前筋膜（prevertebral fascia）；4. 软腭（palatum molle）；5. 硬腭（palatum durum）

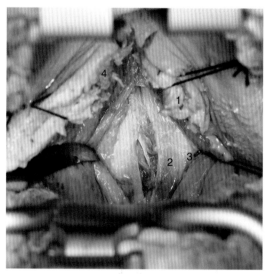

图 1-3-4　为增加显露将软腭切开，椎前筋膜又称颈筋膜深层，与走行于其深面的椎前肌之间构成椎前间隙，椎前筋膜由多层致密结缔组织构成。椎前筋膜下方可见内侧的颈长肌及外侧的头长肌，其深面中线小血管较少，两侧有咽动脉小分支

1. 悬雍垂（uvula）；2. 颈长肌（longus colli muscle）；3. 头长肌（musculus longus capitis muscle）；4. 软腭（palatum molle）

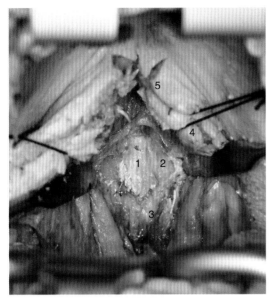

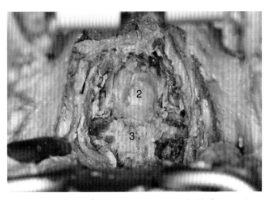

图 1-3-5 剥离颈长肌、头长肌在寰椎前弓及前结节的附着点，显露寰椎前弓及枢椎椎体。前结节较为突出，位于该入路的最浅面，可以作为手术的一个定位标志

1. 前结节（anterior tubercle）；2. 寰椎前弓（anterior arch）；3. 枢椎椎体（axis vertebral body）；4. 悬雍垂（uvula）；5. 软腭（palatum molle）

图 1-3-6 切除寰椎前弓，显露后方的齿突。向两侧显露可见寰枢椎关节面，向外侧剥离时注意外侧椎动脉孔内椎动脉

1. 前结节（anterior tubercle）；2. 齿突（dens）；3. 枢椎椎体（axis vertebral body）

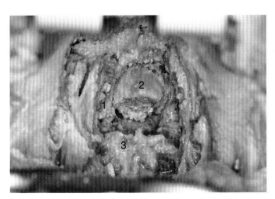

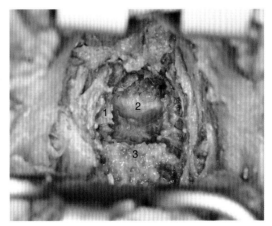

图 1-3-7 将齿突基底部离断，离断齿突尖韧带及翼状韧带，完成齿突切除术

1. 寰椎前弓（anterior arch of atlas）；2. 齿突（dens）；3. 枢椎椎体（axis vertebral body）

图 1-3-8 齿突切除术后，可见后方横韧带

1. 寰椎前弓（anterior arch of atlas）；2. 横韧带（transverse ligament）；3. 枢椎椎体（axis vertebral body）

（关　健）

第 2 章

颅颈交界区骨性结构畸形

颅颈交界区主要由斜坡、枕髁、寰椎和枢椎构成。先天畸形、成骨不全综合征、类风湿、外伤、Down 综合征，Klipple-Feil 综合征等很多疾病都可以引起颅颈交界区域骨性结构畸形。颅颈交界区骨性结构畸形可以引起颅底凹陷和寰枢椎脱位，最终导致颅颈交界区延髓、脊髓受到压迫，导致患者出现神经功能障碍。

第一节　颅颈交界区重要参数

Wackenheim line（WL）：斜坡内侧缘延长线。

McRae line（McRae L）：枕大孔前后缘连线。

McGregor's line（McGregor's L）：硬腭后缘至枕鳞下缘的连线，如齿突超过此线 7mm 可诊断为颅底凹陷。

Chamberlain line（CL，钱氏线）：硬腭后缘至枕大孔后缘连线，齿突超过 3mm 可诊断为颅底凹陷。

基底角（basal angle）：鼻根至鞍结节连线与斜坡延长线的交角，正常值为 134°～135°，超过 150° 可诊断为扁平颅底。

斜坡枢椎角（clivus-axial angle，CAA）：斜坡延长线与枢椎椎体后缘延长线的夹角，正常为 150°。

C_0-C_2 Cobb 角：为 -22.4° ± 8.5°。

C_2-C_7 Cobb 角：为 -9.9° ± 12.5°。

见图 2-1-1 及图 2-1-2。

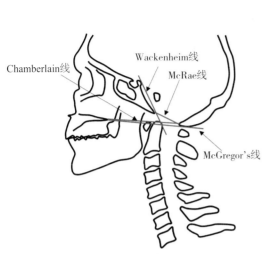

图 2-1-1　颅颈交界区重要参考线——Wacken-heim 线、McRae 线、McGregor's 线、Chamberlain 线

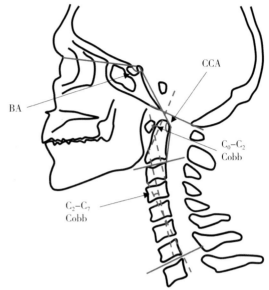

图 2-1-2　颅颈交界区主要角度参数——BA. basal angle（基底角）；CCA. clivus–axial angle（斜坡枢椎角）；C_0-C_2 Cobb. C_0-C_2 Cobb 角；C_2-C_7 Cobb 角 . C_2-C_7 Cobb 角

第二节　颅颈交界区畸形主要分类

一、颅底凹陷

颅底凹陷是指颅底骨性结构向颅腔内陷入，影像学表现为齿突尖端超过硬腭后缘与枕大孔后缘连线（钱氏线）≥ 3mm，图 2-2-1。

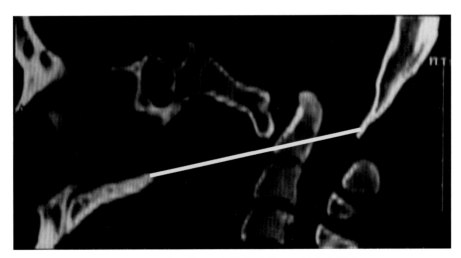

图 2-2-1　颅底凹陷患者颈椎 CT 矢状位重建，可见齿突超过 CL > 3mm

（一）病因及发病机制

1. **斜坡发育畸形** 常见有两种疾病。一种为扁平颅底，表现为斜坡扁平，斜坡短小，为先天发育畸形，病情比较稳定。另一种为颅底陷入，为成骨不全综合征、佝偻病、骨软化症等系统性疾病导致颅底软化所致，颅底陷入程度可不断进展。斜坡发育畸形影像学表现为基底角（BA）增加，超过150°，斜坡长度小于45mm，见图2-2-2。

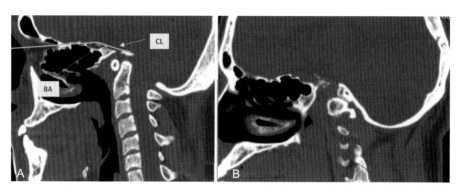

图2-2-2　扁平颅底导致颅底凹陷的机制

A. 患者颈椎CT矢状位重建可见BA（basal angle）为152.6°，斜坡长度CL（clivus length）为27.3mm，齿突超过钱氏线；B.患者枕髁发育不良

2. **寰枕融合** 寰椎与枕大孔部分或全部融合，寰椎高度丢失导致枢椎陷入颅后窝，引起颅底凹陷。影像学表现为寰椎与枕大孔部分或全部融合，见图2-2-3。寰枕关节融合后还会对寰枢椎之间稳定性造成影响。首先，寰枕融合后，寰椎侧块与枕髁融合，寰枕关节消失，寰枕关节前屈后伸的活动度将部分由寰枢椎关节代偿，导致寰枢关节在矢状面承受应力增加，这是引起寰枢椎失稳甚至脱位的重要原因。其次，寰枕融合后寰枢椎侧方关节常会形成向前下方倾斜的畸形，颅骨向下的重力在这种畸形的关节面上会产生向前下方的剪切力，导致寰枢椎侧方关节发生滑脱，并导致寰齿关节脱位，图2-2-4。

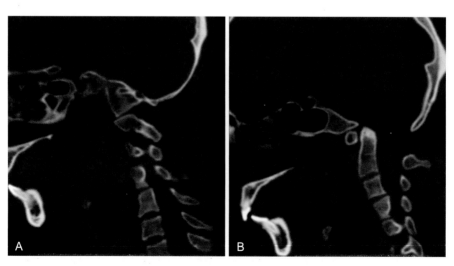

图2-2-3　寰枢椎融合导致颅底凹陷的机制

A.患者颈椎CT矢状位重建可见枕髁与寰椎侧块融合，寰椎侧块高度丢失；B.枢椎上移，齿突超过钱氏线

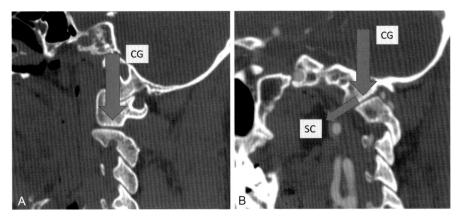

图 2-2-4 寰枕融合后寰枢椎关节畸形导致寰枢椎脱位的力学机制

A. 正常人寰枢椎关节为水平位，颅骨重量垂直作用于寰枢椎关节面；B. 寰枕融合后寰枢椎关节畸形向前下方倾斜，颅骨重量在寰枢椎关节面产生向前下方滑脱的分量，导致寰枢椎脱位；CG（cranial gravity）. 颅骨重量；SC（sliding component）. 滑脱分量

寰枕融合后还会引起椎动脉 V3 段走行异常，寰枕融合会导致寰椎后弓和寰椎横突孔消失，椎动脉走行失去寰椎后弓椎动脉沟及寰椎横突孔的引导，常从枢椎横突孔发出后直接向内侧走行进入椎管。如此，椎动脉就恰好走行在寰枢关节后方，增加了后路寰枢关节间操作的风险，见图 2-2-5。

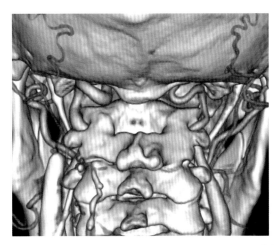

图 2-2-5 寰枕融合后，寰椎后弓及两侧横突与枕骨融合，两侧椎动脉失去寰椎后弓椎动脉沟和横突孔的引导，从枢椎横突孔发出后直接向内侧走行进入椎管，遮挡寰枢关节后缘

（二）分类

Goel 将颅底凹陷症分为 A、B 两种类型，A 型为不稳定型颅底凹陷症，影像学表现为齿突同时超过 CL、WL 和 McRae 线，因为通常伴有寰齿间距的增加，也被称为颅底凹陷合并寰枢椎脱位，见图 2-2-6。B 型颅底凹陷为稳定型颅底凹陷，影像学表现为齿突超过 CL，但不超过 WL 和 McRae 线，通常不伴有寰齿间距增加，见图 2-2-7。

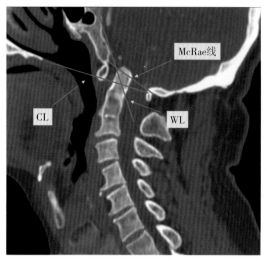

图 2-2-6 A 型颅底凹陷，齿突同时超过 CL、WL 和 McRae 线，寰齿间距（ADI）≥ 3mm

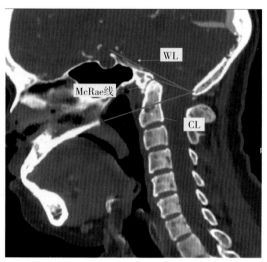

图 2-2-7 B 型颅底凹陷，齿突超过 CL，但不超过 WL 和 McRae 线，寰齿间距 < 3mm

二、寰枢椎脱位

寰枢椎脱位是颅颈交界区常见的骨性结构畸形，外伤、先天畸形、炎症、肿瘤等多种因素都会导致寰枢椎脱位，影像学表现为寰齿间距（atlantodental interval，ADI）增加，如 ADI ≥ 3mm，则诊断为寰枢椎脱位。

寰枢椎之间由位于中央区域的寰齿关节、齿横关节，以及两侧的侧方关节连接，在齿突尖端和背侧还有尖韧带、翼状韧带、横韧带和覆膜等韧带结构与枕大孔前缘相连。这些韧带十分坚韧，保证了寰枢椎之间的稳定性。寰枢椎为枢轴关节，寰椎只能以齿突为中心进行左右各约 47° 的旋转运动。齿横关节的稳定性对于寰枢椎保持矢状面内的稳定性最为重要，如果横韧带松弛、断裂，或者齿突出现畸形或骨折，将导致齿横关节结构受到破坏，寰枢椎在矢状面内出现失稳或脱位，进一步导致在寰枢椎水平出现椎管狭窄，患者颈髓受到压迫，引起神经功能障碍。齿突结构破坏的情况常见于齿突骨折和齿突小骨，横韧带损伤的情况常见于外伤所致横韧带损伤，以及类风湿关节炎所致横韧带松弛。

三、颅底凹陷与寰枢椎脱位的相关性

颅底凹陷引起寰枢椎脱位是一种常见的情况，也是近年来研究的热点。合并寰枢椎脱位的颅底凹陷多是由寰枕融合引起的，寰椎侧块与枕髁融合后，很多患者会出现寰椎侧方关节畸形，寰枢椎侧方关节面向前下方倾斜最为常见。2012 年 Yin 报道颅底凹陷患者侧方关节向前下方倾斜的程度与寰枢椎脱位的程度有相关性。2014 年 Chandra 的研究进一步对寰枢椎脱位患者侧方关节畸形的程度进行了定量研究，证实颅底凹陷患者寰枢椎侧方关节畸形程度与寰枢椎脱位的程度呈正相关。以上研究虽然揭示了寰枕融合后侧方关节畸形是引起寰枢椎脱位的重要原因，但未能对其发生机制做出解释。2018 年我们通过对颅底凹陷患者影像学研究发现，所有颅底凹陷患者的齿突均存在不同程度畸形，其高度降低呈扁平化。

侧方关节畸形的程度与齿突高度丢失的程度呈正相关，进一步与寰枢椎脱位的程度呈正相关。这项研究最终从生物力学机制上阐明了颅底凹陷导致寰枢椎脱位的根本原因——寰枢椎侧方关节畸形导致枢椎齿突高度丢失，齿突高度丢失到一定程度后，齿横关节失去稳定性，横韧带不能控制齿突在矢状面内的反常活动，由此最终导致寰枢椎在矢状面内失稳，甚至脱位。这些研究加深了我们对 Goel 关于 A 型和 B 型寰枢椎脱位分类的理解，图 2-2-8。

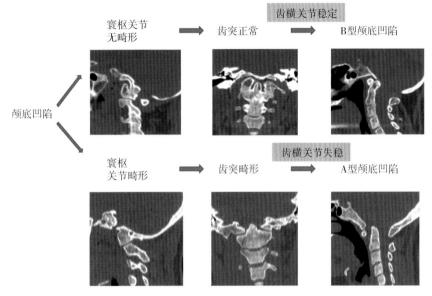

图 2-2-8　A 型颅底凹陷和 B 型颅底凹陷的发病机制

四、颅颈交界区畸形与 Klippel-Feil 综合征

寰枢椎融合常合并下颈椎分节不良（Klippel-Feil 综合征），特别是 C_2 和 C_3 分节不良。寰枕融合导致寰枕关节椎之间活动消失，寰枕关节承担的前屈后伸、旋转等活动由寰枢椎之间的关节分担，这将导致寰枢椎之间出现正常情况下不应出现的前屈后伸活动。C_2-C_3 融合后，将进一步增加寰枢椎之间的前屈后伸承受的应力，最终导致横韧带松弛，寰枢椎失稳，甚至脱位（图 2-2-9）。

五、上颈椎畸形与整体颈椎矢状面形态的关系

正常整体颈椎生理曲度为 $-22° \pm 15°$。颈椎生理前凸可被分为上颈椎（C_0-C_2）前凸和下颈椎（C_2-C_7）前凸两个部分，上颈椎前凸约占整体颈椎前凸的 77%，下颈椎前凸约占整体颈椎前凸的 23%。王超的研究表明上颈椎前凸与下颈椎前凸存在负相关性。即上颈椎前凸减小，将伴随下颈椎前凸增加；上颈椎前凸增加将伴随着下颈椎前凸的丢失。

颅底凹陷患者特别是伴有扁平颅底的患者，斜坡枢椎角会显著减小，导致上颈椎前凸减小，进而引起下颈椎前凸增加。颈椎的这种畸形被称为"鹅颈畸形"（图 2-2-10）。上颈椎前凸角和下颈椎前凸角之间的负相关性是我们在进行寰枢椎脱位复位手术过程中必须

要考虑的。这样才能通过合理调整上颈椎的前凸角，使下颈椎的前凸角度保持在合理的范围。

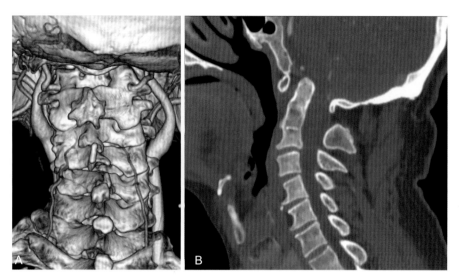

图 2-2-9 C_2-C_3 分节不良

A. 颈椎 CT 三维重建可见寰枕融合，同时 C_2-C_3 棘突椎板融合；B. 颈椎 CT 矢状位重建可见寰枕融合，C_2-C_3 椎体融合，患者出现颅底凹陷和寰枢椎脱位

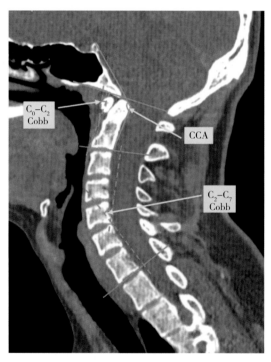

图 2-2-10 颅底凹陷患者 CCA 减小，上颈椎前凸（C_0-C_2 Cobb 角）减小，下颈椎前凸（C_2-C_7 Cobb 角）增加，出现"鹅颈畸形"

（段婉茹）

参考文献

Aoyama T, Yasuda M, Yamahata H, et al, 2014. Radiographic measurements of C–2 in patients with atlas assimilation. J Neurosurg. Spine, 21(5): 732–735.

Botelho RV, Ferreira EDZ, 2013. Angular craniometry in craniocervical junction malformation. Neurosurgical review, 36(4): 603–610; discussion 610.

Botelho RV, Ferreira JA, Zandonadi Ferreira ED, 2018. Basilar invagination: a craniocervical kyphosis. World Neurosurg, 117: e180–e186.

Chandra PS, 2021. Time to think beyond spine fixation for cervical spine: aligning the whole spine. Neurol India, 69(5): 1142–1143.

Chandra PS, Goyal N, Chauhan A, et al, 2014. The severity of basilar invagination and atlantoaxial dislocation correlates with sagittal joint inclination, coronal joint inclination, and craniocervical tilt: a description of new indexes for the craniovertebral junction. Neurosurgery, 10 Suppl 4: 621–629; discussion 629–630.

Dunsker SB, Brown O, Thomson N, 1980. Craniovertebral anomalies. Clin Neurosurg, 27: 430–439.

Ferreira EDZ, Botelho RV, 2015. Atlas assimilation patterns in different types of adult craniocervical junction malformations. Spine, 40(22): 1763–1768.

Goel A, Bhatjiwale M, Desai K, 1998. Basilar invagination: a study based on 190 surgically treated patients. J Neurosurg, 88(6): 962–968.

Goel A, Sharma P, 2004. Craniovertebral realignment for basilar invagination and atlantoaxial dislocation secondary to rheumatoid arthritis. Neurol India, 52(3): 338–341.

Gore DR, Sepic SB, Gardner GM, 1986. Roentgenographic findings of the cervical spine in asymptomatic people. Spine, 11(6): 521–534.

Jayalathge S, Tollefson L, Mackenzie D, et al, 2021. A report of two cases of familial occipitalization of the atlas in a father and his daughter. J Craniovertebr Junction Spine, 12(2): 209–211.

Joaquim AF, Barcelos ACES, Daniel JW, 2021. Role of atlas assimilation in the context of craniocervical junction anomalies. World Neurosurg,151: 201–208.

Koenigsberg RA, Hong NVA, Htaik T, et al, 2005. Evaluation of platybasia with MR imaging. AJNR Am J Neuroradiol, 26(1): 89–92.

Lee SH, Kim KT, Seo EM, et al, 2012. The influence of thoracic inlet alignment on the craniocervical sagittal balance in asymptomatic adults. J Spinal Disord Tech, 25(2): E41–47.

McRAE DL, 1953. Bony abnormalities in the region of the foramen magnum: correlation of the anatomic and neurologic findings. Acta Radiol, 40(2–3): 335–354.

Menezes AH, 1997, Craniovertebral junction anomalies: diagnosis and management. Semin Pediatr Neurol, 4(3): 209–223.

Patel CR, Fernandez–Miranda JC, Wang WH, et al, 2016. Skull base anatomy. Otolaryngol Clin North Am, 49(1): 9–20.

Salunke P, Sharma M, Sodhi HBS, et al, 2011. Congenital atlantoaxial dislocation: a dynamic process and role of facets in irreducibility. J Neurosurg Spine, 15(6): 678–685.

Smoker WRK, Khanna G, 2008. Imaging the craniocervical junction. Childs Nerv Syst, 24(10): 1123–1145.

Vangilder JC, Menezes AH, 1983. Craniovertebral junction abnormalities. Clin Neurosurg, 30: 514–530.

Wang SL, Passias PG, Cui LB, et al, 2013. Does atlantoaxial dislocation influence the subaxial cervical spine? Eur Spine J, 22(7): 1603–1607.

Xia ZY, Duan WR, Zhao XH, et al, 2018. Computed tomography imaging study of basilar invagination and atlantoaxial dislocation. World Neurosurg, 114: 501–e507.

Yin YH, Yu XG, Wang P, et al, 2015. The biomechanical analysis of craniovertebral junction finite element model in atlas assimilation. Zhonghua wai ke za zhi [Chinese journal of surgery], 53(3): 211–214.

Yin YH, Yu XG, Zhou DB, et al, 2012. Three-dimensional configuration and morphometric analysis of the lateral atlantoaxial articulation in congenital anomaly with occipitalization of the atlas. Spine (Phila Pa 1976),37(3): E170–173.

第 3 章

颅颈交界区内固定及复位技术

因创伤、炎症、肿瘤、先天畸形、退变等原因导致的寰枢关节骨质及韧带破坏，出现生理关系及运动功能异常称为寰枢椎不稳或脱位。此类疾病可导致邻近延髓、颈髓受压，出现四肢感觉、运动功能症状，严重者可致呼吸、循环障碍，甚至导致患者死亡。目前，对于该疾病临床上多采用手术治疗，通过寰枢椎复位、固定融合解除延 – 颈髓压迫、恢复颅颈交界区正常解剖关系，并重建其稳定性。

自 20 世纪初以来，随着工业技术的发展和手术技术的进步，寰枢椎固定技术从线缆、椎板钩技术，到寰枢椎经关节螺钉内固定技术，再到如今广泛应用的钉棒内固定技术，内固定技术的安全性、融合率逐步提高；寰枢椎脱位的复位技术也逐渐由前后路联合复位技术向单一入路的复位技术转变，手术创伤大大降低，复位效果也明显改善。

第一节 颅颈交界区内固定技术

一、线缆技术

线缆技术用途广泛，操作简单，而且术中无须反复透视，也无损伤椎动脉的风险。通过线缆将寰椎后弓及枢椎椎板连接，并可同时将植骨块捆绑于寰枢椎之间，可在后方形成张力带，限制寰枢椎的活动，直到形成牢固的骨融合。目前常用的方法包括 Gallie 法、Brooks 法及其改进型方法。

Gallie 法于 1937 年由 Gallie 首次报道，即将一块取自髂骨的植骨块置于寰椎后弓与枢椎棘突间，植骨块下方做骨槽骑跨于 C_2 棘突，上方置于 C_1 后弓背侧，单根钢丝穿过寰椎后弓与枢椎棘突固定，钢丝不穿过枢椎椎板，成环绕过 C_2 棘突下方（图 3-1-1）。因其稳定性差，导致植骨不融合率高达 25% 以上，因此术后需辅以长时间外固定。

1978 年由 Brooks 及 Jenkins 报道了 Brooks 法，即将 2 块自体髂骨块分别置于双侧寰椎后弓及枢椎椎板间，并使用 2 根钢丝对折穿过双侧寰椎后弓及枢椎椎板进行固定（图 3-1-2）。生物力学测试表明，Brooks 法抗旋转能力及植骨融合率高于 Gallie 法，将寰枢椎的融合失败率降低到 30% 左右，然而该技术的缺点是两侧的钢丝需穿过 C_1 后弓和 C_2 椎板，增加了脊髓损伤的潜在风险，两个植骨块的取骨过程也增加了手术时间。

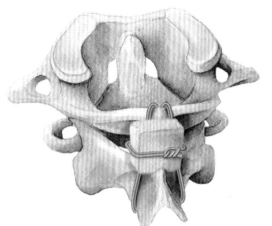

图 3-1-1　Gallie 法示意图

（引自 Chen Qi 等）

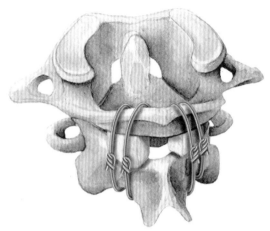

图 3-1-2　Brooks 法示意图

（引自 Chen Qi 等）

1991 年 Dickman 等报道了 Gallie 法的另一种改良技术，称为 Sonntag 技术，该技术仅使用一块双面皮质骨骨块，将其楔入 C_1 后弓和 C_2 棘突之间，并用一根钢丝穿过 C_1 后弓并环绕 C_2 棘突加压捆绑，将植骨块紧紧夹在 C_1 和 C_2 之间，从而避免了 Brooks 技术加重脊髓损伤的风险（图 3-1-3）。术后予以严格外固定，据文献报道植骨融合率高达 97%。

二、椎板夹技术

后路椎板夹内固定技术主要包括 Halifax 技术和 Apofix 技术。1984 年，Holness 等报道了使用椎板夹技术治疗的颈椎损伤患者的长期随访结果，其中包含 1 例寰枢椎不稳的患者。后来，C_1-C_2 之间的椎板夹技术被称为 Halifax 技术。该技术分别于 C_1 后弓上缘和 C_2 椎板下缘置入椎板夹，上下椎板夹通过套管连接，在寰椎后弓与枢椎椎板间植入自体髂骨块并拧紧螺钉螺母加压固定椎板夹，从而实现寰枢椎的固定（图 3-1-4）。

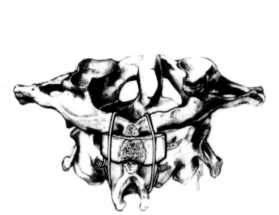

图 3-1-3　Sonntag 技术示意图

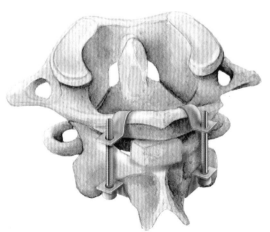

图 3-1-4　椎板夹技术示意图

（引自 Chen Qi 等）

1992 年，美敦力公司优化了 Halifax 技术，推出了 Apofix 技术。Apofix 椎板夹系统通过使用压紧钳直接压紧椎板复位，无须任何锁紧结构，操作相对简便，可减少螺钉螺母松动、夹脱等并发症的发生。

椎板夹技术避免了在椎板下穿入钢丝，从而降低了脊髓损伤的风险。然而与线缆技术类似，椎板夹的使用要求寰枢椎后方结构必须完整，因此某些外伤的情况并不适用。由于椎板夹仅固定寰枢椎后柱结构，内固定的稳定性依然不佳，抗轴向旋转能力不足，所以仍需辅助颈椎外固定。椎板夹技术也存在疲劳性松动、脱落、假关节形成、寰椎后弓骨折等并发症可能。对于椎管狭窄的患者，安放椎板夹系统也可能会造成脊髓损伤。

三、C$_1$-C$_2$ 经关节螺钉内固定技术

1987 年 Magerl 和 Seemann 率先提出了 C$_1$-C$_2$ 经关节螺钉内固定技术，又称 Magerl 技术。在该技术中，螺钉经 C$_2$ 峡部穿过寰枢关节，最后止于 C$_1$ 侧块，从而实现寰枢椎内固定。Magerl 技术的进钉点位于枢椎下关节突与椎板的交界部，进钉方向内倾角为 0°～10°，指向寰椎前弓，在 X 线透视的引导下进行穿刺，植入直径为 3.5～4.0mm 的全皮质骨螺钉（图 3-1-5）。C$_1$-C$_2$ 经关节螺钉常与线缆技术联合使用，以增强内固定的稳定性并实现植骨融合。

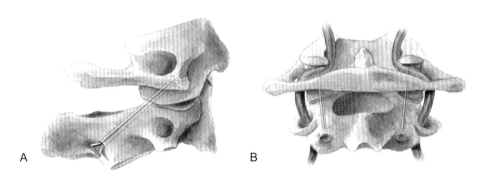

图 3-1-5　Magerl 技术示意图（引自 Chen Qi 等）

C$_1$-C$_2$ 经关节螺钉可提供良好的生物力学稳定性，生物力学研究表明，C$_1$-C$_2$ 经关节螺钉抗旋转和抗侧屈能力强，生物力学稳定性高。与线缆技术相比，Magerl 技术避免了线缆技术的潜在并发症，大大提高了寰枢椎内固定的植骨融合成功率且不影响椎管狭窄的患者行后路椎板切除减压。多个临床研究也证实，其融合率高达 92%～100%，且术后无须辅助外固定，曾被认为是后路寰枢椎融合的"金标准"。然而，Magerl 技术存在椎动脉损伤的潜在风险。据报道，C$_1$-C$_2$ 经关节螺钉椎动脉损伤的发生率高达 8.2%，椎动脉的解剖变异是其重要的危险因素。因此，术前应仔细评估 C$_2$ 峡部的高度和宽度及 C$_2$ 水平椎动脉的变异情况，以避免椎动脉损伤的发生。

四、C$_1$ 侧块 -C$_2$ 峡部 / 椎弓根螺钉内固定技术（Goel-Harms 技术）

1994 年，Goel 和 Laheri 报道了一种新的寰枢椎后路内固定技术，该技术通过在 C$_1$ 侧块和 C$_2$ 峡部植入螺钉，并用钢板进行连接，实现坚强的寰枢椎内固定。螺钉直接固定于 C$_1$

侧块和 C$_2$ 峡部，把持力强，通过在寰枢侧方关节间及后方进行植骨，可实现良好的骨性融合。

　　Harms 和 Melcher 于 2001 年对 Goel 技术进行了改良，通过在 C$_1$ 侧块和 C$_2$ 椎弓根植入多轴螺钉，并使用钛棒连接螺钉，实现寰枢椎固定，通过在去皮质的 C$_1$ 后弓和 C$_2$ 棘突椎板表面放置松质骨颗粒，以实现植骨融合（图 3-1-6）。文献报道该技术融合率接近100%。与 Goel 技术相比，Harms 技术通过将 C$_2$ 神经根向尾侧牵拉来显露 C$_1$ 侧块，无须切断，保留了 C$_2$ 神经节。

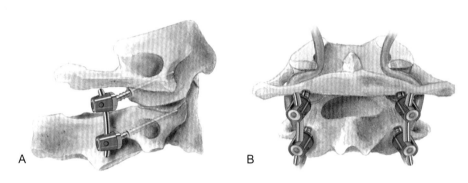

图 3-1-6　Goel-Harms 技术示意图（引自 Chen Qi 等）

　　C$_1$ 侧块螺钉的进钉点位于 C$_1$ 后弓下缘侧块内外界的中点，可使用 Penfield 剥离子显露侧块的内外壁，从而确定其位置。使用高速磨钻突破进钉点皮质后，在 X 线透视的引导下，使用带导向器的 3mm 手钻以内倾 5°～10° 的方向制备钉道，方向应略微头倾，指向 C$_1$ 前结节，攻丝以后，在 C$_1$ 侧块植入合适长度的 3.5mm 多轴螺钉，以实现双皮质的固定。C$_2$ 椎弓根螺钉的进钉点位于峡部的内上象限，以内倾和头倾 20°～30° 的角度，平行于 C$_2$ 峡部的上缘和内缘，以双皮质的形式植入多轴螺钉。尽管 C$_2$ 峡部 / 椎弓根螺钉椎动脉损伤的风险较 C$_1$-C$_2$ 经关节螺钉低，但存在椎动脉变异的情况下，置钉操作仍需非常谨慎，避免椎动脉损伤的发生。

　　Goel-Harms 技术凭借良好的稳定性、较低的并发症率、强大的提拉复位能力及灵活的置钉方式迅速被广大临床医生接受，目前已经成为寰枢椎固定的金标准。

第二节　寰枢椎复位技术

一、Abumi 技术

　　1999 年 Abumi 等首次将钉棒系统用于枕颈复位固定技术来治疗寰枢椎脱位（图 3-2-1）。其报道了 26 例患者，包括 19 例类风湿导致的寰枢椎脱位及 7 例其他病变导致的寰枢椎脱位。该技术根据枕颈角度对枕骨板进行预塑形，在固定枕骨板后，通过拧紧螺帽来实现枕颈过屈的纠正，并通过枕颈间撑开使得齿突向下方向移位，达到枕颈间的力线不良和腹侧压迫的纠正，实现了单纯后路手术纠正前方压迫和完成固定的双重目标，避免了前路的齿突磨除术。

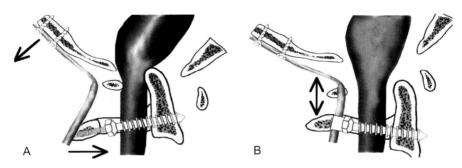

图 3-2-1 Abumi 技术示意图

Abumi 技术无须采用颈椎屈曲位，在中立位即可完成；此外，椎弓根螺钉比 Magerl 螺钉置钉简单，并可减少神经血管损伤的概率。Abumi 技术的缺陷是枕骨螺钉的置钉位置不在中线，而在侧方。由于该区域的骨质相对较薄，枕骨螺钉的生物力学效果有限，且在颅颈交界区畸形患者中，颅后窝骨质往往发育不良，使得螺钉有脱位、断钉及脱落等造成内固定失败的风险。

二、菅凤增技术

2010 年，菅凤增等基于单纯后路复位的理念，提出了"直接后路枕颈撑开复位内固定技术"，并在后期进行了进一步完善。该技术采用枕颈固定的方式，根据寰枢椎复位的难易程度，采用悬臂压棒、螺钉间撑开复位及寰枢侧方关节间松解等不同的复位技术。

该技术采用双侧 C_2 椎弓根多轴螺钉及"Y"形枕骨板固定于枕骨，根据枕骨和 C_2 的形态进行钛棒塑形，先拧紧 C_2 椎弓根螺钉，使螺钉、C_2 椎体和齿突成为一个整体，然后，通过悬臂及枕颈间纵向撑开，使齿突向前向下移位，使寰枢椎复位（图 3-2-2）。

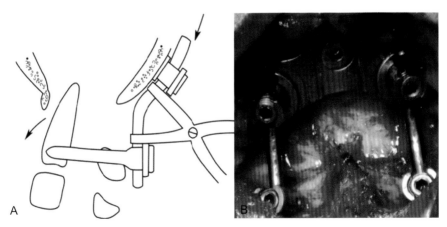

图 3-2-2 菅凤增技术示意图

该技术采用枕骨板固定，避免了寰椎侧块置钉潜在的风险，操作更为简化，且通过在中线部位植入枕骨螺钉，加强了枕骨螺钉的长度及把持力，借助后方器械撑开的强大力量，提高了对难复性脱位的复位能力，86.2% 和 82.8% 的患者分别实现了水平脱位和垂直脱位的完全复位。若术后磁共振提示复位和减压不充分，则需二期行经口齿突磨除术。一项meta分析也表明，直接后路复位技术可达到与前后联合入路技术近似的手术效果，并且其并发症发生率大大降低。

三、王超技术

2006年，王超等提出了前路经口松解＋后路枕颈复位治疗难复性寰枢椎脱位的手术技术。术前在全身麻醉颅骨牵引下评估寰枢椎脱位的可复性，对于难复性脱位，首先采用经口入路对寰枢关节进行松解，将阻碍复位的软组织逐一切断，分离寰枢侧块间隙，将寰枢关节的纵向脱位复位，再一期行后路手术，利用钉板装置纠正寰枢椎的水平脱位，最终实现颅底凹陷寰枢椎脱位的复位（图3-2-3）。在该团队的一项904例的大规模回顾性研究中，采用该技术治疗寰枢椎脱位的复位率达到98.7%，骨性融合率达到99.4%，其中约30%的患者进行了经口腔松解，总体并发症发生率9.1%，死亡率0.55%。

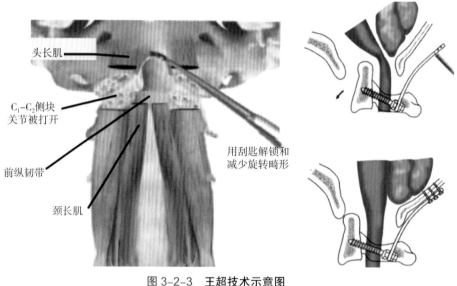

图 3-2-3　王超技术示意图

该技术理论上可实现寰枢关节的360°松解，且相较于传统的经口齿突切除较为微创，但仍无法避免经口手术的并发症。且仅通过术中牵引对寰枢椎脱位的可复性进行判断，致使约1/3的患者接受了经口手术。该技术术中体位变换引起的脊髓损伤，手术相关的咽部水肿、脑脊液瘘、切口感染等并发症的出现，应引起警惕和重视。

四、Goel技术

2004年，Goel和Laheri报道了一项单纯后路技术治疗难复性寰枢椎脱位。该技术首次通过后路的侧方关节松解，垫片置入及寰椎侧块－枢椎峡部螺钉进行寰枢椎复位固定（图3-2-4）。手术患者采用俯卧位，上身抬高，术中持续牵引，通过切断C_2神经节，充分显露双侧寰枢侧块关节，并进行关节松解。随后于双侧关节间置入钛合金的垫片，实现寰枢椎之间的复位，然后采用C_1侧块、C_2峡部螺钉及钢板进行固定，于关节周围及后方行自体髂骨植骨，文献报道具有接近 100% 的植骨融合率。该技术可直接实现寰枢侧方关节的固定融合，生物力学稳定性好，且不依赖于后方中线结构的完整性，可用于颅后窝减压术后的患者。

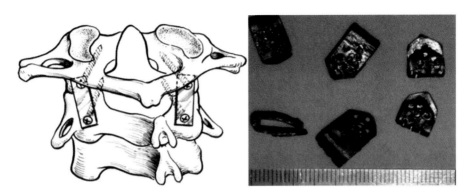

图 3-2-4　Goel 技术示意图

然而，寰枢椎脱位的患者常合并颅底凹陷、寰椎枕化，该类患者 C_1 侧块多受遮挡，置钉难度大，具有椎动脉损伤的风险，且关节间垫片的置入主要复位了垂直脱位，对水平脱位及斜坡 – 枢椎角的复位较为有限。但该技术的提出避免了经口入路的并发症，使难复性脱位的治疗范式由前后联合入路向单纯后方入路转变，具有重要意义。

五、Chandra 技术

2013 年，Chandra 等报道了后路寰枢关节撑开—加压—伸展的 DCER 复位技术，并进一步提出了关节面塑形和关节外撑开技术。该技术基于 Goel 的技术理念，设计了子弹形 PEEK 材料的融合器，对寰枢关节进行松解后将融合器植入，使齿突向下移位。为避免椎动脉损伤，C_2 内固定采用了椎板螺钉的方式，上方使用枕骨板或寰椎侧块螺钉固定，并将融合器作为支点，通过后方螺钉间加压，使齿突进一步向前下方移动（图 3-2-5）。

该技术与 Goel 技术相比，使用了较高的融合器，能更好复位颅底凹陷，同时以融合器作为支点进行加压，能进一步复位水平脱位及斜坡枢椎角，且内固定采用了枕骨 –C_2 椎板螺钉的方法，简单易行，风险较 Goel 技术大大降低，给颅底凹陷和寰枢椎脱位的复位提供了新的思路。关节间存在融合器的支撑，无须依赖于坚强的三柱固定，研究中长期随访的 24 例患者均实现骨性融合，但其生物力学稳定性还需进一步评价。

对于侧方关节绞锁的病例，Chandra 等进一步提出了关节面塑形技术，即在术中打开侧方关节之后，采用高速磨钻将倾斜甚至垂直的关节面打磨至水平化，然后通过植入融合器，实现颅底凹陷和寰枢椎脱位的复位。然而，该技术在磨除关节面时会破坏关节面的骨皮质，在随后植入融合器并加压复位的过程中，理论上极易造成关节面塌陷，导致复位丢失、融合失败，甚至椎动脉压迫，存在较大风险。对于严重颅底凹陷，形成寰枕假关节的患者，Chandra 等提出了关节外撑开技术，即不在寰枢关节间进行松解和植入融合器，而直接在枕骨和 C_2 之间进行松解并植入融合器进行撑开，从而间接复位寰枢关节。然而颅底凹陷的患者常伴有椎动脉走行于侧方关节后的变异，因此术前应充分评估，避免术中的椎动脉损伤。

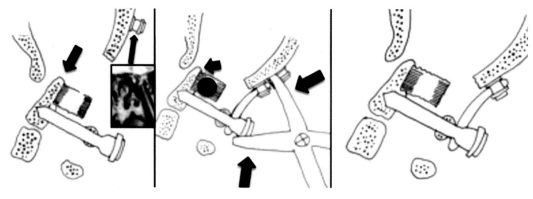

图 3-2-5　DCER 技术示意图

六、TARP 技术

2004 年，尹庆水等采用经口前路复位钢板 (TARP) 系统治疗难复性及不可复性寰枢椎脱位。该技术采用经口齿突松解或齿突磨除的同时行前路固定融合术，使用特制的 TARP 钢板和寰枢椎复位器，可以自前路使减压、复位和固定一次完成，即时复位寰枢椎脱位（图 3-2-6）。

手术患者采用仰卧位，开口器显露口咽部，正中切开咽后壁，显露侧方关节后充分松解寰枢关节，首先于 C_1 安置大小合适的钢板，将钢板固定在寰椎侧块，并在椎体前植入临时固定钉，用复位器远端持住钢板，下臂持住临时固定钉，撑开复位器远端的两臂进行复位，然后植入枢椎螺钉，去除临时固定钉，通过 4 枚螺钉的作用，钢板将寰椎和枢椎固定于复位状态，并取自体髂骨于关节间植骨。

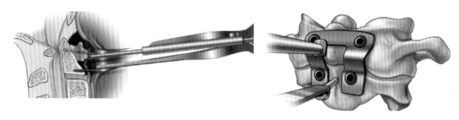

图 3-2-6　TARP 技术示意图

该技术通过单一手术入路，缩短了手术时间，减少了创面出血，避免了手术体位改变造成的脊髓损伤。该技术可保留寰枕关节稳定性，具有良好的生物力学特性，内固定时采用前路反向寰椎侧块和枢椎椎弓根螺钉，且寰椎、枢椎螺钉与钢板之间具有整体角度效应，进一步增加了固定的坚强程度。然而 TARP 手术为经口前路手术，视野显露相对困难，手术部位深在，毗邻重要神经血管，内固定方式难度高，口咽部缝合张力大，初期容易发生感染、脑脊液漏及神经功能恶化等严重并发症，因此应充分认识其手术风险。

（杜越崎）

参考文献

Abumi K, Takada T, Shono Y, et al, 1999. Posterior occipitocervical reconstruction using cervical pedicle screws and plate–rod systems. Spine (Phila Pa 1976), 24(14): 1425–1434.

Ai FZ, Yin QS, Wang ZL, et al, 2006. Applied anatomy of transoral atlantoaxial reduction plate internal fixation. Spine (Phila Pa 1976),31(2): 128–132.

Brooks AL, Jenkins EB, 1978. Atlanto–axial arthrodesis by the wedge compression method. J Bone Joint Surg Am, 60(3): 279–284.

Chandra PS, Bajaj J, Singh PK, Garg K, et al, 2019. Basilar invagination and atlantoaxial dislocation: reduction, deformity correction and realignment using the DCER (distraction, compression, extension, and reduction) technique with customized instrumentation and implants. Neurospine, 16(2): 231–250.

Chandra PS, Kumar AK, Chauhan A, et al, 2013. Distraction, compression, and extension reduction of basilar invagination and atlantoaxial dislocation: a novel pilot technique. Neurosurgery, 72(6): 1040–1053; discussion 1053.

Dickman CA, Sonntag VK, Papadopoulos SM, et al, 1991. The interspinous method of posterior atlantoaxial arthrodesis. J Neurosurg, 74(2): 190–198.

Gallie WE, 1937. Skeletal traction in the treatment of fractures and dislocations of the cervical spine. Ann Surg, 106(4): 770–776.

Goel A, 2004. Treatment of basilar invagination by atlantoaxial joint distraction and direct lateral mass fixation. J Neurosurg Spine, 1(3): 281–286.

Goel A, Laheri V, 1994. Plate screw fixation for atlanto–axial subluxation. Acta Neurochirc Wians, 129(1–2): 47–53.

Harms J, Melcher RP, 2001. Posterior C1–C2 fusion with polyaxial screw and rod fixation. Spine, 26(22): 2467–2471.

Holness RO, Hue stis WS, Howes WJ, et al, 1984. Posterior stabilization with an interlaminar clamp in cervical injuries: technical note and review of the long term experience with the method. Neurosurg, 14(3): 318–322.

Jain VK, 2012. Atlantoaxial dislocation. Neurol India, 60(1): 9–17.

Jian FZ, Chen Z, Wrede KH, et al, 2010. Direct posterior reduction and fixation for the treatment of basilar invagination with atlantoaxial dislocation. Neurosurg, 66(4): 678–687; discussion 687.

Magerl F, Seemann PS, 1987. Stable Posterior fusion of the atlas and axis by transarticular screw fixation, in cervical spine I. Springer Vienna: 322–327.

Wang C, Yan M, Zhou HT, et al, 2006. Open reduction of irreducible atlantoaxial dislocation by transoral anterior atlantoaxial release and posterior internal fixation. Spine (Phila Pa 1976), 31(11): E306–13.

Wang C, Yan M, Zhou HT, et al, 2013. Novel surgical classification and treatment strategy for atlantoaxial dislocations. Spine (Phila Pa 1976), 38(21): E1348–1356.

第 4 章

后路寰枢椎关节间撑开复位融合技术（PFDF）

第一节　寰枢椎关节复位的难点

一、寰枢椎关节畸形

寰枢椎由 3 个关节相连——正中寰齿关节，两侧侧方关节。大多数寰枢椎脱位患者，特别是颅底凹陷合并的寰枢椎脱位患者，寰枢椎关节存在严重畸形，畸形的关节面发生严重的绞锁（图 4-1-1），这导致寰枢椎脱位复位具有很大难度。

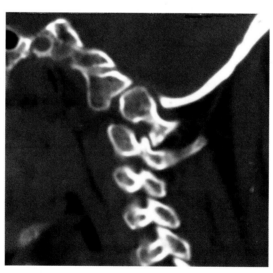

图 4-1-1　寰枢椎脱位患者，寰椎侧方关节绞锁，阻碍寰枢椎脱位复位

二、枕颈交界区张力带

枕颈交界区由发达的韧带和肌肉连接，这些韧带和肌肉对于保持枕颈交界区的稳定性具有重要作用，但也给寰枢椎脱位复位带来巨大阻碍。其中由齿突尖韧带、翼状韧带、关节囊、头长肌、颈长肌构成的寰枢椎前方张力带是阻碍寰枢椎脱位复位的主要因素。特别

是颅底凹陷合并寰枢椎脱位的患者，复位颅底凹陷需要纵向分离寰枢椎，使枢椎整体向尾侧移位，寰枢椎之间的张力带给复位带来很大的阻碍。因此松解寰枢椎前方张力带是复位寰枢椎脱位的关键。

三、骨性融合

部分病史时间较长的寰枢椎脱位患者，寰枢椎两侧侧方关节和中央的寰齿关节之间可形成骨性融合。经历过后路手术的患者，在寰椎后弓和枢椎椎板之间因植骨也可形成大量骨痂。通常认为存在骨性融合的病例，均为不可复性寰枢椎脱位，只能进行齿突切除，缓解患者的症状。但随着寰枢椎松解复位技术的不断提高和改进，很多骨性融合的寰枢椎脱位病例亦可通过术中松解，实施复位。

第二节　后路寰枢椎关节间撑开复位融合术

寰枢椎脱位的治疗经历了从后路减压，前路减压，最终到复位融合的漫长演化过程，复位融合技术又可以分为后路松解复位融合技术、前路松解＋后路复位融合技术、前路松解复位融合技术等，各种技术各有优缺点。寰枢椎脱位病因各异，病理解剖复杂，目前尚无一种技术可以彻底治愈所有寰枢椎脱位患者。

2017 年，我们在前人理论技术的基础上，通过有限元研究发现颅颈交界区畸形复位的核心问题是松解由齿突尖韧带、翼状韧带、头长肌和颈长肌构成的寰枢椎前方的张力带。寰枢椎前方张力带被有效松解后，寰枢椎可以纵行分离，则寰枢椎在各个方向的脱位均可得到有效复位。2017 年我们对已有技术进行改进，完善了后路寰枢椎关节间撑开融合复位技术（posterior facet distraction and fusion technique，PFDF）以复位颅底凹陷及寰枢椎脱位，并设计了专用的手术工具和内固定系统。通过后路关节间撑开可以有效松解寰枢椎前方张力带，使寰枢椎侧方关节纵向分离，复位颅底凹陷和寰枢椎脱位。在寰枢椎关节间隙植入高度适宜的关节间融合器，通过融合器的支撑使寰枢椎关节纵向分离后保持稳定。而后以关节间融合器为支点，通过后路内固定系统进行悬臂操作，可以进一步复位寰枢椎水平脱位。PFDF 大幅度提高了寰枢椎脱位后路手术的复位率，简化了寰枢椎脱位复位手术技术，降低了手术难度，提高了手术的安全性。

一、PFDF 核心理念

通过在寰枢椎关节间进行撑开，达到松解前方张力带为目的，使寰枢椎关节纵行分离，解除寰枢椎关节绞锁。然后在纵行分离的关节间隙内植入融合器，使关节间隙保持稳定。

二、PFDF 相关手术工具——宣武枕颈复位内固定系统的设计

（一）颅底凹陷寰枢椎脱位（BI-AAD）患者寰枢椎关节形态学测量
2017 年我们收集笔者所在医院 2015 年 11 月至 2016 年 4 月间收治的 28 例颅底凹陷合

并寰枢椎脱位患者，设为实验组及 25 例正常人设为对照组。收集所有研究对象的临床资料及颅颈薄层 CT 扫描数据，通过 RadiAnt DICOM Viewer（32-bit）软件测量两组对象的寰枢侧方关节冠状位及矢状位的最长径、寰齿间隙、侧方关节倾角、钱氏线、颅颈角，再通过 SPSS 17.0 软件比较两组数据的统计学差异，分析并设计出满足 BI-AAD 患者的寰枢侧方关节融合器。数据分析结果表明，两组研究对象左右两侧关节相关数据均无显著差异（$P > 0.05$），因此将两组对象的左右两侧数据合并进行研究。实验组寰枢椎侧方关节矢状径、冠状径、寰齿间距均显著小于对照组（$P < 0.001$）；实验组寰枢椎侧方关节矢状面关节倾角、颅颈角均显著大于对照组（$P < 0.001$）。以 BI-AAD 患者寰枢椎侧方关节测量数据为根据设计适用于 BI-AAD 患者寰枢侧方关节间的关节间隙松解工具及融合器。正常人与 BI-AAD 患者寰枢椎侧方关节各径对比见表 4-2-1。

表 4-2-1　正常人与 BI-AAD 患者寰枢椎侧方关节各径对比

项目	关节总数	冠状位径（mm）	矢状位径（mm）	矢状位倾角（°）
正常人群	50	14.6 ± 1.4	17.2 ± 1.5	89.91 ± 6.61
BI-AAD 患者	56	12.7 ± 1.9	15.5 ± 1.8	118.93 ± 14.97
P		< 0.001	< 0.001	< 0.001
t		5.938	5.298	−12.654

依据 BI-AAD 患者寰枢椎侧方关节各径线数据，我们设计了 PFDF 专用寰枢椎侧方关节松解工具和融合器。

（二）BI-AAD 患者寰枢椎关节间融合器的设计

1. 整体外观设计　融合器整体外观设计为长方形，为了便于融合器的放置，融合器前方设计为子弹头形态。为了避免融合器移位，在融合器中部设计了齿状凸起，增加融合器在关节间隙内的摩擦力。为了能够在透视中观察融合器的位置，在融合器头端和中点添加钛金属丝标记线。

2. 融合器尺寸设计　融合器长度为患者关节面全长，将融合器放置在关节间隙内，术中在进行悬臂技术操作时可以起到支点的作用，复位寰枢椎水平脱位。融合器的长度设计为关节面矢状径长度，为了纠正寰枢椎关节后凸畸形，恢复生理前凸，融合器设计为前高后低，前凸的度数分为 0°、10° 和 20°。融合器的宽度设计为 9mm，融合器的长度设计为 15mm 和 18mm 两个型号。根据颅底凹陷程度，将融合器后缘的高度设计为 5 ～ 12mm，以 1mm 为间距，共 8 个型号。

3. 关节撑开松解工具设计　关节撑开器设计采用钝刃，插入关节间隙后，通过旋转、撬拨松解撑开寰枢椎侧方关节，松解寰枢椎前方张力带。撑开器长度为 30mm，厚度为 2mm，宽度 6 ～ 9mm，尺寸间隔 1mm。

三、手术体位

手术采用俯卧位，手术过程中持续 1/6 体重的重量进行颅骨牵引，对关节间撑开有辅助作用。但要注意颅骨牵引弓放置的位置，在外耳孔上方 2cm 处，不应偏向后方，以免牵引力在颅颈交界区形成旋前分力，导致寰枢椎脱位加重，加重脊髓腹侧压迫。

四、手术切口和显露范围

手术采用后正中直切口，分离头夹肌和颈夹肌，显露枕外隆凸至枢椎棘突下缘，两侧至枢椎横突孔外缘（图 4-2-1）。

五、关节间隙探查

用锐性剥离子沿枢椎椎弓峡部进行骨膜下分离，将 C_2 神经根向上抬起，探查寰枢椎关节面后缘，然后将剥离子插入寰枢椎关节间隙，探查关节间隙。将宽度为 2mm 的小骨凿插入关节间隙，旋转骨凿，锐性刮除关节面软骨，暴露关节面骨皮质，以便进行关节间撑开。

六、关节间撑开

将不同宽度（4～9mm）的关节间撑开器（图 4-2-2），按照从窄到宽的顺序逐级插入关节间隙，撑开器完全插入关节间隙后，其头端可以穿过寰枢椎关节突前方关节囊，到达颈长肌。可以采用撬拨和旋转两种方式对关节进行松解。关节间撑开过程应循序渐进，不可用力过大，否则可能造成关节面骨折塌陷，导致手术难以继续进行。

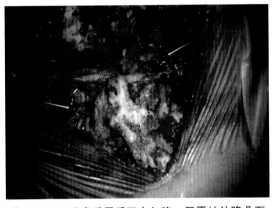

图 4-2-1　手术采用后正中入路，显露枕外隆凸至枢椎棘突下缘，两侧至枢椎横突孔

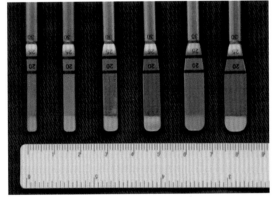

图 4-2-2　各型号关节间撑开工具（宽度 4～9mm）

枢椎齿突尖韧带、翼状韧带位于寰枢椎前方中央区域，被硬脊膜囊遮挡，因此无法直接松解，但可以通过将两侧关节间隙同步向下方撑开的方式，松解这些位于寰枢椎前方中央区域的张力性结构。方法是首先撑开一侧关节间隙，在关节间隙内放置融合器试模，保持关节间隙撑开状态，然后在对侧关节间隙内插入撑开器进行撑开操作（图 4-2-3），这样就可以松解寰枢椎前方中央区域的张力带，使寰枢椎关节间隙纵向分离，枢椎整体向尾侧移动。

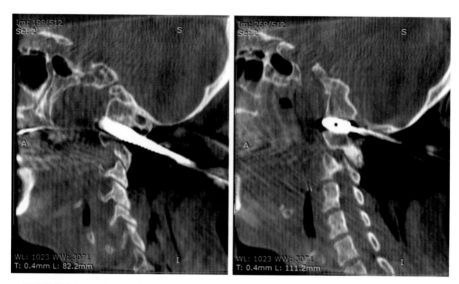

图 4-2-3　用关节间撑开工具和融合器试模对两侧关节间隙进行同步撑开，已松解位于寰枢椎前方中央区域的张力性结构

七、术中静脉丛出血的处理

在 C_2 神经根和椎动脉周围有发达的静脉丛，这些静脉丛与椎管内的静脉丛相互交通，在进行关节间撑开过程中，若静脉丛撕裂，则出血常非常凶猛，导致术野模糊，手术操作难以进行，增加神经损伤、置钉失误等并发症的发生。这些静脉丛只有菲薄的管壁，缺乏肌层和弹力层，管径宽大，而且由于静脉丛贴近骨面，很难用双极电凝闭合静脉丛破裂口。在显露寰枢椎关节时沿着枢椎椎弓峡部进行骨膜下锐性分离，可以避免静脉丛破裂出血。一旦静脉丛受到牵拉破裂出血，最有效的处理方法是在显微镜下，辨别静脉丛破裂口的位置，把小块的明胶海绵填塞入静脉丛破裂口（图 4-2-4），这样就可以快速有效地止住静脉丛的出血。

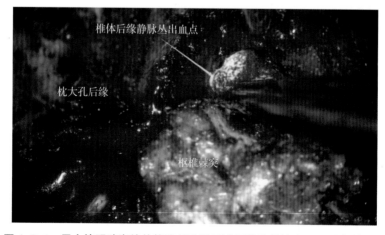

图 4-2-4　用小块明胶海绵从静脉丛破裂口进行静脉丛填塞，可以有效止血

八、术中椎动脉保护

颅颈交界区骨性结构畸形常伴有椎动脉走行异常，特别是寰枕融合畸形。当寰枕融合畸形发生时，寰椎后弓、两侧侧块、横突与枕骨融合消失，导致椎动脉 V3 段穿过枢椎横突孔后便失去了寰椎横突孔和寰椎后弓等骨性结构的引导，进而出现走行异常，椎动脉直接向内侧跨过枢椎椎弓峡部进入椎管。椎动脉 V3 段走行异常会遮挡寰枢椎关节面的后方（图 4-2-5），增加了从后路在进行寰枢椎关节间操作和寰枢椎椎弓根置钉过程中损伤椎动脉的风险。

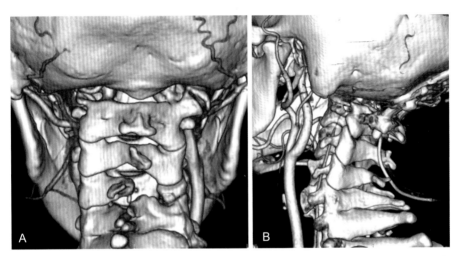

图 4-2-5　患者术前 CTA 三维重建可见两侧椎动脉走行异常，左侧椎动脉遮挡关节面，右侧椎动脉走行于枢椎椎弓根内侧（A）；术后 CTA 三维重建可见左侧椎动脉闭塞（B）

此外，椎动脉的常见畸形还有椎动脉发育不良，甚至缺如。这导致优势椎动脉损伤后发生致命性基底动脉缺血的风险增加，因此保护椎动脉是关节间撑开融合技术中的关键环节。

PFDF 术中避免椎动脉损伤要点如下。

（一）术前评估

术前常规进行头颈部 CTA 扫描，应用计算机软件（推荐应用 RadiAnt DICOM Viewer, Medixant Co.）对 CTA Dicom 数据进行三维重建，详细观察颅颈交界区骨性结构畸形和椎动脉走行，制订手术方案，评估椎动脉损伤的风险。

（二）椎动脉分型及手术策略

根据进行关节间操作时损伤椎动脉的危险程度，将椎动脉走行分为 3 种类型：低风险型、高风险型、禁忌型。

1. 低风险型椎动脉　椎动脉走行不遮挡寰枢椎关节面，进行关节间操作损伤椎动脉的风险较低，此类患者通常没有寰枕融合，或寰枕融合不完全，寰椎保留横突孔结构，椎动脉受到寰椎横突孔的引导，走行路径正常，没有遮挡寰枢椎关节面（图 4-2-6）。对于此类椎动脉走行的患者，可以安全实施关节间撑开融合操作，手术中损伤椎动脉的风险较低。

2. 高风险型椎动脉　椎动脉走行遮挡寰枢椎关节面，在进行寰枢椎关节间撑开操作过程中，损伤椎动脉的风险较高，并进一步分为Ⅰ型、Ⅱ型和Ⅲ型高风险型椎动脉。

（1）Ⅰ型高风险型椎动脉：指患者一侧椎动脉走行异常，手术中损伤概率较高，但对侧椎动脉走行、管径正常，手术中损伤概率较低。手术中高风险椎动脉发生损伤，对侧低风险椎动脉可以代偿基底动脉血，患者发生后循环缺血的风险较低（图4-2-7）。

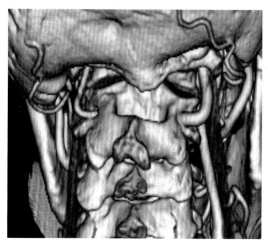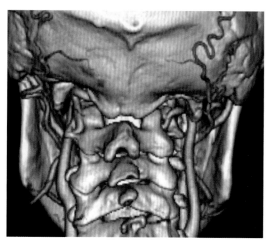

图4-2-6　寰枢椎脱位患者头颈CTA三维重建显示两侧椎动脉走行正常，未遮挡寰枢椎关节面

图4-2-7　Ⅰ型高风险型椎动脉，患者左侧椎动脉走行遮挡寰枢椎关节面，手术过程中存在损伤危险，右侧椎动脉走行正常，不遮挡寰枢椎关节面，损伤风险较小。因此若手术过程中左侧椎动脉受到损伤，右侧椎动脉可代偿，后循环缺血危险较小

（2）Ⅱ型高风险型椎动脉：指两侧椎动脉皆为高风险型椎动脉，由于两侧椎动脉均走行异常，所以术中均存在较高的损伤风险，如两侧椎动脉同时被损伤，患者可能发生后循环缺血（图4-2-8）。

（3）Ⅲ型高风险型椎动脉：指患者一侧椎动脉为高风险型椎动脉，而对侧椎动脉退化或缺如，一旦高风险型椎动脉损伤，对侧椎动脉无法代偿基底动脉血供，可引发致命性基底动脉缺血（图4-2-9）。

对于高风险型椎动脉，我们采用的治疗策略是将椎动脉向头侧抬起。显露寰枢椎关节后缘后，将关节间撑开器完全插入关节，如此，在旋转撑开器对关节间隙进行撑开的过程中，与椎动脉接触的是撑开器柱状的连接杆，可避免对椎动脉造成卡压和切割，降低椎动脉损伤的风险（图4-2-10）。

3. 禁忌型椎动脉　椎动脉穿行于寰枢椎关节面，进行寰枢椎关节间操作必然损伤椎动脉（图4-2-11）。这种椎动脉走行方式在关节间操作过程中尚无有效办法避开，因此是关节间撑开操作的禁忌证。

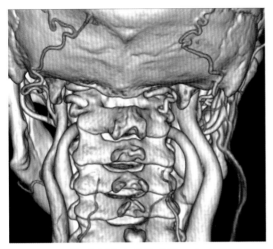 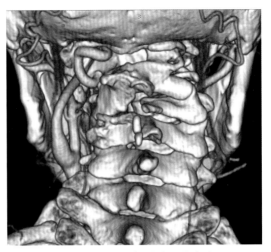

图 4-2-8　Ⅱ型高风险型椎动脉，患者头颈 CTA 三维重建可见双侧椎动脉走行均异常，遮挡寰枢椎关节面，手术过程中均存在损伤可能。如双侧椎动脉同时受损，将导致后循环缺血

图 4-2-9　Ⅲ型高风险型椎动脉，患者头颈 CTA 三维重建，可见患者左侧椎动脉走行异常遮挡关节面，右侧椎动脉缺如，如果手术过程中损伤左侧椎动脉，将导致致命性后循环缺血

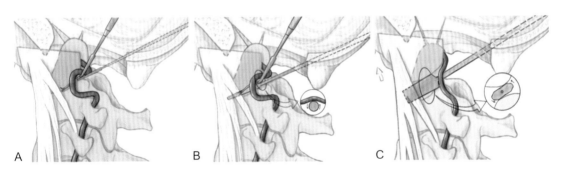

图 4-2-10　手术中可以沿骨膜将椎动脉连同其周围的 C_2 神经根和结缔组织膜一起向上推开，显露寰枢椎关节间隙，并进行关节间撑开操作

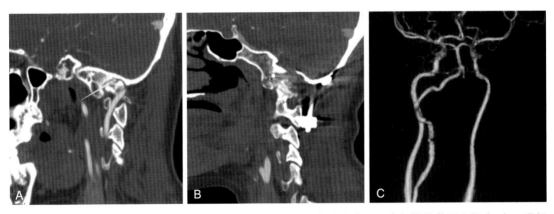

图 4-2-11　禁忌型椎动脉，患者 CTA 矢状位重建可见右侧椎动脉走行于寰枢椎关节面之间（A）；进行关节松解并植入融合器（B）；术后 CTA 可将右侧椎动脉闭塞（C）

九、关节间撑开过程中关节面的保护

通过关节间撑开可以有效松解寰枢椎前方的张力带。术中应用 1/6 体重颅骨牵引可以使寰枢椎关节间隙轻微张开，这对探查关节间隙走行方向，将撑开器插入关节间隙有一定帮助。

探查关节间隙后，首先要用小骨凿去除关节面软骨，显露骨性关节面，然后将关节间撑开器插入关节间隙。关节间撑开器的长度是根据患者寰枢椎关节的形态学研究设计的，完全插入关节间隙，其头端可以将关节前方关节囊切开，并松解前方头长肌和颈长肌，这有助于松解前方张力带。撑开器完全插入关节间隙后，只有后方的柱形连接杆与椎动脉和 C_2 神经根接触，在旋转撑开器的过程中可以避免对椎动脉和 C_2 神经根的刺激。

寰枢椎前方的张力带非常坚韧，需要在关节间施加很大的撑开力才能将前方的张力带撑开。在撑开过程中，暴力操作将导致骨性关节面发生骨折、塌陷。枢椎关节面一旦发生塌陷，将导致关节面无法继续承担撑开力，而且塌陷的关节面将压迫位于其下方的椎动脉，导致椎动脉损伤。因此，在撑开过程中保证骨性关节面的完整是手术成功的关键。为此，关节撑开器的边缘被设计为圆钝形状，以减轻在旋转撑开器时，其边缘对上下关节骨性关节面的切割作用，防止关节面损伤。在关节撑开过程中，首先用撑开器在关节间进行上下方向的撬拨以初步松解关节面，这时撑开器的上下表面与关节面的接触面积很大，可避免在关节面上压力集中。当关节间隙松动后，开始缓慢旋转撑开器，将关节间隙撑开。这一过程应循序渐进，并观察骨性关节面的变化。应用这种关节间撑开器，在一些高龄伴有骨质疏松的患者，也顺利完成了关节间撑开的操作。

第三节 后路寰枢椎关节间撑开复位融合术（PFDF）的优点

与以往技术相比，关节间撑开融合技术具有以下优点。

一、更高的复位率

通过关节间撑开可以有效松解寰枢椎之间的张力带，解除关节绞锁，提高后路单一手术入路寰枢椎脱位的复位率。减少前路减压或松解的使用率，减少患者手术的创伤，降低患者手术并发症的发生率。

二、更稳定的复位效果

以往复位颅底凹陷寰枢椎脱位后，两侧寰枢椎关节处于分离的状态，完全靠后路内固定系统承受寰枢椎之间的应力，在形成坚强骨性融合之前，常发生内固定系统松动、断裂、复位丢失的情况。在两侧寰枢椎关节间植入融合器后，关节间融合器可以在术后有效分散后路内固定系统承受的应力，提高寰枢椎脱位或颅底凹陷症患者寰枢椎复位后的稳定性。

三、更高的融合率

目前下颈椎和胸腰椎融合术大多采用椎间融合术，即切除椎间隙的间盘，并在椎间隙内进行植骨融合，脊柱的融合率大幅度提高，这是因为椎间植骨融合术符合 Wolff 定律，即机械应力与骨组织之间存在生理平衡，当应力增大时，成骨细胞活跃，引起骨质增生，提高骨性融合率。因此椎间植骨融合被公认为脊柱融合的"金标准"。

寰枢椎结构较为特殊，在寰枢椎之间不存在椎间隙的结构，寰枢椎之间应力的传递是通过寰枢椎两侧的关节突。因此在寰枢椎两侧关节间隙内植骨的效果类似在下颈椎或胸腰椎采用的椎间隙植骨，当患者直立时，寰椎向下方传导的压应力会直接作用在两侧寰枢椎关节间隙的植骨，促进植骨沿着应力的方向成骨，使寰枢椎关节间形成坚强的骨性融合。我们的回顾性研究报道采用 PFDF 进行寰枢椎脱位复位后，融合率达到 100%。

由于较以往技术具有更高的复位率、更稳定的复位效果和更高的骨性融合率，关节间撑开融合技术将成为治疗寰枢椎脱位和颅底凹陷症的"金标准"。

（陈　赞）

参考文献

Chen Z, Duan WR, Chou D, et al, 2021. A safe and effective posterior intra−articular distraction technique to treat congenital atlantoaxial dislocation associated with basilar invagination: case series and technical nuances. Oper Neurosurg(Hagerstown, Md), 20(4): 334−342.

Duan WR, Chou D, Jiang BW, et al, 2019. Posterior revision surgery using an intraarticular distraction technique with cage grafting to treat atlantoaxial dislocation associated with basilar invagination. J of Neurosurg. Spine,1−9.

Goel A, Shah A, 2011. Atlantoaxial facet locking: treatment by facet manipulation and fixation. Experience in 14 cases. J Neurosurg Spine, 14(1): 3−9.

Goel A, Muzumdar D, Dange N, 2006. One stage reduction and fixation for atlantoaxial spondyloptosis: Report of four cases. Br J Neurosurg, 20(4): 209−213.

Liu ZL, Jian Q, Duan WR, et al, 2022. Atlantoaxial dislocation with bony fusion of C1/2 facet joints treated with posterior joint release, distraction and reduction. Spine Surg Relat Res, 6(2):175−180.

Wang C, Yan M, Zhou HT, et al, 2006. Open reduction of irreducible atlantoaxial dislocation by transoral anterior atlantoaxial release and posterior internal fixation. Spine, 31(11): E306−313.

Wang SL, Wang C, Yan M, et al, 2013. Novel surgical classification and treatment strategy for atlantoaxial dislocations. Spine (Phila Pa 1976), 38(21): E1348−1356.

第5章

颅颈交界区畸形定量复位技术

第一节 颅颈交界区解剖及颈椎矢状面序列

一、颅颈交界区解剖

颅颈交界区是由枕骨基底部、寰椎、枢椎及其周围的神经、血管、韧带、肌肉等共同组成的解剖复合体。其支持结构包含枕骨基底、寰椎、枢椎及其构成的寰枕关节和寰枢椎关节，起到支撑、运动和保护功能。寰枕关节是指两侧枕髁与寰椎侧块的上关节凹构成的联合关节，其主要功能是屈伸动作。寰枢椎关节由一个中央的寰齿关节和两个侧方的 C_1/C_2 侧块关节组成。寰枢椎关节独特的解剖特征，以及复杂的周围韧带和肌肉，保证了关节的稳定性和极高的活动度。正常的寰枢椎关节可允许 $10° \sim 22°$ 的屈伸、$6° \sim 7°$ 的侧向弯曲、高达 $40°$ 的旋转，以及伴随旋转的几毫米的垂直运动，可谓人体最灵活的关节之一。

二、颈椎矢状面序列

在过去的几十年中，有很多研究证实了胸椎、腰骶矢状面参数对人的健康相关生活质量（health relared quality of life，HRQoL）有直接影响，胸腰椎整体矢状面序列、腰骶矢状面参数都有比较明确的参考范围和阈值。然而，颈椎的相关研究相对较少。用于评估颈椎序列（包括颅颈交界区）的主要参数包括斜坡枢椎角（clivo-axial angle，CXA），斜坡倾斜度（clivus tilt，CT），枢椎倾斜度（axial tilt，AT），颈椎前曲角（cervical lordosis，CL，即 C_2-C_7 Cobb 角），矢状偏移距离（sagittal vertical axis，SVA），常用头部重心（center of gravity，COG）铅垂线或 C_2 椎体中心铅垂线与 C_7 椎体后上角之间的水平偏移距离表示水平凝视时的颔眉角（chin-brow vertical angle，CBVA）。见图 5-1-1 及表 5-1-1。

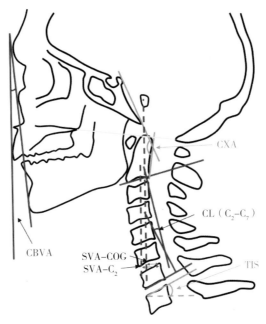

图 5-1-1 正常颈椎矢状面序列示意图

CXA. 斜坡枢椎角（clivo-axial angle）；CL. 颈椎前曲角（cervical lordosis）；SVA. 矢状偏移距离（sagittal vertical axis）；COG. 头部重心（center of gravity）；CBVA. 颏眉角（chin-brow vertical angle）；TIS. 胸 1 倾斜角（T_1 slope）

表 5-1-1 颈椎序列正常参考值

参数	平均值	95% 置信区间
CXA（°）	162.3	155.2 ～ 169.4
CL（°）	−3.1	−5 ～ −1.3
SVA-C_2C_7（mm）	15.6	4.4 ～ 26.8
CBVA（°）	5.4	4.4 ～ 6.4

CXA. 斜坡枢椎角（clivo-axial angle）；CL. 颈椎前曲角（cervical lordosis）；SVA. 矢状偏移距离（sagittal vertical axis）；CBVA. 颏眉角（chin-brow vertical angle）

第二节　颅颈交界区畸形导致的颈椎畸形

过去几十年中，学者们对颅颈交界区畸形进行了深入的研究，对畸形的理解、发病的机制有了进一步的认识，最重要的体现是对 C_1 侧块关节畸形的多维度测量（图 5-2-1）和寰枢椎四维脱位的概念（图 5-2-2）。四个维度包括矢状面的前后脱位、垂直脱位、冠状面的侧向脱位或倾斜脱位及轴位像的旋转脱位。这个概念将传统上分散的定义，如严格意义上的寰枢椎脱位（成人寰齿间距 > 3mm，儿童寰齿间距 > 5mm）、颅底凹陷和颅颈交界区畸形导致的斜颈等多种畸形纳入了同一个系统。

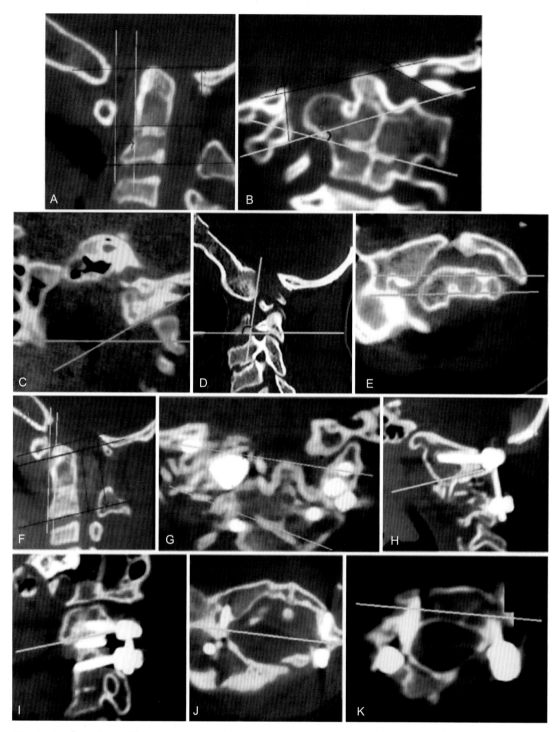

图 5-2-1　颅颈交界区畸形的多维度测量（引自 Salunke P, Sahoo SK, Deepak AN, et al, 2016. Redefining congenital atlantoaxial dislocation: objective assessment in each plane before and after operation. World Neurosurg, 95: 156–164. DOI: 10.1016/ j.wneu.2016.07.097. ）

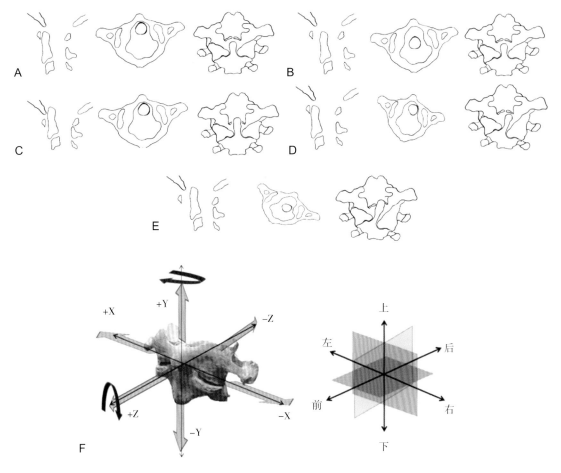

图 5-2-2　四维脱位的概念

A. 正常颅颈交界区；B. 前后脱位（寰枢椎脱位）；C. 垂直脱位（颅底凹陷）；D. 侧向脱位，并导致斜颈；E. 同时合并上述畸形；F. 颅颈交界区引入笛卡尔坐标系示意图

　　颅颈交界区畸形可以影响下颈椎序列。颈椎矢状面序列失平衡会导致下颈椎所受应力出现变化，进而造成颈椎活动范围改变、颈椎退变加速的同时还会显著降低患者的健康相关生活质量（health related quality of life，HRQoL）；颈椎冠状位失平衡则会造成斜颈或颈椎侧弯畸形，患者外观受影响，颈痛症状显著，同样严重影响生活质量（图 5-2-3）。

　　目前研究已经阐明颅颈交界区畸形导致下颈椎畸形的机制。人类直立行走以后，很重要的一点是保持双眼视觉平视前方。颅颈交界区畸形患者由于寰枢椎脱位、颅底凹陷、斜坡短小、斜坡倾斜度减小、扁平颅底等综合原因，导致斜坡枢椎角（CXA）减小，因而视线斜向前下，为了抬高视线，患者出现代偿性颈椎前曲增加，进而出现鹅颈畸形（图 5-2-4）。同理，当颅颈交界区出现冠状面失衡时，患者首先出现代偿性颈椎侧弯，以实现双眼水平，严重时患者可出现胸腰椎侧弯畸形。

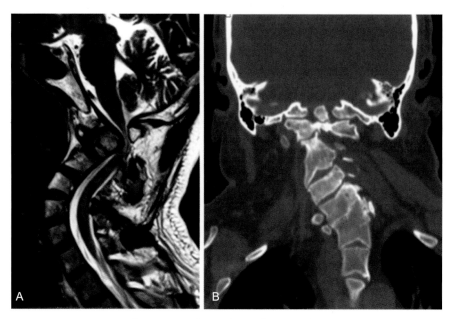

图 5-2-3　颅颈交界区畸形患者下颈椎矢状位与冠状位畸形
A. 鹅颈畸形；B. 颈椎侧弯畸形

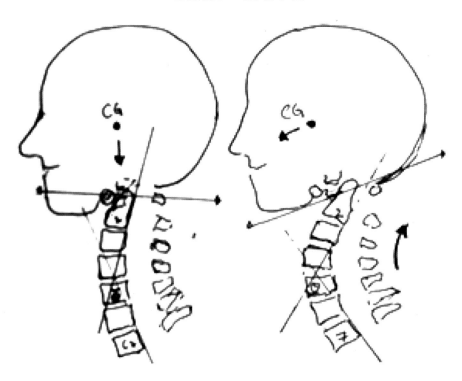

图 5-2-4　CVJ 畸形患者斜坡枢椎角减小，颅骨重心前移，颈椎前凸增加，形成鹅颈畸形（引自 Salunke, et al, 2011. Journal of neurosurgery. Spine）

第三节　颅颈交界区畸形的定量复位

虽然手术技术和内固定器械不断进步，然而文献普遍关注齿突复位率，常忽略术前术后颈椎生理曲度变化。对于颅颈交界区畸形患者，手术需对斜坡枢椎角做多少矫正，目前研究已经得出明确答案。早期，有学者强调需将斜坡枢椎角调整至约正常人的160°，然而这样将导致术后患者颈椎由过度前凸变为后凸畸形（图5-3-1），无论过度前凸亦或后凸，不合理的曲度都将增加椎间盘的负荷，导致退变加速，患者颈部疼痛、吞咽困难，甚至需再次行椎间盘手术，明显降低患者生活质量，影响远期治疗效果。

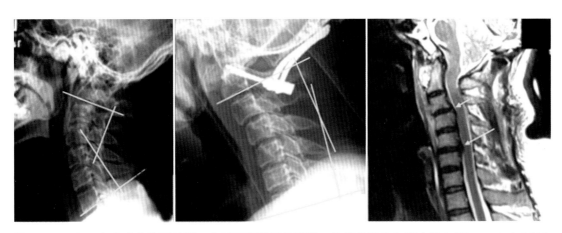

图 5-3-1　CVJ 患者术前鹅颈畸形，术后下颈椎后凸畸形，椎间盘退变加速（引自 Wang, et al, 2013. European Spine Journal）

2013 年，Wang 等首次探索了颅底凹陷与下颈椎前曲角的相关性，发现颅底凹陷与颈椎的矢状面序列有相关性，C_0-C_2 角与 C_2-C_7 角之间存在 $Y=-0.688X+25.648$（$R^2=0.414$，$P=0.000$）的线性关系（图5-3-2）。然而研究者采用患者颈椎"中立位"X 线进行研究，部分解剖标志有时难以辨认，且患者不一定为"平视"姿势，因而测定数值比较离散、线性拟合公式的决定系数 R^2 仅为 0.414。

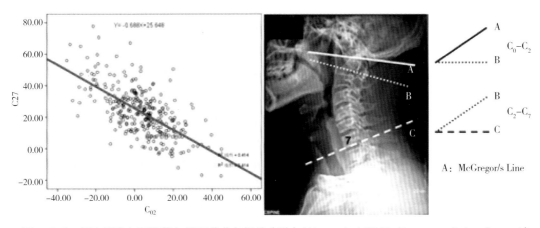

图 5-3-2　颅底凹陷与下颈椎矢状面前曲角相关（引自 Wang et al, 2013. European Spine Journal）

2019 年，Liu 等利用颅底凹陷患者术前术后的 CT 原始数据（DICOM 格式）进行三维重建，精确定位解剖标志，通过引入视线 – 枢椎角（frankfort-axial angle, FXA），从理论上推导出在胸腰椎姿势确定、头部保持平视的情况下，斜坡枢椎角的变化量等于下颈椎前曲角的变化量（ΔCXA=－ΔCL）这一重要的定量关系（图 5-3-3）。通过对手术患者术前术后的影像测量，并根据患者是否平视进行校正，线性拟合证明了该定量关系的准确性（y=－1.023x，R^2=0.976）。

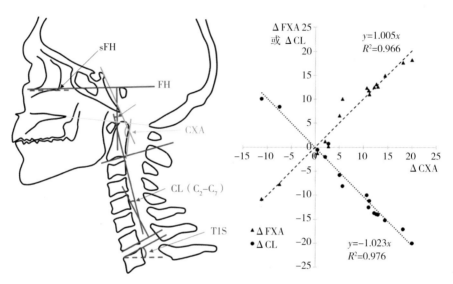

图 5-3-3　斜坡枢椎角（CXA）变化量等于下颈椎前曲角（CL）变化量。在胸腰椎的底座上，T1S 是颈椎曲度的基础。在此基础上，最终需要视线水平（horizontal gaze/vision）［Frankfort line slope, sFH =0.5（0.95CI –0.2 ～ 1.7）］，因此可以刻画出：T1S=CL（C_2-C_7）+FXA（Frankfort–axial angle）+0.5（horizontal gaze/vision）。若 T1S 不变，则 ΔFXA=–ΔCL。根据几何关系可以得出 ΔFXA=ΔCXA，因此 ΔCXA=–ΔCL（引自 Liu Zhenlei, Chen Zan, et al, 2019. Spine）

2020 年，笔者所在团队继续对该问题进行深入研究，通过比较患者与正常对照的解剖特点，考虑到患者斜坡发育不良、颅底扁平的特点，我们将斜坡枢椎角（CXA）分解为 2 部分——斜坡倾斜度和枢椎倾斜度，斜坡倾斜度对于患者是固定不变、无法矫正的，手术应该将枢椎倾斜度矫正到约 94° 的正常水平，从而得到了 CXA 的理想目标值（约 145°，而不是正常对照的 160°），以避免术后出现下颈椎后凸畸形（图 5-3-4，图 5-3-5）。

然而，如何在术前合理计划、术中精确定量复位 CXA 角度？笔者所在团队根据实际手术经验，选择后枕颈角［posterior occipitocervical angle, POCA（图 5-3-6），ΔCXA=ΔPOCA，故二者等效］，作为术中参考，选择合适的 Cage（图 5-3-6）和钛棒角度（图 5-3-7，图 5-3-8），来实现定量复位。术中 O 形臂扫描或者 X 线透视，可确定 CXA 是否符合术前计划，可以通过撑开或者加压操作进一步调整 CXA，已满足定量复位的要求。

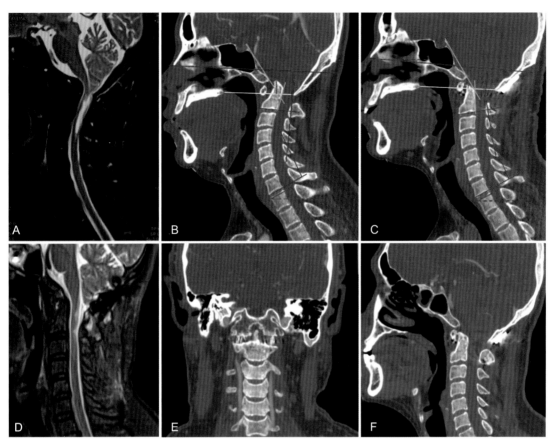

图 5-3-4　病例示例一

术前患者 CXA=131.4°，CL=32°，过度前曲。术后 CXA 增加 18.2°，CL 减小 17.1°，1°～ 2° 的差别完全可以用测量误差解释。术后 6 个月随访，患者症状完全缓解，磁共振可见脊髓减压良好，脊髓空洞基本消失，CXA 稳定在 151.1°，增加了 19.7°，颈椎前曲稳定在 21.1°，尚在合理范围内

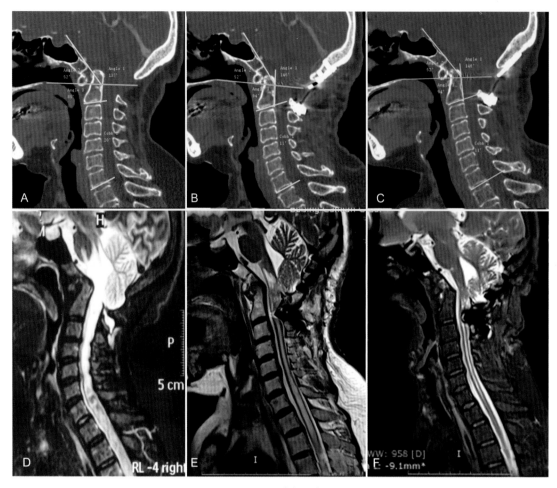

图 5-3-5　病例示例二

59 岁女性，因寰枢椎脱位合并颅底凹陷既往曾行颅后窝减压术，术后症状不缓解，脊髓空洞加重（A、D）。此次于笔者所在科行后路关节间撑开 –Cage 植入 – 枕颈融合术，术前 CXA=137°，枢椎倾斜度 AT=85°（A），术后 AT=94°（B），脊髓空洞明显缓解（E）。术后 6 个月随访，AT 保持 94°，CXA=146°，下颈椎前曲 CL=11°（C），且脊髓空洞继续减小（F），患者症状持续改善。注意，若将患者 CXA 角矫正至 162°，下颈椎前曲将会变成后凸 5° ［引自 Liu Z, Zhao X, Guan J, et al, 2020. Quantitative reduction of basilar invagination. Clinical Spine Surgery, 33(8): E386–E390.］

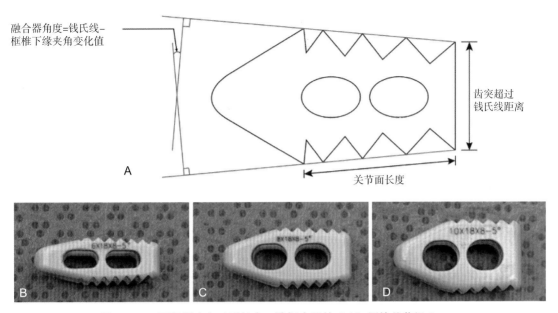

图 5-3-6　可根据患者畸形特点，选择合适的 C_1/C_2 侧块关节间 Cage

［引自 Guan J, Jian F, Yao Q, et al. Z, 2020. Quantitative reduction of basilar invagination with atlantoaxial dislocation by a posterior approach[J]. Neurospine, 17(3): 574–584.］

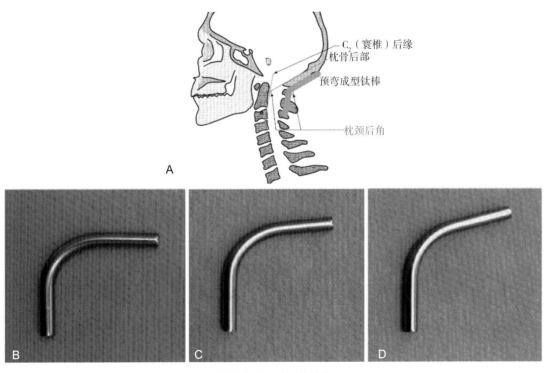

图 5-3-7　钛棒的选择

A. 如图显示，调整钛棒的角度以达到合适的术后枕颈后角；B. 术后枕颈后角为 91° 时 的钛棒示例；C. 术后枕颈后角为 97° 时的钛棒示例；D. 术后枕颈后角为 103° 时的钛棒示例［引自 Guan J, Jian F, Yao Q, et al, 2020. Quantitative reduction of basilar invagination with atlantoaxial dislocation by a posterior approach[J]. Neurospine, 17(3): 574–584.］

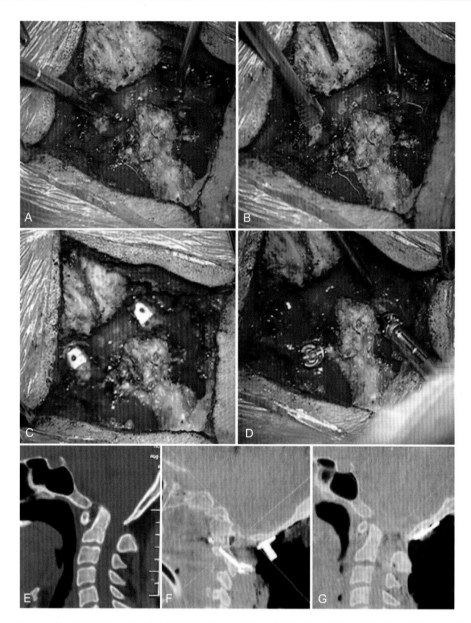

图 5-3-8 颅底凹陷（BI）和寰枢椎脱位（AAD）患者的关节间隙松解和融合器植入步骤

A. 使用关节松解工具松解前方肌肉和韧带，使侧方关节向上下打开。B. 使用关节面铰刀广泛去除关节软骨。根据松解后关节间隙之间的可用空间选择融合器的型号。C. 将一端呈锥形设计，以便于植入的定制侧块间融合器插入关节间隙。D. 植入 C_2 椎弓根螺钉。使用悬臂技术进一步复位水平脱位，同时调整 Oc-C_2 角［Oc, ocipital（枕骨）］。E. 计算机断层扫描（CT）显示严重颅底凹陷和寰枢椎脱位。F. 术中旁矢状位 CT 显示关节间融合器位置合适。G. 术中矢状位 CT 显示颅底凹陷和寰枢椎脱位复位良好

［引自 Guan J, Jian F, Yao Q, et al, 2020. Quantitative reduction of basilar invagination with atlantoaxial dislocation by a posterior approach[J]. Neurospine, 17(3): 574-584. ］

（刘振磊）

参考文献

Bayerl SH, Pöhlmann F, Finger T, et al, 2017. The sagittal spinal profile type: a principal precondition for surgical decision making in patients with lumbar spinal stenosis. J Neurosurg Spine, 1–8. https://doi.org/10.3171/2017.3.SPINE161269.

Egziabher TBG, Edwards S, 2013. Sagittal balance of the spine//Africa's potential for the ecological intensification of agriculture: Vol. 53.

Guan J, Jian FZ, Yao QY, et al, 2020. Quantitative reduction of basilar invagination with atlantoaxial dislocation by a posterior approach. Neurospine, 17(3): 574–584. https://www.ncbi.nlm.nih.gov/pmc/articles/PMC7538363/pdf/ns-2040496-248.pdf.

Lee SH, Son ES, Seo EM, et al, 2015. Factors determining cervical spine sagittal balance in asymptomatic adults: correlation with spinopelvic balance and thoracic inlet alignment. Spine, 15(4): 705–712. https://doi.org/10.1016/j.spinee.2013.06.059.

Liu ZL, Duan WR, Wu H, et al, 2019. Quantitative correction of cervical sagittal deformity in atlanto-axial dislocation. Spine (Phila Pa 1976), 44(14): 975–981. http://journals.lww.com/00007632-201907150-00005.

Liu ZL, Duan WR, Wu H, et al, 2019. Quantitative correction of cervical sagittal deformity in atlanto-axial dislocation. Spine, 44(14): 975–981[2019-06-07]. http://www.ncbi.nlm.nih.gov/pubmed/30817742.

Liu ZL, Zhao XH, Guan J, et al, 2020. Quantitative reduction of basilar invagination. Clin Spine Surg, 33(8): E386–E390. https://journals.lww.com/10.1097/BSD.0000000000000971.

Salunke P, Sahoo SK, Deepak AN, et al, 2016. Redefining congenital atlantoaxial dislocation: objective assessment in each plane before and after operation. World Neurosurg, 95: 156–164. https://doi.org/10.1016/j.wneu.2016.07.097.

Salunke P, Sharma M, Sodhi HBS, et al, 2011. Congenital atlantoaxial dislocation: A dynamic process and role of facets in irreducibility: Clinical article. Neurosurg: Spine, 15(6): 678–685. https://doi.org/10.3171/2011.7.SPINE1152.

Sardhara J, Behari S, Sindgikar P, et al, 2018. Evaluating atlantoaxial dislocation based on cartesian coordinates: Proposing a new definition and its impact on assessment of congenital torticollis. Neurosurgery, 82(4): 525–540. https://doi.org/10.1093/neuros/nyx196.

Shin EK, Kim CH, Chung CK, et al, 2017. Sagittal imbalance in patients with lumbar spinal stenosis and outcomes after simple decompression surgery. Spine J, 17(2): 175–182. http://dx.doi.org/10.1016/j.spinee.2016.08.023.

Smoker WR, 1994. Craniovertebral junction: normal anatomy, craniometry, and congenital anomalies. Radiographics? a review publication of the Radiological Society of North America, Inc, 14(2): 255–277. papers3://publication/uuid/B7563584-3F65-4B35-B4F4-3286362D6DFA.

Staub BN, Lafage R, Kim HJ, et al, 2018. Cervical mismatch: the normative value of T1 slope minus cervical lordosis and its ability to predict ideal cervical lordosis. J Neurosurg. Spine, 30(1): 31–37. https://doi.org/10.3171/2018.5.SPINE171232.

Steinmetz MP, Mroz TE, Benzel EC, 2010. Craniovertebral junction: biomechanical considerations. Neurosurgery, 66(3 Suppl): 7–12. https://doi.org/10.1227/01.NEU.0000366109.85796.42.

Wang S, assias PG, Cui L, et al, 2013. Does atlantoaxial dislocation influence the subaxial cervical spine?[J/OL]. Eur Spine J, 22(7): 1603–1607. https://doi.org/10.1007/s00586-013-2742-4.

第6章

基于 PFDF 的寰枢椎脱位治疗策略

寰枢椎脱位的病因、病理机制复杂。治疗的难点在于难复性寰枢椎脱位和骨性融合的寰枢椎脱位。目前尚无一种技术可以彻底治愈各种类型寰枢椎脱位，因此，需要根据寰枢椎脱位的发病机制和病理特点，综合应用各种手术技术，制订治疗策略，针对每例寰枢椎脱位患者采用最佳技术，或技术组合进行治疗，才能在缓解患者症状的同时降低手术并发症的发生率。

2013 年王超根据当时已有的技术制定了相应的治疗策略，将寰枢椎脱位分为寰枢椎失稳、可复性寰枢椎脱位、不可复性寰枢椎脱位和骨性融合寰枢椎脱位。对于寰枢椎失稳和可复性寰枢椎脱位，通过术中全身麻醉肌松后颅骨牵引复位，而后直接进行后路内固定融合。对于不可复性脱位的病例，需要进行经口对寰枢椎前方张力带进行松解，其中 99% 的病例均可转化为可复性寰枢椎脱位，进而从后路进行复位融合。对于骨性融合寰枢椎脱位病例则建议进行齿突切除对脊髓进行减压（图 6-0-1）。

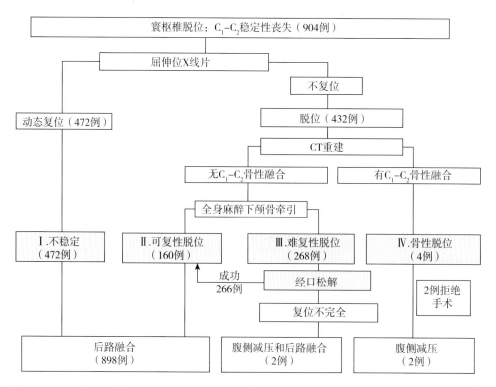

图 6-0-1　王超报道寰枢椎脱位分类和治疗策略［引自 Spine，2013. 38(21): E1348–1356］

王超基于 904 例寰枢椎脱位患者回顾性分析，制订了寰枢椎脱位临床分类，以及相应的治疗策略。基于这一治疗策略，寰枢椎脱位整体复位率达到 98.7%，骨性融合率达到 99.4%，其中 29.4% 的患者属于不可复性寰枢椎脱位，需要进行前路松解。整体并发症发病率为 9.1%，考虑到大部分并发症发生于不可复性寰枢椎脱位病例，因此，不可复性寰枢椎脱位病例在围手术期发生并发症的概率较高。

2013 年尹庆水基于 103 例寰枢椎脱位患者回顾性研究提出将寰枢椎脱位分为 3 种类型：可复性寰枢椎脱位（reducible atlantoaxial dislocation，RAAD）、难复性寰枢椎脱位（irreducible atlantoaxial dislocation，IAAD）和僵直性寰枢椎脱位（fixed atlantoaxial dislocation，FAAD）。RAAD 指过伸位或牵引可复位的寰枢椎脱位，治疗策略是后路复位内固定；IAAD 是牵引不可复位的寰枢椎脱位，治疗方式是采用经口前路复位钢板（TARP 技术）；FAAD 是指牵引和前路松解均无法复位的寰枢椎脱位，治疗方式是前后路减压，而后进行枕颈内固定融合。在这组病例中有 40% 的患者为 IAAD 或 FAAD，进行前路松解或减压。

2022 年谭明生基于 213 例寰枢椎脱位患者回顾性研究，提出寰枢椎脱位 TOI 分型和相应的治疗策略（图 6-0-2）。T 型为牵引可复位型寰枢椎脱位，其治疗策略是牵引复位后，采用后路固定，根据需要进行植骨融合；O 型为手术复位型寰枢椎脱位，即通过颅骨牵引不能达到满意复位，治疗策略是前路经口松解或前路经口内镜下松解寰枢椎前方张力带，而后进行后路内固定植骨融合；I 型为不可复型寰枢椎脱位，即寰枢椎之间存在骨性融合或寰枢椎存在严重骨性结构畸形，治疗策略是进行前路齿突切除减压，同时进行后路枕颈内固定植骨融合。

由以上分类可见，颅骨牵引对于寰枢椎脱位分类，制订手术方案有重要意义，以上 3 种分类均认为颅骨牵引不可复位的寰枢椎脱位为难复性寰枢椎脱位，均认为颅骨牵引不能复位的病例，后路手术无法有效复位。3 种策略在治疗难复性寰枢椎脱位的方案均为前路寰枢椎松解，而后进行后路固定融合或前路固定融合。

2019 年陈赞发表了后路寰枢椎关节间撑开复位融合术（PFDF）治疗寰枢椎脱位，此项技术可以从后路同时对寰枢椎侧方关节和前方张力带进行松解，提高了后路手术的复位率，取得了满意的疗效。后路复位率达到 95%，融合率高达 100%，轻微并发症发生率仅为 4.6%，无严重并发症和死亡病例。基于这一技术我们对以往寰枢椎脱位患者的临床分型和治疗策略进行了更新。首先，根据颈椎 CT 寰枢椎之间是否存在骨性融合，将寰枢椎脱位分为可复性脱位和不可复性脱位。如寰枢椎之间存在坚强骨性融合，特别是寰齿关节存在致密骨性融合，则归为不可复性寰枢椎脱位，采用前路齿突切除进行治疗。如果颈椎 CT 判断寰枢椎之间没有形成骨性融合，则归为可复性寰枢椎脱位，采用后路关节间撑开融合技术进行复位，术后复查颈椎 CT 和磁共振，如复位不满意，仍然存在神经结构压迫，则二期进行前路齿突切除（图 6-0-3）。

由图 6-0-3 可见，基于后路关节间撑开复位融合术，寰枢椎脱位的分型和治疗策略被简化。因为后路关节间撑开技术可以代替前路经口寰枢椎松解技术，大幅度提高后路寰枢椎脱位复位能力，所以屈伸位 X 线片，术前全身麻醉牵引等手段对判断寰枢椎脱位后路可复与否已经失去意义。

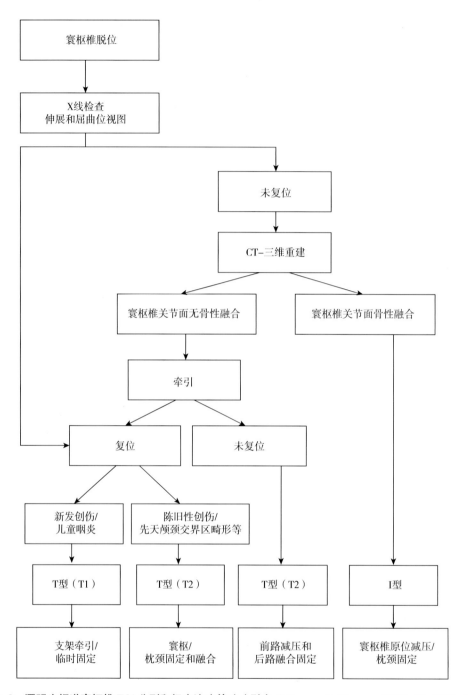

图 6-0-2　谭明生报道寰枢椎 TOI 分型和相应治疗策略（引自 Orthopaedic Surgery, 2020. 12: 1199-1204）

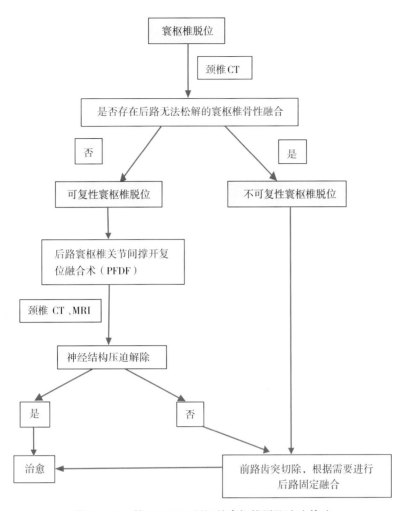

图 6-0-3　基于 PFDF 制订的寰枢椎脱位治疗策略

　　寰枢椎关节畸形程度，椎动脉在颅颈交界区走行变异程度，对进行 PFDF 操作具有很大影响，需要术前对每一例患者的颅颈交界区结构影像学进行认真分析，确认进行 PFDF 的安全性。此外，严重的关节畸形、骨质疏松等情况也会增加 PFDF 操作的风险。

　　需要说明的是，部分寰枢椎侧方关节间形成骨性融合的患者，如果其中央寰齿关节未形成骨性融合，仍然有希望从后路松解两侧关节，从而将不可复性寰枢椎脱位转化为可复性寰枢椎脱位，但由于目前还缺乏评价骨性融合侧方关节是否可松解的影像学依据，因此本分类和治疗策略仍将侧方关节骨性融合病例归为不可复性寰枢椎脱位。未来随着手术技术的演进和提高，这一分类和治疗策略还会被进一步完善。

（陈　赞）

参考文献

Chen Z, Duan W, Chou D, et al, 2021. A safe and effective posterior intra–articular distraction technique to treat congenital atlantoaxial dislocation associated with basilar invagination: case series and technical nuances. Oper neurosurg (Hagerstown, Md.), 20(4): 334–342.

Duan WR, Du YQ, Qi TF, et al, 2019. The value and limitation of cervical traction in the evaluation of the reducibility of atlantoaxial dislocation and basilar invagination using the intraoperative O–Arm. World Neurosurg, 132: e324–e332.

Milhorat TH, Nishikawa M, Kula RW, et al, 2010. Mechanisms of cerebellar tonsil herniation in patients with Chiari malformations as guide to clinical management. Acta Neurochir (Wien), 152(7): 1117–1127.

Tan MS, Long G, Ping Y, et al, 2020. New classification and its value evaluation for atlantoaxial dislocation. Orthop Surg, 12(4): 1199–1204.

Wang SL, Wang C, Yan M, et al, 2013. Novel surgical classification and treatment strategy for atlantoaxial dislocations. Spine (Phila Pa 1976), 38(21): E1348–1356.

Xu JJ, Yin QS, Xia H, et al, 2013. New clinical classification system for atlantoaxial dislocation. Orthopedics, 36(1): e95–100.

第7章

齿突切除技术

第一节 经口齿突切除术

一、概述

1978年Apuzzo报道了采用经口齿突切除术，经口齿突切除术成为治疗颅颈交界区畸形的重要技术之一。虽然近年来寰枢椎脱位复位技术有了很多改进，寰枢椎脱位复位率大幅度提高，齿突切除术已经很少应用，但齿突切除术仍是治疗存在坚强骨性融合的不可复性寰枢椎脱位的有效技术。

值得关注的是，虽然此术式被称为"齿突切除术"，但很多寰枢椎脱位患者齿突存在明显畸形，齿突扁平化甚至完全融合于枢椎椎体，因此很多患者在前路手术中必须切除部分枢椎椎体才能对神经结构进行充分减压。由于手术过程中术野狭小，缺少明确的解剖标志，容易出现切除范围不足，减压不充分的情况（图7-1-1及图7-1-2），因此应用术中导航引导进行减压，或者术中CT或O形臂扫描确认减压范围是十分必要的。

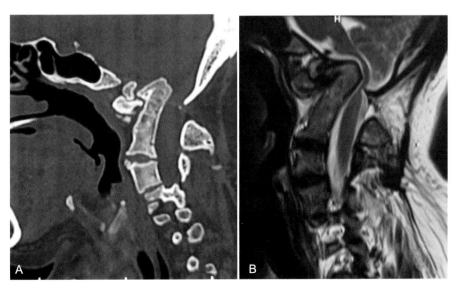

图7-1-1 CT矢状位可见颅底凹陷寰枢椎脱位（A）；颈椎MRI T$_2$矢状位可见齿突压迫脊髓（B）

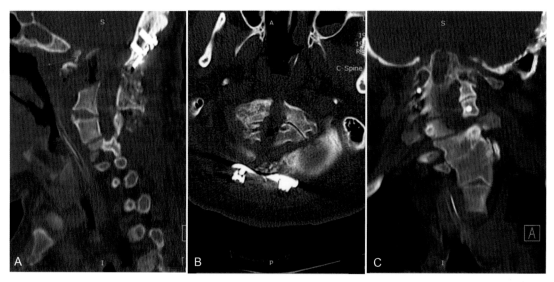

图 7-1-2　齿突切除术后 CT 矢状位可见齿状突尖端残留（A）；术后 CT 轴位显示左侧硬膜减压不充分（B）；术后 CT 冠状位显示齿突上缘骨质残留（C）

二、手术适应证

寰枢椎或枕颈交界区之间形成坚强骨性融合，特别是在寰齿关节区域形成坚强骨性融合，后路寰枢椎关节松解撑开技术难以复位的颅底凹陷和（或）寰枢椎脱位。

椎动脉走行异常，后路寰枢椎关节松解撑开操作极易损伤椎动脉，可能导致后循环缺血的颅底凹陷和（或）寰枢椎脱位。

颅颈交界区骨性结构严重畸形，后路寰枢椎关节松解撑开技术难以实施的颅底凹陷和（或）寰枢椎脱位。

复位手术失败，依然存在严重脊髓压迫的颅底凹陷和（或）寰枢椎脱位。

三、手术步骤

麻醉：气管插管，全身麻醉。

体位：仰卧位，肩部垫高。

消毒范围：以碘伏消毒面部、颈部、鼻腔、口腔。

开口器放置：放置开口器上方抵住门齿，需防止压迫上唇。下方叶片压住舌体向尾侧牵拉，直至口腔张开满意。取 4 号硅胶管，分别从两侧鼻孔传入，绕过软腭自口腔引出，将软腭向上提拉（图 7-1-3）。

术区显露：在咽后壁中线上下各插入一枚定位针，透视定位手术切口（图 7-1-4）。部分患者颅底凹陷严重，需要切开软腭向两侧牵开，以充分暴露咽后壁。以尖刀切开咽后壁黏膜，以单极电刀分离向两侧分离咽部肌肉显露寰椎前结节、寰椎前弓、寰枢椎侧方关节前缘、枢椎椎体前缘。

齿突切除：以磨钻磨除寰椎前结节、寰椎前弓，显露齿突，以磨钻磨除齿突及部分枢椎椎体。部分患者齿突后壁与硬膜粘连，当磨至椎体后缘骨皮质时，应换金刚砂磨钻头，缓慢研磨。显露后纵韧带或硬膜后，用剥离子分离硬膜与齿突后缘粘连，用 2mm 超薄枪式咬骨钳切除齿突后壁。术中 O 形臂扫描确认齿突和枢椎椎体切除范围。

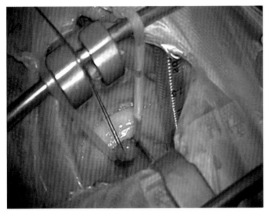

图 7-1-3 开口器撑开口腔，硅胶管经两侧鼻孔悬吊软腭

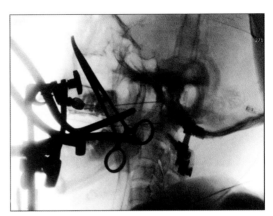

图 7-1-4 术中在咽后壁插入针头定位咽后壁手术切口

齿突后缘的横韧带、翼状韧带等结构也会对硬膜囊形成压迫，因此也有必要一并切除，以彻底减压硬脊膜囊（图 7-1-5）。

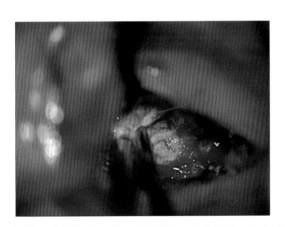

图 7-1-5 磨除齿突后以剥离子挑起横韧带，分块切除，彻底减压硬膜囊

缝合咽后壁切口：咽后壁切口位置深在，缝合较为困难，但严密缝合咽后壁切口对手术获得成功至关重要。首先间断缝合咽后壁肌层，然后间断缝合咽后壁黏膜，最后间断缝合软腭肌层和黏膜层（如术中切开软腭）。

术后护理：注意呼吸道管理，防止咽部水肿或分泌物引起窒息。放置鼻胃管，胃肠道营养一周，纤维喉镜观察咽后壁切口，如愈合良好，则拔除鼻胃管。

四、齿突切除术后寰枢椎内固定的必要性

齿突与寰椎前弓构成寰齿关节，与横韧带构成齿横关节，齿突尖韧带、翼状韧带和覆膜将齿突与枕大孔前缘紧密连接。这些结构对于保持寰枢椎之间的稳定性非常重要。齿突

切除不可避免会破坏这些结构，导致寰枢椎失稳甚至脱位。文献报道齿突切除术后寰枢椎失稳的发生率为 9.7%。因此在寰枢椎脱位术后应该行寰枢椎内固定融合术。

五、手术并发症

经口齿突切除术具有一定难度，特别是在一些合并严重颅底凹陷的病例，由于齿突高于硬腭水平，甚至陷入颅内，使经口齿突切除术极具挑战。因此这一手术并发症发生率较高。

1. 呼吸道并发症　发生率为 15.7%，患者术后可能因咽部组织水肿出现呼吸困难，甚至窒息。术后拔除气管插管前需严格评估，必要时保留气管插管，长时间监护室监护至患者呼吸道水肿消退。

2. 切口愈合不良　咽后壁黏膜血运丰富，愈合较快，但因为位置深在，如缝合不严密仍可能发生愈合不良，文献统计约为 7%。

3. 脑脊液瘘　主要由于术中损伤硬膜造成，文献报道为 5%～14%。术中一旦发现硬膜破损，应在术区用肌肉或筋膜片封堵，严密缝合咽后壁肌肉和黏膜。必要时可以经下颌下切口在咽后壁与硬膜之间放置外引流管，或同时放置腰大池外引流管。

六、典型病例

病例 1

女性，64 岁，寰枢椎脱位后路内固定术后 1 年，四肢麻木无力。

【查体】双下肢浅感觉减退，四肢肌力 4 级，腱反射亢进，Hoffmann 征、Babinski 征阳性。患者术前、术后检查及术中图像见图 7-1-6～图 7-1-9。

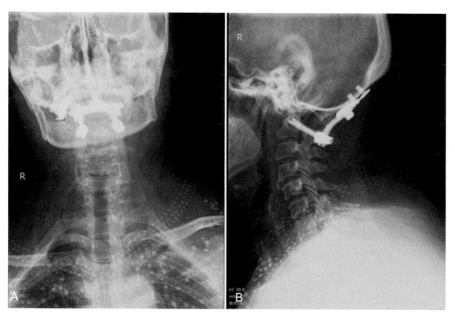

图 7-1-6　患者术前颈椎 X 线片

A. 正位 X 线片可见枕颈内固定系统；B. 侧位 X 线片可见枕颈内固定，颅底凹陷寰枢椎脱位

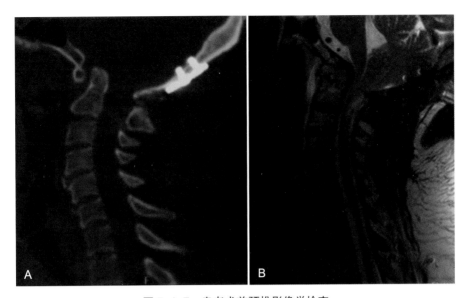

图 7-1-7 患者术前颈椎影像学检查

A. 患者颈椎 CT 矢状位重建可见颅底凹陷寰枢椎脱位；B. 颈椎 MRI T$_2$像矢状位显示颈髓受压

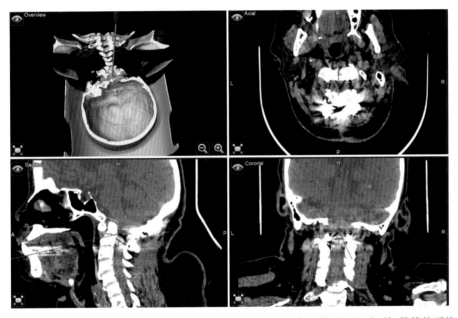

图 7-1-8 患者经口齿突切除术术中导航影像，显示齿突磨除范围已经达到枢椎椎体后缘

【病例解读】患者为老年人，前次手术后路复位不良，颅底凹陷和寰枢椎脱位都未能完全复位，脊髓压迫依然存在，患者术后症状没有改善。根据情况此类患者可以选择采用关节间撑开技术进行翻修，也可以考虑齿突切除。我们考虑患者为老年女性，存在骨质疏松，后路撑开操作风险较大，因而选择进行前路经口齿突切除。虽然被称为"齿突切除"，但手术需要切除部分枢椎椎体才能达到对脊髓充分减压，因此术中导航和 O 形臂扫描确认减压范围非常必要。本例手术中我们采用了术中导航确定减压范围。术后影像检查证实，减压充分，脊髓压迫完全解除。

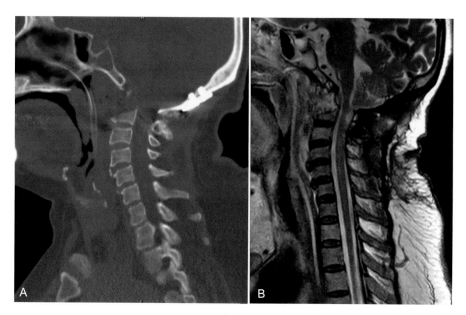

图 7-1-9　患者术后影像学检查

A.颈椎 CT 矢状位重建可见齿突切除范围满意；B.颈椎 MRI T_2 矢状位可见脊髓压迫解除

病例2

男性，25 岁，四肢麻木无力。

【查体】双下肢浅感觉减退，四肢肌力 4 级，腱反射亢进，Hoffmann 征、Babinski 征阳性。患者术前、术后影像学检查见图 7-1-10 ～图 7-1-12。

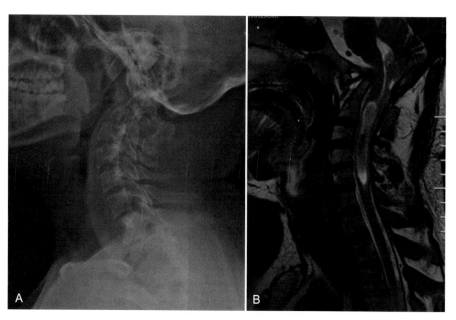

图 7-1-10　术前影像学检查

A.颈椎侧位 X 线片，显示颅底凹陷寰枢椎脱位；B.颈椎 MRI T_2 矢状位显示齿突压迫脊髓，脊髓空洞形成

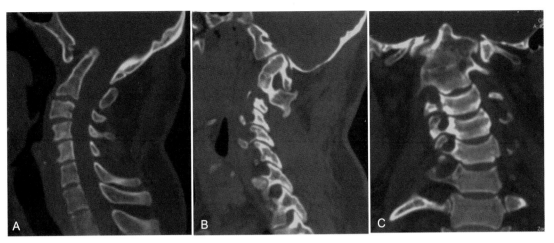

图 7-1-11 患者术前颈椎 CT

A. 患者颈椎 CT 矢状位重建可见颅底凹陷寰枢椎脱位；B. 颈椎 CT 矢状位重建显示寰枕融合，寰枢椎侧方关节畸形绞锁；C. 颈椎 CT 冠状位重建显示颈椎两侧侧方关节冠状面畸形，难以进行撑开并放置融合器

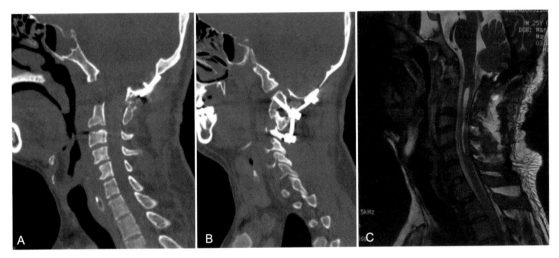

图 7-1-12 患者术后影像学检查

A. 颈椎 CT 矢状位重建可见齿突切除范围满意；B. 颈椎 CT 矢状位重建可见颈后路内固定系统位置满意；C. 颈椎 MRI T_2 矢状位可见脊髓压迫完全解除，脊髓空洞缩小

【病例解读】患者为颅底凹陷寰枢椎脱位。部分患者侧方关节畸形严重，难以进行关节间撑开融合操作，如在关节中放置融合器，融合器移位的风险较高。因此未进行后路关节间撑开复位，而是采用前路齿突切除，后路枕颈固定，枕颈交界区植骨融合的方式进行治疗。术后复查颈椎 CT、MRI 可见减压范围满意，脊髓压迫解除。

病例 3

男性，32 岁，四肢麻木无力 3 年，加重 6 个月。

【查体】四肢浅感觉减退，肌力 4 级，腱反射亢进，Hoffmann 征、Babinski 征阳性。术前、术后检查见图 7-1-13 ～图 7-1-16。

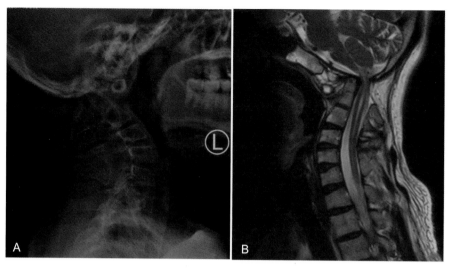

图 7-1-13　患者术前影像学检查

A. 颈椎侧位 X 线片可见颅底凹陷寰枢椎脱位；B. 颈椎 MRI T_2 矢状位可见齿突压迫脊髓，脊髓空洞形成

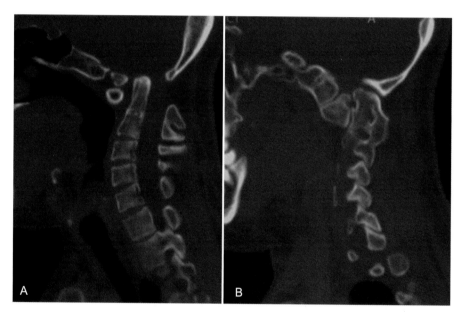

图 7-1-14　患者术前颈椎 CT

A. 颈椎 CT 矢状位重建可见颅底凹陷寰枢椎脱位；B. 颈椎 CT 矢状位重建可见寰枢椎侧关节严重畸形，寰椎侧块滑脱至颈 3～颈 4 椎体前方

【病例解读】患者枕颈交界区畸形复杂，寰椎侧块畸形，枢椎与下颈椎分节不良，寰椎侧块向下滑脱至颈 3～颈 4 前缘。后路无法探查到寰枢椎关节面，因此无法完成后路寰枢椎关节间松解撑开复位。遂进行经口齿突切除，后路进行枕颈内固定植骨融合。

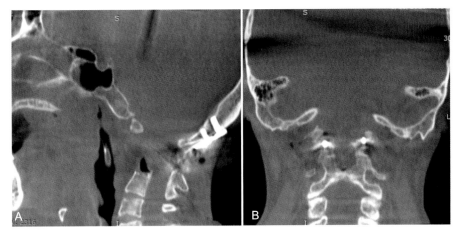

图 7-1-15 患者术中 O 形臂扫描

A. 颈椎 O 形臂扫描矢状位重建可见齿突切除范围满意；B. 颈椎 O 形臂扫描冠状位重建可见齿突切除范围满意

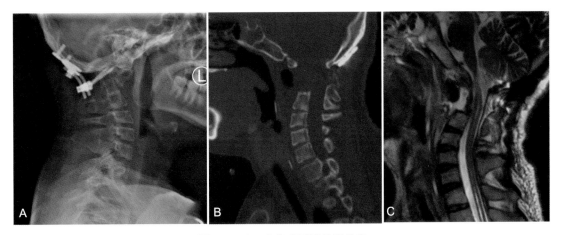

图 7-1-16 患者术后影像学检查

A. 颈椎侧位 X 线片可见枕颈内固定位置良好；B. 颈椎 CT 矢状位重建可见齿突切除范围满意；C. 颈椎 MRI T₂ 矢状位可见脊髓压迫解除，脊髓空洞缩小

病例 4

女性，57 岁，寰枢椎脱位后路减压、固定术后 2 年，四肢麻木无力。

【查体】四肢浅感觉减退，上肢肌力 5 级，下肢肌力 4 级，四肢腱反射亢进，Hoffmann 征、Babinski 征阳性。术前、术后影像学检查见图 7-1-17 ～图 7-1-19。

【病例解读】患者前次手术未能复位颅底凹陷寰枢椎脱位，患者的症状未能改善。后路手术导致寰枢椎之间寰齿关节和两侧侧方关节完全骨性融合，失去进行后路关节间松解撑开复位的可能。因此采用前路齿突切除解除脊髓压迫。术前颈椎 CT 冠状面重建可见患者齿突短缩，几乎消失，与枢椎椎体融合。因此必须切除几乎全部枢椎椎体才能获得满意的减压效果。

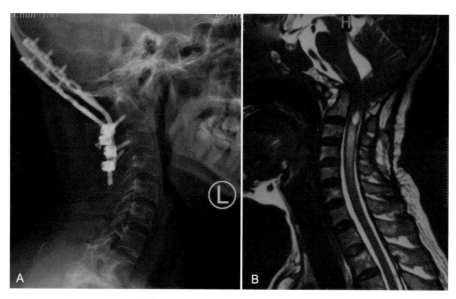

图 7-1-17　患者术前影像学检查

A. 颈椎侧位 X 线片可见枕颈后路内固定系统良好，颅底凹陷寰枢椎脱位未复位；B. 颈椎 MRI T_2 矢状位显示齿突压迫脊髓，脊髓空洞形成

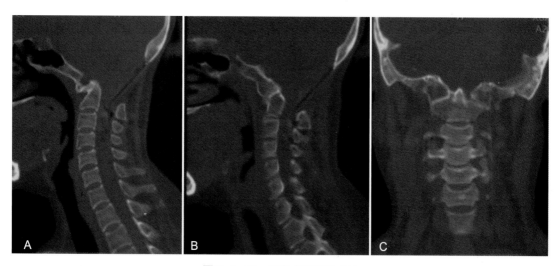

图 7-1-18　患者术前颈椎 CT

A. 矢状位重建可见寰齿关节骨性融合；B. 矢状位重建可见寰枢椎侧方关节坚强骨性融合；C. 冠状位重建可见寰枢椎坚强骨性融合

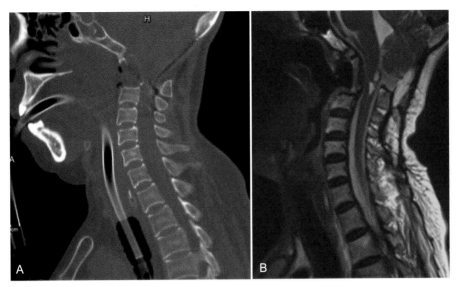

图 7-1-19　患者术后影像学检查

A. 颈椎 CT 矢状位重建可见齿突切除范围满意；B. 颈椎磁共振可见脊髓压迫解除，脊髓空洞明显缩小

病例 5

男性，63 岁，颈后路植骨融合术后 20 年，四肢僵硬 3 年，加重伴行走困难 4 个月。

【查体】四肢感觉减退，左上肢肌力 2 级，右上肢肌力 4 级，双下肢肌力 4 级。四肢腱反射亢进，Hoffmann 征、Babinski 征阳性。术前、术后影像学检查见图 7-1-20 ～图 7-1-22。

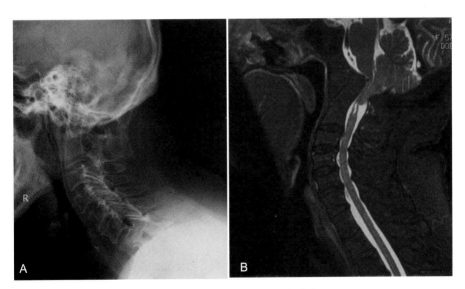

图 7-1-20　患者术前影像学检查

A. 颈椎侧位 X 线片，可见颅底凹陷寰枢椎脱位，枕颈交界区后方致密骨痂形成；B. 颈椎 MRI T_2 矢状位显示齿突压迫脊髓

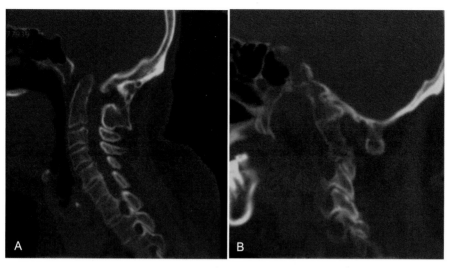

图 7-1-21　患者术前颈椎 CT

A. 矢状位重建显示颅底凹陷寰枢椎脱位，枕颈后方骨性融合；B. 矢状位重建显示寰枢椎侧方关节骨性融合

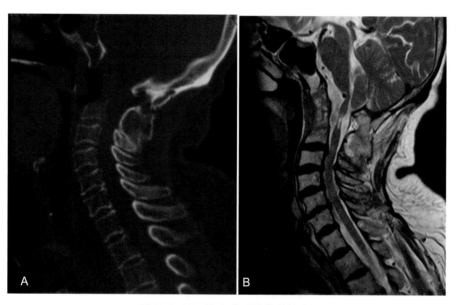

图 7-1-22　患者术后影像学检查

A. 患者术后颈椎 CT 矢状位重建，可见齿突切除范围满意；B. 患者术后 MRI T_2 矢状位显示齿突切除范围满意，脊髓压迫解除

　　【病例解读】患者在前次手术进行了枕颈植骨融合术，颅底凹陷和寰椎脱位均未得到有效复位，脊髓压迫严重。由于前次手术导致枕颈交界区广泛骨性融合，后路关节间松解复位难度较大，遂行经口齿突切除术，对脊髓进行直接减压。后路枕颈交界区已经形成坚强骨性融合，因此齿突切除术后，无须进行后路固定。

病例 6

女性，64 岁，26 年前行枕颈后路融合术，左上肢疼痛无力 3 个月。

【查体】左上肢感觉减退，左上肢肌力 4 级，左上肢 Hoffmann 征阳性。术前、术后检查见图 7-1-23 ～图 7-1-25。

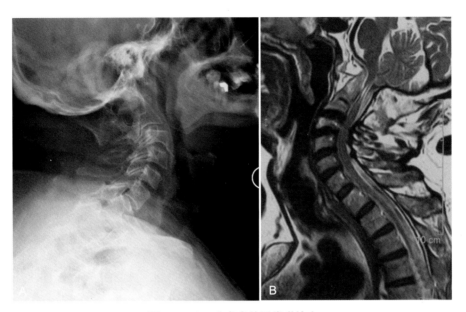

图 7-1-23 患者术前影像学检查

A. 颈椎侧位 X 线片可见颅底凹陷寰枢椎脱位，枕颈交界区骨痂形成；B. 颈椎 MRI T$_2$ 矢状位显示齿突压迫颈髓，颈髓萎缩变性

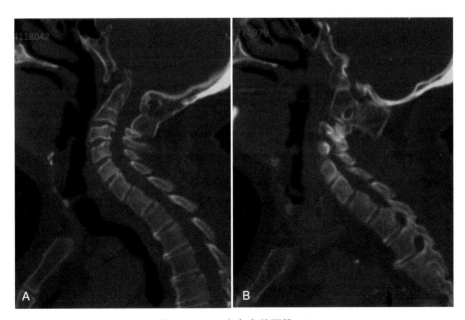

图 7-1-24 患者术前颈椎 CT

A. 颈椎 CT 矢状位重建可见颅底凹陷寰枢椎脱位，枕颈交界区骨痂形成；B. 颈椎 CT 矢状位重建可见寰枢椎侧方关节骨性融合

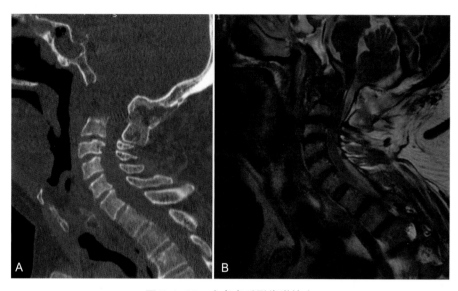

图 7-1-25　患者术后影像学检查

A. 颈椎 CT 矢状位重建可见齿突切除范围满意；B. 颈椎 MRI T_2 矢状位可见脊髓压迫解除

【病例解读】以往缺乏有效颅底凹陷寰枢椎脱位复位技术，只能采用枕颈融合技术进行治疗，枕颈交界区形成坚强骨性融合后可以维持寰枢椎稳定性，避免病情进展。但由于未能有效复位颅底凹陷和（或）寰枢椎脱位，不能缓解脊髓压迫，患者的神经功能症状难以改善。枕颈交界区广泛的骨性融合给后路翻修手术造成困难。经口齿突切除可以有效解除患者脊髓压迫，患者枕颈交界区已经形成坚强骨性融合，因此无须进行额外后路内固定。

（陈　赞）

第二节　后外侧入路齿突切除术

一、概述

对于可复性寰枢椎脱位主要是以前路或后路的颅颈交界区复位 + 固定为主。对于一些病例，由于前方韧带、肌肉的挛缩或者关节间广泛的骨性融合，牵引或者后路复位技术难以达到复位效果，使其外科治疗具有巨大的挑战性。对于这种不可复性寰枢椎脱位，既往经典的治疗术式为经口咽入路齿突切除术，该入路对脑干腹侧的硬膜外病变提供了直接的通路，且避开了外侧的重要神经血管。手术从前方切除齿突即可获得受压延延髓的腹侧漂移，从而获得脊髓减压，但手术操作复杂，手术区深而狭小，病变显露欠清楚；而且必须先切除寰椎前结节后才能切除齿突，破坏或加重了寰枢之间的稳定性，术后仍需要后路内固定的支持。近年来随着微创技术的发展，有学者尝试在内镜下经口咽、经咽后、经鼻入路齿突切除，但无论是内镜下何种入路，都要求术者有较高的技术水平，且存在脑脊液漏及颅内感染、口咽部功能障碍及神经症状恶化或猝死等并发症可能。

随着目前后路直接复位技术的普及，前路手术的使用在逐渐减少，单纯后路复位固定技术已成为目前的主流技术，通过术中的关节松解、机械牵拉等方式，越来越多的既往认为难复性病变实现了直接复位，复位后压迫自然解除，后路复位固定技术已成为目前的主流技术，可使绝大部分寰枢椎脱位达到治疗效果。对于确实不能复位，仍有脊髓压迫的患者，需要二期前路切除齿突及部分枢椎椎体，才能使脊髓腹侧获得充分减压。因此对于不可复性寰椎脱位，大部分患者需要前后联合入路手术才能获得满意疗效，不能达到同一体位一期减压同时固定植骨融合的目的。为了避免分期手术，对于术前或者术中判定手术无法将齿突复位者，我们设计采用枕颈后外侧入路切除齿突，一次解决前方、侧方、后方的压迫，对于需要固定者可以同时行固定植骨融合。

二、解剖基础

枕寰区为连接头颅和颈椎的重要解剖部位，由于该部肌肉丰富，在显露时必须谙熟解剖特点，尤其在病理条件下，颅颈交界部的形态和位置及骨性结构同步发生变化。在进行显露时，务必保持操作动作轻柔和准确。寰椎横突上附着的头上、下斜肌为枕下三角的外界，枕下三角即为手术入路区（图 7-2-1A）。此手术区内最重要的解剖结构为椎动脉。该动脉从 C_2 横突孔出来后向上进入 C_1 横突孔，再从孔上口出来绕过寰椎侧块上关节凹后方穿过硬脑膜进入颅内（图 7-2-1B），椎动脉（VA）在此行程中，周围通常伴行丰富的静脉丛，术中对伴随静脉丛的不恰当分离容易造成出血，在术中应仔细辨认并加以保护，避免损伤。手术首先根据齿突偏移的方向决定从哪侧入路，如果齿突在中间，通常选取非优势椎动脉一侧进行操作。常规操作局限在椎动脉下方及内侧即可完成齿突的暴露及切除（图 7-2-1C），对于需要扩大显露的情况，可以打开横突孔后壁，将 VA 第 3 段游离并翻向中线，使枕髁椎动脉沟等解剖结构得以显露（图 7-2-1D、E）。由于先行枕骨大孔扩大及寰椎后弓切除，脊髓后方已减压。所以，术中可以少量向后方牵拉硬脊膜。应避免用力牵拉硬脊膜造成脊髓损伤。在磨切齿突后方时应用神经剥离子保护硬膜，以免高速磨钻损伤硬膜甚至脊髓。颈 2 神经根从颈脊髓前外侧发出穿出椎间孔，通常遮挡在手术区（图 7-2-1B），根据术中情况而定可以选择向上方牵拉，如影响齿突显露，亦可予以切断。舌下神经则可通过舌下神经管的位置和形态进行间接的判断。通常磨除 1/3 枕髁通常不会损伤舌下神经，在寰枕融合的患者需注意解剖变异，经硬膜外显露齿突时需注意避免损伤舌下神经。

枕髁入路处理颅颈部畸形最早由 Al-Mefly 设计。该入路的优点是到达病变的手术操作距离较短，术野比经口入路宽敞，能够较安全地显露颈延髓前方结构，手术操作区域无菌，在手术切除病变的同时还能同期植骨。但该手术过程要求磨除枕髁，不仅手术烦琐，并且有可能损伤枕髁前上 1/3 的舌下神经及枕髁上方的颈静脉球。寰枢椎脱位的手术中，主要处理对象是脱位的齿突及后面的纤维组织，该手术方式不必像 Al-Mefly 最初设计的一样，所有患者要磨除枕髁。对于 C_1 侧块发育正常者，齿突陷入不很高，齿突的平均高度低于寰椎侧块外侧缘的高度，仅磨除部分侧块和寰椎后弓就足以显露齿突和后面的韧带和纤维组织。对于侧块发育不良的寰枕融合患者，仅磨除少许枕髁即可经硬膜外对上颈髓无牵拉的显露齿突后缘。所以该手术应该命名为极外侧经枕髁 – 侧块入路。经远外侧入路切除齿突手术的关键是对受压的上颈髓无牵拉的显露和切除齿突，因此对齿突后缘的显露最为重要。

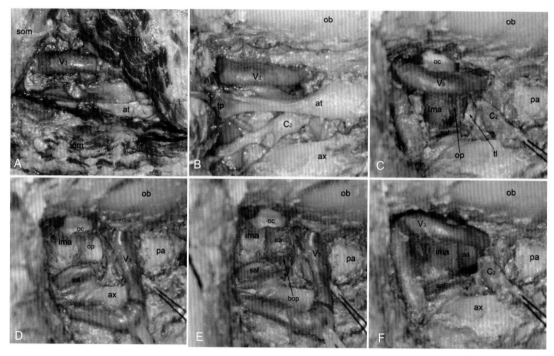

图 7-2-1　后外侧齿突切除术（左侧经侧块入路）解剖示意图

A. 寰椎横突上附着的头上、下斜肌为枕下三角的外界，枕下三角即为手术入路区；B. 显示椎动脉从 C_2 横突孔出来后向上进入 C_1 横突孔，再从孔上口出来绕过寰椎侧块上关节凹后穿过硬脑膜进入颅内；C. 常规操作局限在椎动脉下方及内侧，仅切除部分寰椎侧块，颈 2 齿突及周围的韧带能够完整显露；D. 对于需要扩大显露的情况，可以打开横突孔后壁，将 VA 第 3 段游离并翻向中线，使枕髁椎动脉沟等得以显露；E. 将齿突切除，显露齿突基底部及寰椎前结节后壁；F. 将椎动脉复位，显示磨除的侧块及齿突与椎动脉关系

A. iom. 下斜肌（inferior oblique muscles）；som. 上斜肌（superior oblique muscles）；rcm. 头后小直肌（rectus capitis muscle）；at. 寰椎（atlas）；V3. V3 段椎动脉（V3 segment of vertebral artery）

B. ob. 枕骨（occipital bone）；V3. V3 段椎动脉（V3 segment of vertebral artery）；tp. C_1 横突（transverse process of C_1）；at. 寰椎（atlas）；ax. 枢椎（axis）；C_2. C_2 神经根（C_2 nerve root）

C. oc. 枕髁（occipital condyle）；ima. 寰椎侧块（lateral mass of atlas）；saf. C_2 上关节面（superior articular facet of C_2）；op. 齿突（odontoid process）；tl. 横韧带（transverse ligmnet）；pa. 寰椎后弓（posterior arch of atlas）

D. oc. 枕髁（occipital condyle）；ima. 寰椎侧块（lateral mass of atlas）；saf. C_2 上关节面（superior articular facet of C_2）；op. 齿突（odontoid process）；ax. 枢椎（axis）；pa. 寰枕后弓（posterior arch of atlas）

E. oc. 枕髁（occipital condyle）；ima. 寰椎侧块（lateral mass of atlas）；saf. C_2 上关节面（superior articular facet of C_2）；bop. 齿突基底部（base of odontoid process）；aa. 寰椎前弓（anterior arch of atlas）；pa. 寰椎后弓（posterior arch of atlas）

F. ima. 寰椎侧块 （lateral mass of atlas）；saf. C_2 上关节面（superior articular facet of C_2）；aa. 寰椎前弓（anterior arch of atlas）；pa. 寰椎后弓（posterior arch of atlas）

值得注意的是，在寰枢椎脱位情况下，齿突明显后移，这种齿突后移恰恰给手术的显露带来方便（图7-2-2），尤其对于齿突向后方移位偏向一侧者，有时没有必要磨除寰椎侧块，

仅磨除部分寰椎后弓就能显露齿突，简化了手术，缩短手术时间，避免了损伤舌下神经和颈静脉球。所以极外侧经枕髁 – 侧块入路并非十分烦琐，根据病变部位的不同，术中可以适当取舍。另外，术前运用三维可视化研究分析枕髁及侧块的形态和齿突的相对位置，有助于确定枕髁或者侧块磨除的范围，使手术达到较小损伤下的充分显露。术前需要根据患者情况设计手术的体位，对于术前判定为存在广泛的骨性融合，稳定性无影响，只需切除齿突的患者，可以行侧卧位视角减少脊髓的牵拉，增加齿突后缘的暴露。对于需要术中通过后路复位技术来判定是否为不可复性脱位，患者可以行 45° 侧俯卧位，同时充分约束固定，首先通过转床可以获得近似俯卧位的视角来尝试进行双侧侧方关节的松解，如果不能复位则转床调整为侧卧位视角，同时向侧方延长切口来一期进行齿突切除。对于齿突切除后存在不稳定的患者，亦可通过 45° 侧俯卧位来灵活转变俯卧和侧卧的视角，一期手术完成齿突切除及后路双侧关节间的融合及固定。

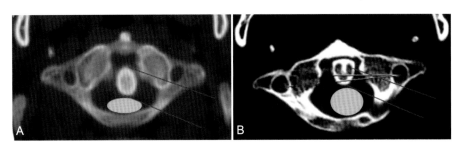

图 7-2-2　显示后外侧入路齿突切术操作范围外界为椎动脉 V3 垂直段，上界为椎动脉 V3 水平段，内界为硬膜。在寰枢椎脱位情况下，齿突明显后移，给手术的显露带来方便，仅磨除部分侧块就能显露齿突
A. 寰枢椎脱位情况下齿突显露视角；B. 寰枢椎无脱位情况下齿突显露视角

三、手术方法

对于术前判断不可复性的关节间广泛融合的寰枢椎脱位可采用后外侧入路直接切除齿突。采用侧俯卧位，向腹侧倾斜 15°，以齿突压迫症状较重一侧在上方为宜，如齿突压迫在中间，则选取椎动脉非优势的一侧在上方。自耳后乳突至枕外粗隆做水平连线，在中线再向下做一纵形垂直线，长 10cm。沿切口线切开斜方肌、头颈夹肌及头半棘肌，电凝止血。锐性剥离骨膜即可充分显露枕外粗隆、枕骨大孔、寰椎后弓及颈 2 棘突和椎板。用尖嘴咬骨钳或薄型冲击式咬骨钳咬除枕骨大孔后方及寰椎后弓，解除后方骨性压迫。将手术侧寰椎后弓向前切除直至横突后方，从颈 2 椎板由后向前剥离至横突孔后方。此时可见由颈 2 横突孔穿出的椎动脉，该动脉向上行走穿寰椎横突孔后绕枕寰关节后方，在枕寰区硬脊膜侧方进入颅内。根据术前三维 CT 磨除部分侧块（对于寰枕融合患者磨除部分枕髁）增加显露，用神经拉钩轻轻将硬脊膜向后牵开，将椎动脉和颈 2 神经根向前牵开（需要时可切断颈 2 神经根）。此时可见颈 2 椎体和齿突之后外侧面。用 4 mm 无级变速球形磨钻切除齿突及颈 2 椎体后上缘。如对双侧侧方关节无明显破坏，则不需要进行固定。局部放置引流管，逐层关闭切口。

对于伴寰枢椎不稳患者，切口同上，患者采用 45° 侧俯卧位，同时充分的约束固定。首先通过转床可以获得近似侧卧位的视角，完成齿突切除术。通过转床得到近似俯卧位视角，完成关节间融合及寰椎及枢椎椎弓根螺钉植入。

对于术前不能判断不可复性，侧方关节间可能存在潜在间隙患者，要术中通过后路复位技术来判定是否为不可复性脱位，患者采用45°侧俯卧位，同时充分约束固定。首先通过转床可以获得近似俯卧位的视角，来尝试寻找关节间隙，进行双侧侧方关节的松解，如果不能复位则转床调整为侧卧位视角，同时向侧方延长切口来一期进行齿突切除。

四、手术优势

采用枕颈后外侧入路切除齿突时，可通过一期手术解决该部位病变治疗过程中几方面的问题。通过45°侧俯卧位及转床的操作，可以一期完成侧卧视角的齿突切除及俯卧视角的关节间松解、融合和双侧固定，重建枕颈部的稳定性。可以切除枕骨大孔后方骨质和寰椎后弓，扩大枕骨大孔后方区域，达到神经的后方减压；同时彻底切除齿突及枢椎椎体后上缘，使脊髓前方充分减压，对于齿突向后尤其偏向一侧的压迫，优势非常明显；本入路手术视野开阔，较经口咽入路浅，齿突显露清楚，手术区内重要结构少，通过良好的术前规划手术操作更简单。由于不经过口咽部，术后并发切口及颅内感染的危险大大降低，同时还克服了传统手术方法的其他缺点，如住院时间长、患者体验差、分次手术给患者带来的风险和痛苦等。因此，我们认为经枕颈后外侧入路切除齿突是处理不可复性寰枢椎脱位较为理想的术式。

五、典型病例

病例1

女性，43岁，左侧上肢麻木无力4年。不可复性寰枢椎脱位。

【查体】左上肢浅感觉减退，四肢肌力5级，腱反射正常，双侧 Hoffmann 征、Babinski 征阳性。术前、术后检查及术中影像见图 7-2-3～图 7-2-6。

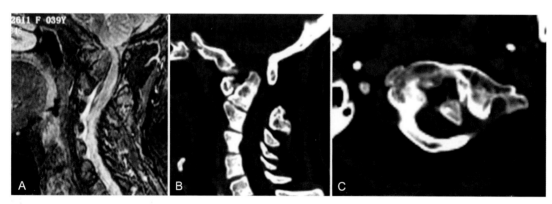

图 7-2-3 患者术前影像学检查

A. MRI T_2 矢状位显示寰枢椎脱位，齿突压迫脊髓；B. 术前 CT 矢状位显示齿突向后上方脱位；C. 术前 CT 轴位显示齿突脱位偏向左侧

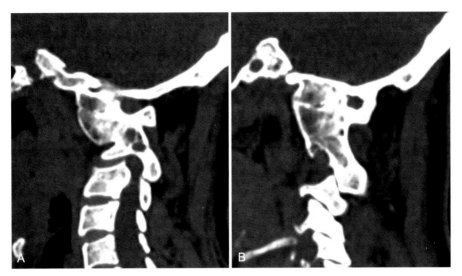

图 7-2-4 术前右侧（A）及左侧（B）关节面情况，可见关节间广泛骨性融合，关节间隙已不可见

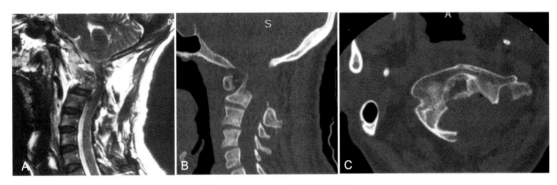

图 7-2-5 患者术后影像学检查

A. 术后 MRI T$_2$ 矢状位显示压迫脊髓部分齿突已切除；B. 术后 CT 矢状位显示齿突尖部及部分 C$_2$ 椎体已切除；C. 术后 CT 轴位显示偏向左侧齿突已切除，同时可见寰椎侧块磨除范围

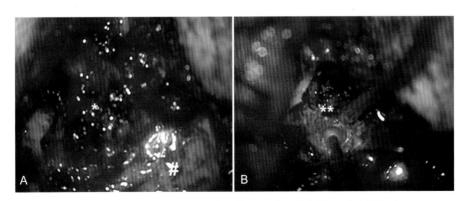

图 7-2-6 A. 侧卧位视角术中图像；B. 左侧经侧块入路磨除齿突

*. C$_2$ 神经根；#. 枢椎椎板；**. 齿突

【病例解读】对于本例患者齿突向后尤其偏向一侧的压迫，本入路手术视野开阔，较经口咽入路浅，齿突显露清楚，手术区内重要结构少，通过良好的术前规划手术操作简单。

病例 2

男性，50 岁，颈肩部疼痛 1 年，加重伴肢体无力 4 个月。不可复性齿突小骨伴寰枢椎不稳。

【查体】深浅感觉正常，四肢肌力 5 级，腱反射正常，双侧 Hoffmann 征阳性，左侧 Babinski 征阳性。术前、术后检查及术中过程见图 7-2-7 ～图 7-2-11。

【病例解读】本例患者为不可复性齿突小骨伴寰枢椎不稳，患者采用 45° 侧俯卧位，同时充分约束固定。首先通过转床可以获得近似侧卧位的视角，完成齿突小骨切除术。通过转床得到近似俯卧位视角，完成关节间融合及寰椎及枢椎椎弓根螺钉植入。

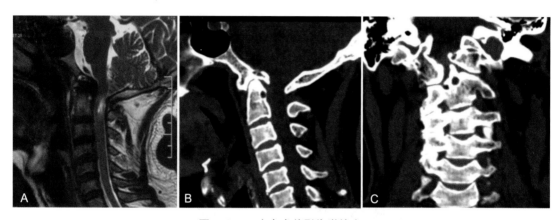

图 7-2-7　患者术前影像学检查

A. MRI T$_2$ 矢状位显示齿突压迫脊髓，同时颈髓由于寰枢椎不稳造成损伤高信号；B. 术前 CT 矢状位显示齿突小骨，前方与寰椎前结节及斜坡骨性融合；C. 术前冠状位 CT 扫描显示齿突小骨与寰椎融合

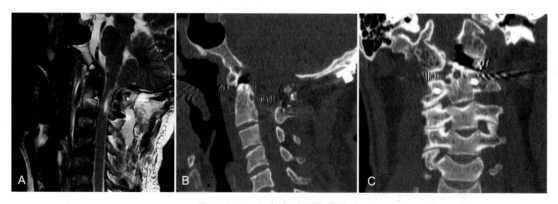

图 7-2-8　患者术后影像学检查

A. 术后 MRI T$_2$ 矢状位显示压迫脊髓部分齿突已切除；B. 术后 CT 矢状位显示齿突小骨已切除；C. 术后 CT 轴位显示齿突小骨已切除，同时可见寰椎侧块磨除范围

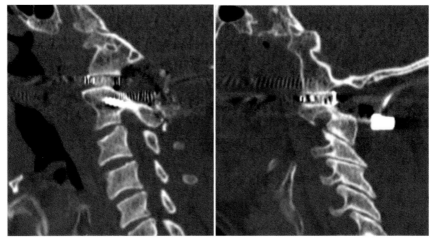

图 7-2-9 术后右侧（G）及左侧（H）关节面情况

可见关节间放置融合器，关节间骨性融合

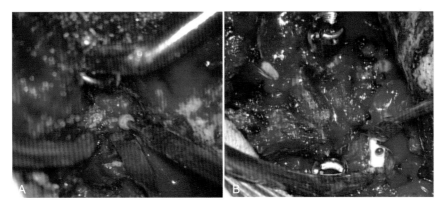

图 7-2-10 患者术中情况

A. 通过侧位视角磨除齿突小骨；B. 通过俯卧位视角来进行关节间融合及置钉

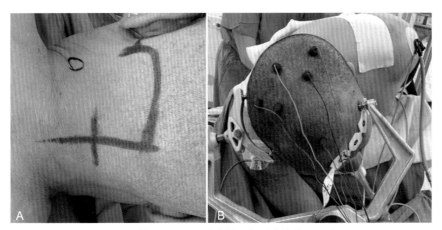

图 7-2-11 手术切口和手术体位

A. 手术切口；B. 手术体位为 45° 侧俯卧位，充分约束，通过转床来灵活转变俯卧和侧卧的视角

（关　健）

第三节　经鼻内镜齿突切除术

一、概述

颅颈交界区的解剖结构复杂，外科治疗具有巨大的挑战性，经典的经口腔入路齿突切除术在临床广泛运用，并且取得了良好的手术效果。但是，经口齿突切除术存在许多缺陷。例如：张口器可能造成牙齿损伤和舌体压迫肿胀；手术创伤较大，影响术后发声；由于术后呼吸道肿胀，需延长气管插管时间，甚至行气管切开术；术后不能正常进食，需鼻饲，增加患者痛苦等。近年来，随着神经内镜技术的迅速发展，经鼻内镜下齿突切除术更多地应用于临床。

2005 年，Kassam 等首次报告了经鼻腔入路齿突切除术，一些研究证实了经该手术的可行性及有效性。内镜下经鼻腔入路手术与经口腔入路手术相比较，具如下优点：①可将内镜置入齿突附近，可近距离、广角观察术野，消灭了手术死角，能在更为清晰的视野下直视操作；②手术切口位于鼻咽部，不影响进食通道，患者术后早期即能正常进食，无须留置胃管鼻饲；③内镜下经鼻腔入路对呼吸道影响小，术后早期即可拔除气管插管，大大减轻了患者痛苦；④内镜下经鼻腔入路切口位于鼻咽部，避免了唾液的沾染，减少了术后感染的机会；⑤内镜下经鼻手术切口更小，更加符合微创手术，但经鼻入路操作空间较小，需要熟悉内镜操作，而且无法缝合肌肉及黏膜，所以要根据患者的具体情况及术者对手术的熟悉程度来选择具体手术方式。

二、手术适应证

经鼻内镜齿突切除术的手术适应证：寰枢椎之间存在坚强骨性融合的不可复性寰枢椎脱位，或后路复位失败的病例。

值得注意的是手术前应该对齿突与硬腭位置进行评估，选择经鼻或是经口手术。如减压范围高于硬腭平面，则可以采用经鼻齿突切除术。如果不存在颅底凹陷，齿突位于硬腭平面下方，建议选用经口入路齿突切除术。

三、手术步骤

麻醉：气管插管全身麻醉。
体位：仰卧位，肩部垫高。
消毒范围：以碘伏消毒面部、颈部、鼻腔。
手术方法：患者取仰卧位，头架固定头部，头部稍微向左倾斜，肾上腺素和利多卡因混合溶液收缩双侧鼻腔黏膜，将双侧中鼻甲推向外侧，扩大手术通道。中鼻甲下缘和咽鼓管是到达颅颈交界处的解剖标志。沿着中鼻甲的下缘直至进入鼻咽腔，单极电凝切开鼻咽部黏膜，形成自蝶窦前壁下缘至软腭水平的倒"U"形黏膜瓣。高速气动磨钻和反向可旋转椎板咬骨钳切除骨性鼻中隔后下部，范围约 1 cm，为双侧鼻腔操作形成便利通道（图 7-3-1）。手术的解剖边界视野上方为蝶窦底，下方为口咽上部，侧面为咽鼓管。

于导航引导下（或进行 O 形臂扫描术中定位），切开覆盖于斜坡、寰椎表面的颈长肌、头长肌和筋膜，显露下斜坡及与之相融合的寰椎和齿突根部（图 7-3-2）。

采用 3 mm 高速气动磨钻和 Kerrison 咬骨钳切除斜坡及与之相融合的寰椎前弓骨质，切除宽度不超过中线旁 1.5 cm（图 7-3-3）。显露齿突主体后，交替应用 3 mm 高速气动磨钻和 Kerrison 咬骨钳切除齿突，进一步切除齿突和桥髓交界处硬脑膜之间增生的组织，可刮匙、枪状咬骨钳去除齿突的尖端。

分离齿突与周围组织的粘连，去除齿突的残余壳，此时看见硬膜囊减压满意、硬脊膜搏动恢复（图 7-3-4）。切除范围经 O 形臂扫描或术中导航验证。

止血纱布、明胶海绵于硬脊膜外止血满意后，"U"形黏膜瓣复位、胶水固定；双侧鼻腔内填塞膨胀海绵（图 7-3-5）。

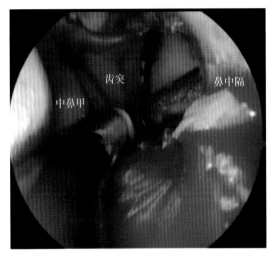

图 7-3-1 打开骨性鼻中隔后下部，充分显露齿突手术区域

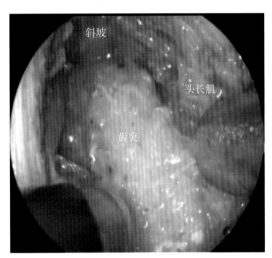

图 7-3-2 切开头长肌，显露斜坡及齿突骨质

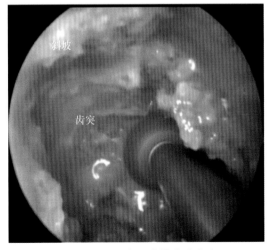

图 7-3-3 用高速磨钻磨除齿突

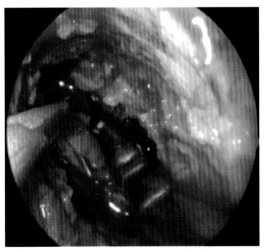

图 7-3-4 分离齿突与周围组织的粘连，去除齿突的残余壳

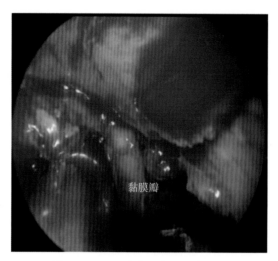

图 7-3-5　用黏膜瓣填塞手术残腔

对于先天性颅底凹陷畸形的患者，可以一期或二期进行后路内固定手术。

四、手术并发症

脑脊液漏是该手术常见并发症，为术中损伤硬膜所致，由于无法缝合，可填塞术前设计的倒 "U" 形瓣，有防止脑脊液漏的作用。术中发现脑脊液漏出，可以选用大腿肌筋膜进行漏口的填塞修补，术后尽早进行腰大池引流。由于颅颈交界区位置较深，一般的双极难以触及，一旦发生出血，止血相对困难，可以用特殊的电凝止血，也可以用明胶海绵压迫止血。鼻腔的黏膜容易出血，术后要进行鼻腔填塞。鼻咽腔是一个相对无菌的环境，与经口入路相比感染率有所降低，但仍有感染的可能性，要预防感染的发生。

五、典型病例

病例
女性，54 岁，颈部疼痛及左上肢无力、疼痛 3 个月。
【查体】左上肢肌力 4 级 +，余四肢肌力正常，左侧 Hoffmann 征（+）。术前、术后影像学检查见图 7-3-6 ～图 7-3-10。
【病例解读】该患者为 B 型颅底凹陷，对于 B 型颅底凹陷，手术方法存在争议，一般认为前路齿突切除手术效果更好。经鼻手术创伤小于经口手术，术后不需要禁食，患者痛苦少，该患者采用经鼻内镜下齿突切除术。经鼻内镜手术操作空间小，位置深，操作时要耐心细致，避免损伤硬膜及脊髓、血管。由于齿突切除，寰枢椎稳定性受到影响，采用一期后路枕颈固定＋植骨融合的方式进行治疗。该患者斜坡也对脊髓造成一定压迫，所以切除齿突的同时也切除部分斜坡，术后复查颈椎 CT、MRI 可见减压范围满意，脊髓压迫解除。

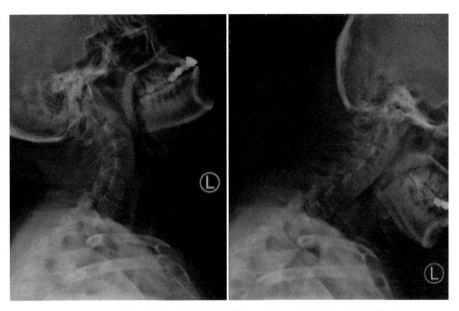

图 7-3-6 患者术前过伸过屈位颈椎 X 线片，未见明显寰枢椎脱位

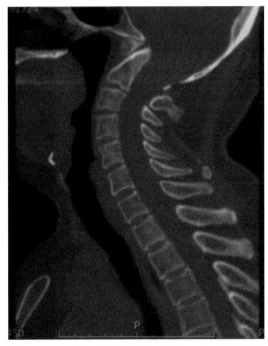

图 7-3-7 患者术前颈椎 CT 检查，CT 矢状位重建可见颅底凹陷

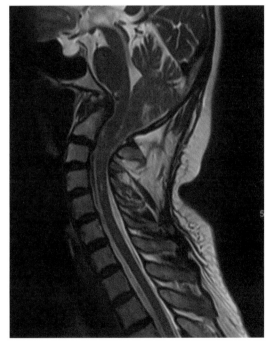

图 7-3-8 患者术前颈椎磁共振检查，矢状位重建可见颅底凹陷、小脑扁桃体下疝，齿突向后移位压迫脊髓

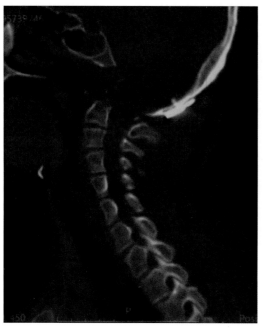
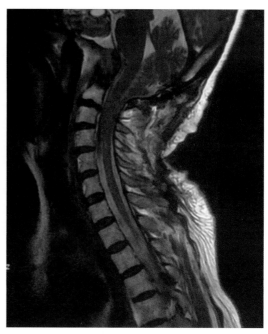

图 7-3-9　患者术后影像学检查。颈椎 CT 矢状位重建可见齿突切除范围满意，可见枕颈固定物

图 7-3-10　患者术后颈椎磁共振矢状位重建可见齿突切除范围满意，脊髓压迫解除

（王作伟）

参考文献

尹一恒，余新光，王鹏，等 . 2015. 寰枕融合下的颅颈交界区有限元生物力学分析 . 中华外科杂志，53（3）：206-210.

余勇，胡凡，张晓彪，等 . 2012. 导航内镜下经鼻齿状突切除术治疗颅底凹陷畸形 . 中国临床医学，12（4）：6.

Abumi K, Takada T, Shono Y, et al, 1999. Posterior occipitocervical reconstruction using cervical pedicle screws and plate-rod systems. Spine (Phila Pa 1976), 24(14): 1425-1434.

Al-Mefty O, Borba LA, Aoki N, et al, 1996. The transcondylar approach to extradural nonneoplastic lesions of the craniovertebral junction. J Neurosurg, 84(1): 1-6.

Apuzzo ML, Weiss MH, Heiden JS, 1978. Transoral exposure of the atlantoaxial region. Neurosurgery, 3(2): 201-207.

Bassiouni H, 2021. Basilar Invagination: Transoral microsurgical endoscopically-controlled odontoidectomy without palatotomy in extreme form of basilar invagination. J Neurol Surg B Skull Base, 82(Suppl 1): S4-S5.

Chandra PS, Prabhu M, Goyal N, et al, 2015. Distraction, compression, extension, and reduction combined with joint remodeling and extra-articular distraction: description of 2 new modifications for its application in basilar invagination and atlantoaxial dislocation: prospective study in 79 cases. Neurosurgery, 77(1): 67-80; discussion 80.

Chang PY, Yen YS, Wu JC, et al, 2016. The importance of atlantoaxial fixation after odontoidectomy. J Neurosurg Spine, 24(2): 300-308.

Chen Z, Duan WR, Chou D, et al, 2021. A safe and effective posterior intra-articular distraction technique to treat congenital atlantoaxial dislocation associated with basilar invagination: case series and technical nuances. Oper

Neurosurg(Hagerstown, Md.), 20(4): 334–342.

Crockard HA, Pozo JL, Ransford AO, et al, 1986. Transoral decompression and posterior fusion for rheumatoid atlanto–axial subluxation. J Bone Joint surg. Br volume, 68(3): 350–356.

Crockard HA, Sen CN, 1991. The transoral approach for the management of intradural lesions at the craniovertebral junction: review of 7 cases. Neurosurgery, 28(1): 88–97; discussion 97–98.

Duan WR, Chou D, Jiang BW, et al, 2019. Posterior revision surgery using an intraarticular distraction technique with cage grafting to treat atlantoaxial dislocation associated with basilar invagination. J Neurosurg Spine, 1–9.

Eissa EM, Eldin MM, 2017. Odontoidectomy through posterior midline approach followed by same sitting occipitocervical fixation: A cadaveric study. J Craniovertebr Junction Spine, 8(1): 58–63.

Elbadrawi AM, Elkhateeb TM, 2016. Transoral Approach for Odontoidectomy Efficacy and Safety. HSS Journal, 13(3): 276–281.

Fang CH, Friedman R, Schild SD, et al., 2015. Purely endoscopic endonasal surgery of the craniovertebral junction: A systematic review. International Forum of Allergy & Rhinology, 5(8): 754–760.

Goel A, Shah A, 2011. Atlantoaxial facet locking: treatment by facet manipulation and fixation. Experience in 14 cases. J Neurosurg Spine, 14(1): 3–9.

Goel A, Shah A, Jadhav M, et al, 2013. Distraction of facets with intraarticular spacers as treatment for lumbar canal stenosis: report on a preliminary experience with 21 cases. Journal of neurosurgery. Spine, 19(6): 672–627.

Guan J, Chen Z, Wu H, et al, 2019. Effectiveness of posterior reduction and fixation in atlantoaxial dislocation: a retrospective cohort study of 135 patients with a treatment algorithm proposal. Eur Spine J, 28(5): 1053–1063.

Hankinson TC, Grunstein E, Gardner P, et al, 2010. Transnasal odontoid resection followed by posterior decompression and occipitocervical fusion in children with Chiari malformation Type I and ventral brainstem compression. J Neurosurg. Pediatr, 5(6): 549–553.

Iyer RR, Grimmer JF, Brockmeyer DL, 2021. Endoscopic transnasal/transoral odontoid resection in children: results of a combined neurosurgical and otolaryngological protocolized, institutional approach. J Neurosurg Pediatr, 1–8.

Jian FZ, Chen Z, Wrede KH, et al, 2010. Direct posterior reduction and fixation for the treatment of basilar invagination with atlantoaxial dislocation. Neurosurgery, 66(4): 678–687; discussion 687.

Kassam AB, Snyderman C, Gardner P, et al, 2005. The expanded endonasal approach: a fully endoscopic transnasal approach and resection of the odontoid process: technical case report. Neurosurgery, 57(1 Suppl): E213; discussion E213.

Kingdom TT, Nockels RP, Kaplan MJ, 1995. Transoral–transpharyngeal approach to the craniocervical junction. Otolaryngol Head Neck Surg, 113(4): 393–400.

Marda M, Pandia MP, Rath GP, et al, 2013. Post–operative pulmonary complications in patients undergoing transoral odontoidectomy and posterior fixation for craniovertebral junction anomalies. J Anaesthesiol, Clin Pharmacol, 29(2): 200–204.

Mazzatenta D, Zoli M, Mascari C, et al, 2014. Endoscopic endonasal odontoidectomy: clinical series. Spine (Phila Pa 1976), 39(10): 846–853.

Menezes AH, VanGilder, JC, 1988. Transoral–transpharyngeal approach to the anterior craniocervical junction. Ten–year experience with 72 patients. J Neurosurg, 69(6): 895–903.

Naderi S, Crawford NR, Melton MS, et al, 1999. Biomechanical analysis of cranial settling after transoral odontoidectomy. Neurosurg Focus, 6(6): E9.

Ruetten S, Hahn P, Oezdemir S, et al, 2018. Full–endoscopic uniportal odontoidectomy and decompression of the anterior cervicomedullary junction using the retropharyngeal approach. Spine (Phila Pa 1976), 43(15): E911–E918.

Shriver MF, Kshettry VR, Sindwani R, et al, 2016. Transoral and transnasal odontoidectomy complications: A systematic review and meta-analysis. Clin Neurol Neurosurg, 148: 121–129.

Silveira–Bertazzo G, Manjila S, Londom NRJ, et al, 2020. Focused endoscopic endonasal craniocervical junction approach for resection of retro–odontoid lesions: surgical techniques and nuances. Acta Neurochir (Wien), 162(6): 1275–1280.

Subin B, Liu JF, Marshell GJ, et al, 1995. Transoral anterior decompression and fusion of chronic irreducible atlantoaxial dislocation with spinal cord compression. Spine (Phila Pa 1976), 20(11): 1233–1240.

Tubbs RS, Demerdash A, Rizk E, et al, 2016. Complications of transoral and transnasal odontoidectomy: a comprehensive review. Childs Nerv Syst, 32(1): 55–59.

Tuite GF, Veres R, Crockard HA, et al, 1996. Pediatric transoral surgery: indications, complications, and long–term outcome. J Neurosurg, 84(4): 573–583.

Ture U, Pamir MN, 2002. Extreme lateral–transatlas approach for resection of the dens of the axis. J Neurosurg, 96(1 Suppl): 73–82.

Wang C, Yan M, Zhou HT, et al, 2006. Open reduction of irreducible atlantoaxial dislocation by transoral anterior atlantoaxial release and posterior internal fixation. Spine (Phila Pa 1976), 31(11): E306–313.

Welch WC, Kassam A, 2003. Endoscopically assisted transoral–transpharyngeal approach to the craniovertebral junction. Neurosurg, 52(6): 1511–1512.

Wu A, Zabramski JM, Jittapiromsak P, et al, 2010. Quantitative analysis of variants of the far–lateral approach: condylar fossa and transcondylar exposures. Neurosurg, 66(6 Suppl Operative): 191–198; discussion 198.

Xie TH, Feng Y, Chen B, et al, 2021. Biomechanical evaluation of the craniovertebral junction after odontoidectomy with anterior C1 arch preservation: A finite element study. Clin Neurol Neurosurg, 211.

Zoia C, Bongetta D, Luzzi S, 2021. Endoscopic Transnasal Odontoidectomy. J Neurol Surg B Skull Base, 82(Suppl 1): S10–S11.

第 8 章

典型病例

第一节　齿突小骨

一、概述

齿突小骨（Os odontoideum）是齿突与枢椎椎体分离的一种上颈椎畸形，正常齿突被小骨代替，皮质骨分布于小骨周边，与枢椎椎体无骨性连接，寰枢关节长期处于失稳状态。其病因目前存在很多争论。有研究者倾向于先天性因素所致，由于齿突小骨常与其他颅颈交界区畸形合并存在，且相当部分的患者没有明确枕颈部外伤史，故而推测齿突可能是齿突与枢椎椎体融合失败导致。有学者报道有很大一部分齿突游离小骨患者存在颈椎外伤史，认为病变发生的主要因素为后天因素，外界暴力致患者齿突发生骨折，由于齿突的特殊结构导致骨折后血供不良，出现骨坏死、重吸收，并发生骨化重塑，最终形成齿突小骨。

通过对 C_1-C_2 区域解剖和生物力学研究发现，在 C_1 前弓内坚韧的横韧带通过限制齿突的活动来限制 C_1-C_2 之间的水平活动。齿突不连必然会导致寰枢关节强度降低，并且最终导致寰枢椎间失稳。在临床诊治中发现，有一些患者齿突小骨没有明显的临床症状，可仅表现为枕颈区疼痛、颈部僵硬、活动受限等局部症状。对于无神经症状、影像学无失稳证据的患者治疗选择，目前还存在争议。Arvin 等认为没有症状且没有寰枢关节失稳的患者应该每年进行动态 X 线和 MRI 检查，坚持随访 5 年，且不能进行任何接触性体育运动。如果齿突游离小骨患者出现寰枢椎稳定性下降并出现脊髓压迫等症状，严重者因外伤情况下发生颈髓压迫，出现高位截瘫、甚至死亡，则此时为症状性齿突游离小骨，需要进行手术干预。齿突游离小骨手术最重要的目标是恢复寰枢关节的稳定性并解除脊髓压迫，并且尽可能多地保留活动功能。手术方法包括寰枢椎侧块、椎弓根螺钉、寰枢椎经关节螺钉技术等。寰枢椎椎弓根螺钉系统固定为三柱固定，短节段固定钉道较长，把持力较大，生物力学强度更高，且可以保留寰枕关节的活动功能，为治疗齿突游离小骨的首选方案；对于寰枕融合或其他复杂枕颈区畸形的患者需要进行枕颈融合术。

大多数齿突小骨患者仅为寰枢椎不稳定，动力位 X 线片或者颅骨牵引下即可以复位。对于此类患者，可以选择在关节之间植入自体髂骨，虽然这种植骨也能提高寰枢椎的融合率，但散在骨颗粒的位置无法精确放置，且植入物高度及角度均无法精确调节。后路寰枢椎关节间撑开复位融合术（posterior facet distraction and fusion technique，PFDF）可以增加融合率，同时精确调整上颈椎角度。通过设计个体化融合器，融合器长度为患者关节面全长，中间填充自体髂骨，通过关节间进行确切融合，避免后方大量植骨。对于不伴有颅底凹陷的齿突小骨患者，一般应用高度为 4mm 的融合器。

一部分齿突小骨患者以常规的颅骨牵引难以复位，寰枢椎前方张力带（翼状韧带、尖韧带、头长肌和颈长肌）和侧方关节突畸形绞锁是阻碍复位的两个重要因素。此类齿突小骨患者常合并有齿突基底向上脱位，既往对于此类患者需要进行前路松解或者行经口齿突切除术，额外的前路手术增加了患者的手术创伤和相关并发症的发生率。随着 PFDF 的应用，很多难复性脱位，甚至传统意义上不可复性的脱位仍可通过后路手术有效复位，对于伴有垂直脱位齿突小骨的患者，根据垂直脱位的距离确定最终需要放置融合器的高度。将融合器放置在关节间隙内，可补充侧块高度，同时起到支点的作用，纠正寰枢椎关节后凸畸形的同时复位寰枢椎水平脱位。同时，带有角度的融合器与骨性关节面贴合更加紧密，可增加融合率。

二、典型病例

病例 1
男性，25 岁，颈部疼痛伴肢体麻木无力 3 天。

【查体】双下肢浅感觉减退，四肢肌力 5 级，腱反射亢进，Hoffmann 征、Babinski 征阳性。术前、术后影像学检查见图 8-1-1 ～图 8-1-5。

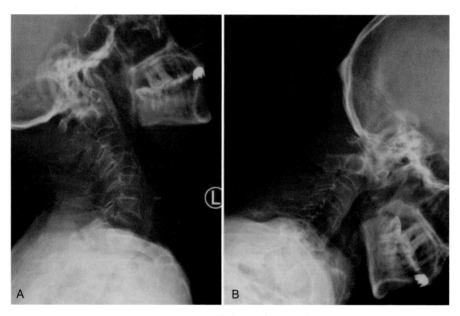

图 8-1-1　患者术前颈椎 X 线片
A、B. 前屈后伸位可见齿突小骨伴寰枢椎不稳

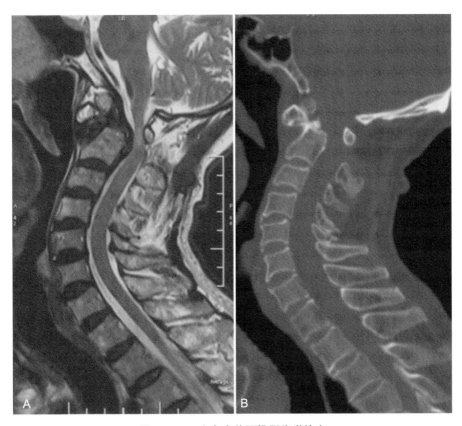

图 8-1-2 患者术前颈椎影像学检查

A. 颈椎 MRI T_2 像矢状位显示颈髓受压；B. 患者颈椎 CT 矢状位重建可见齿突小骨伴寰枢椎脱位

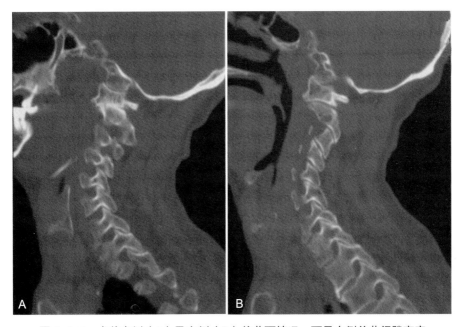

图 8-1-3 术前右侧（A）及左侧（B）关节面情况，可见右侧关节间隙变窄

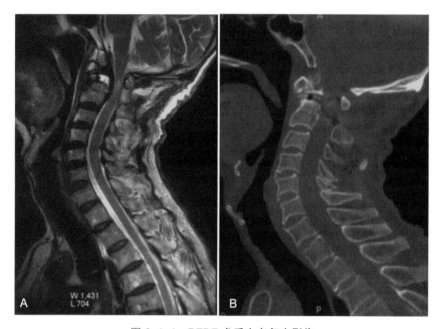

图 8-1-4　PFDF 术后患者复查影像

A. 术后颈椎 MRI T_2 像矢状位显示颈髓压迫已解除；B. 术后 CT 矢状位显示齿突小骨已复位

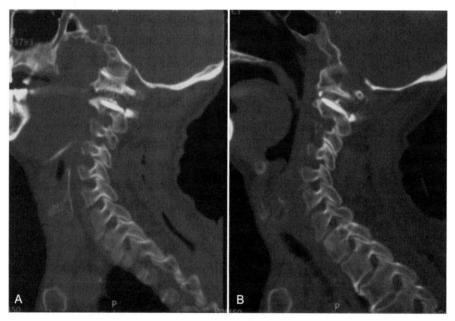

图 8-1-5　术后右侧（A）及左侧（B）关节面情况，可见关节间放置融合器，关节间放置高度为 4mm 融合器 2 枚

【病例解读】患者为齿突小骨伴寰枢椎不稳，后伸位即可复位。在关节间应用高度为 4mm 融合器，同时植入寰枢椎椎弓根螺钉进行短节段固定。通过关节间进行融合，可以有效提高复位术后寰枢椎骨性融合率，避免后方大量植骨。

病例 2

男性，52 岁，四肢麻木无力 3 年，加重 1 年。

【查体】四肢浅感觉减退，四肢肌力 4 级，腱反射亢进，Hoffmann 征、Babinski 征阳性。术前、术后影像学检查见图 8-1-6～图 8-1-10。

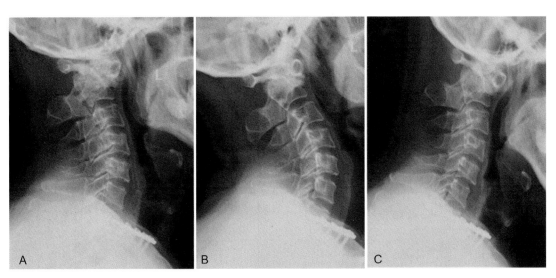

图 8-1-6　患者术前颈椎 X 线片

A. 侧位 X 线片可见齿突小骨伴寰枢椎脱位；B、C. 前屈后伸位未见复位

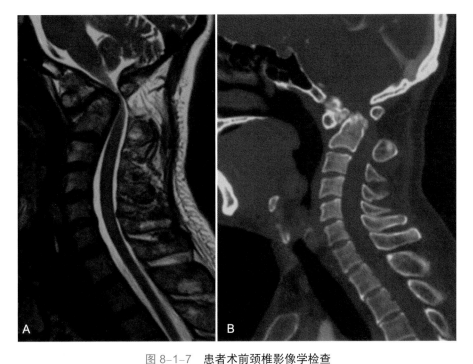

图 8-1-7　患者术前颈椎影像学检查

A. 颈椎 MRI T$_2$ 像矢状位显示颈髓受压；B. 患者颈椎 CT 矢状位重建可见齿突小骨伴寰枢椎脱位

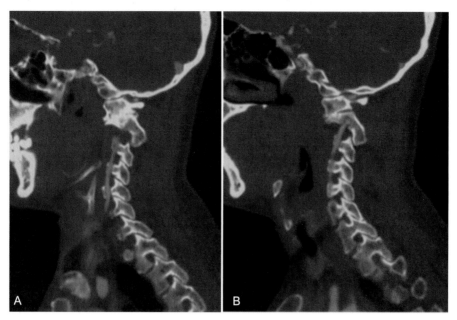

图 8-1-8　术前右侧（A）及左侧（B）关节面情况，可见右侧关节间隙变窄，并部分骨性融合

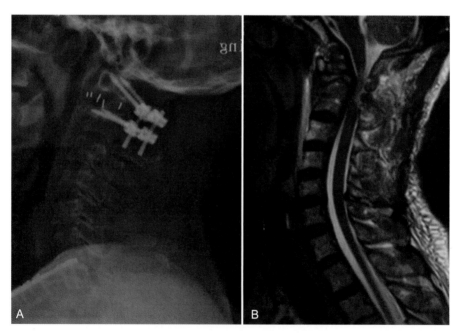

图 8-1-9　PFDF 术后患者复查影像

A. 术后 X 线侧位片，可见寰枢椎固定螺钉及关节间隙融合器位置良好；B. 术后颈椎 MRI T_2 像矢状位显示颈髓压迫已解除

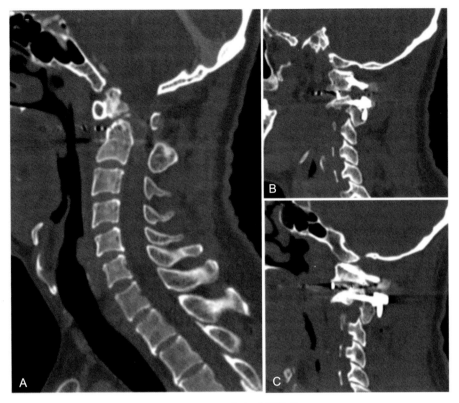

图 8-1-10　患者术后情况

A. 术后 CT 矢状位显示齿突小骨已复位；B、C. 术后右侧（B）及左侧（C）关节面情况，可见关节间放置高度为 7mm 融合器复位垂直脱位，同时关节面前凸角增加，复位寰枢椎水平脱位

【病例解读】患者为中年男性，齿突小骨伴垂直脱位和水平脱位，动力位片见寰枢椎之间无活动度，为难复性脱位。术中从后路通过关节间撑开，将寰枢椎松解，根据垂直脱位的距离确定放置高度为 7mm 的融合器。将融合器放置在关节间隙内，尽量靠近关节前缘，以关节间融合器为支点，通过寰椎椎弓根螺钉和枢椎峡部螺钉之间加压，增加寰枢椎关节前凸角度，复位寰枢椎水平脱位。

病例 3
男性，69 岁，四肢麻木无力 2 年，加重 2 个月。

【查体】四肢浅感觉减退，四肢肌力 3 级，腱反射亢进，Hoffmann 征、Babinski 征阳性。术前、术后影像学检查见图 8-1-11 ～图 8-1-14。

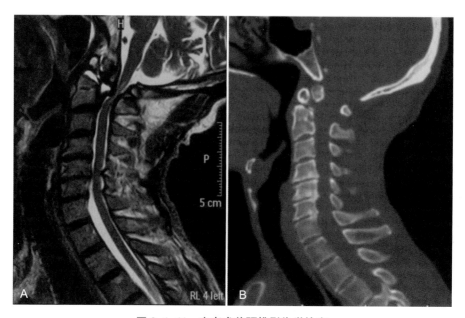

图 8-1-11　患者术前颈椎影像学检查

A. 颈椎 MRI T$_2$ 像矢状位显示颈髓受压，齿突向前脱位；B. 患者颈椎 CT 矢状位重建可见齿突小骨伴寰枢椎脱位

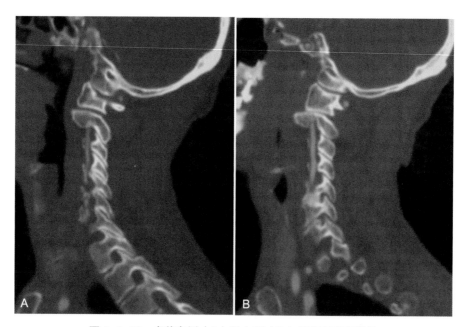

图 8-1-12　术前右侧（A）及左侧（B）关节面出现脱位

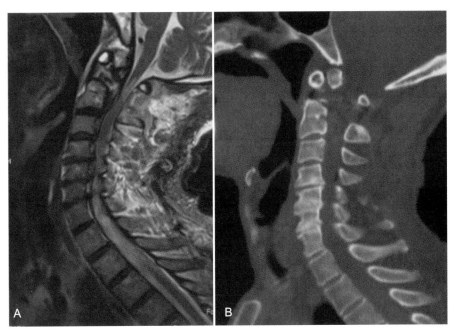

图 8-1-13　PFDF 术后影像学复查结果

A. 术后颈椎 MRI T_2 像矢状位显示颈髓压迫已解除；B. 术后 CT 矢状位显示齿突已复位

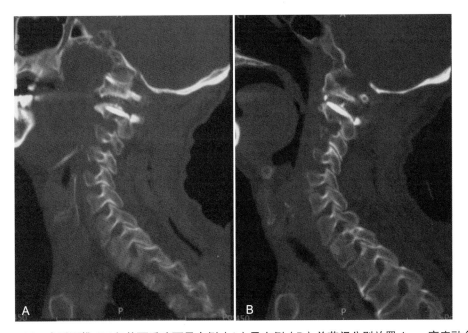

图 8-1-14　术后颈椎 CT 矢状面重建可见右侧（A）及左侧（B）关节间分别放置 4mm 高度融合器

【病例解读】患者为中年男性，齿突小骨伴枢椎水平脱位，在关节间应用高度为 4mm 融合器，通过关节间进行融合，避免后方大量植骨。

病例 4

女性，42 岁，四肢麻木无力 2 年，加重 2 个月。

【查体】四肢浅感觉减退，四肢肌力 2 ～ 3 级，腱反射亢进，Hoffmann 征、Babinski 征阳性。术前、术后影像学检查见图 8-1-15 ～图 8-1-18。

【病例解读】患者为中年女性，复杂齿突游离小骨伴有双侧 C_2 椎弓根发育不良，右侧椎动脉高跨侧植入椎板螺钉，通过后路关节间撑开，复位效果确切。两侧关节内植入融合器可以分散内固定系统应力，采用椎板螺钉也可以达到确切的固定效果。

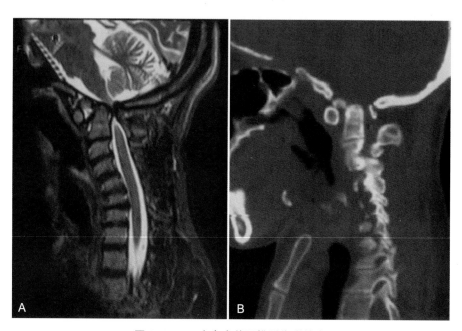

图 8-1-15　患者术前颈椎影像学检查

A. 颈椎 MRI T_2 像矢状位显示颈髓受压明显，齿突向后脱位，与寰椎后弓卡压脊髓；B. 患者颈椎 CT 矢状位重建可见齿突小骨伴寰枢椎脱位

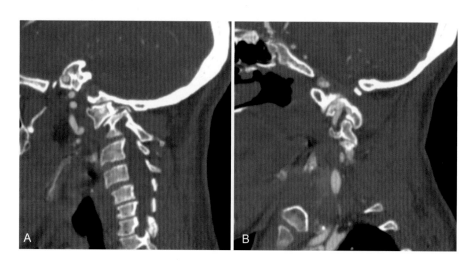

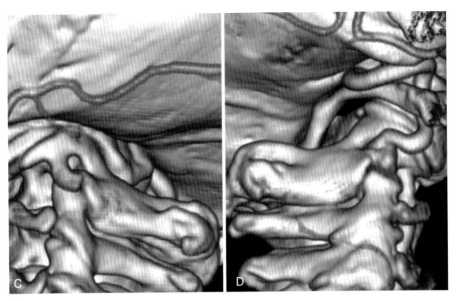

图 8-1-16　术前颈椎 CTA 二维和三维重建

术前 CT 矢状位可见左侧（A）及右侧（B）寰枢椎关节面滑脱；C. 左侧椎动脉纤细；D. 右侧椎动脉发达，枢椎
上关节面菲薄，椎弓峡部纤细

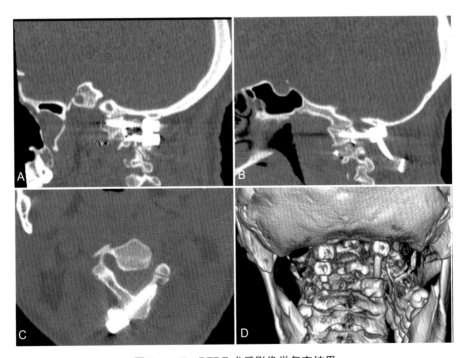

图 8-1-17　PFDF 术后影像学复查结果

A、B. 术后左侧（A）及右侧（B）关节面 CT 矢状位可见关节间放置高度为 6mm 融合器；C. 轴位 CT 显示右侧
椎板螺钉；D. 后方内固定 CT 三维重建

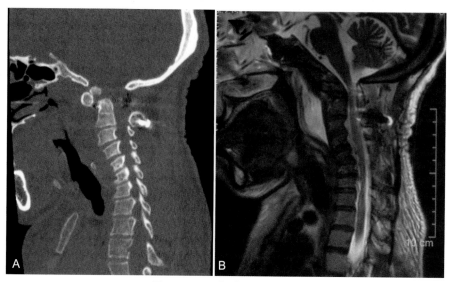

图 8-1-18　术后 CT 及 MRI

A. 术后 CT 矢状位显示齿突已复位；B. 术后颈椎 MRI T₂ 像矢状位显示颈髓压迫已解除

病例 5

女性，40 岁，左侧肢体麻木无力 6 个月，加重 2 个月。

【查体】左侧肌力 4 级，左侧腱反射亢进，Hoffmann 征、Babinski 征阴性。术前、术后影像学检查见图 8-1-19 ～图 8-1-22。

【病例解读】患者为中年女性，齿突小骨伴有寰枕融合，故行枕颈融合术。采用 PFDF 有效复位颅底凹陷和寰枢椎脱位，左侧椎动脉高跨侧植入较短的侧块螺钉，因关节间放置融合器，对螺钉把持力要求较低，故较短的侧块螺钉也能满足固定融合的需要。

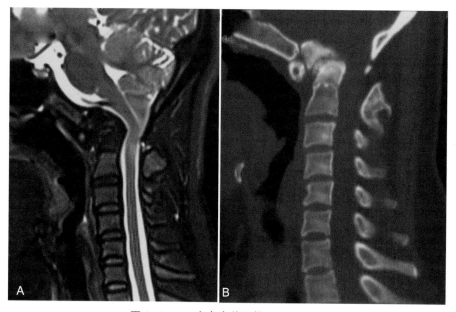

图 8-1-19　患者术前颈椎 MRI 及 CT

A. 颈椎 MRI T₂ 像矢状位显示齿突向后移位，压迫脊髓前缘；B. 患者颈椎 CT 矢状位重建可见齿突小骨

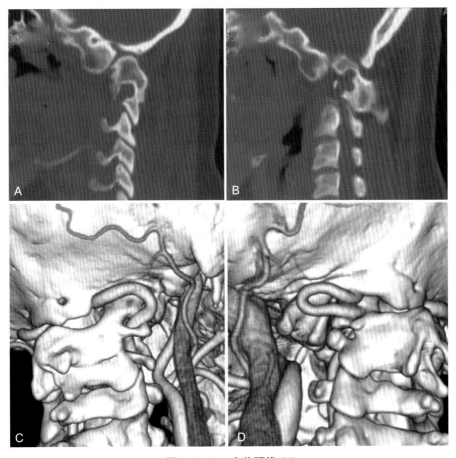

图 8-1-20　**术前颈椎 CT**

A、B. 右侧（A）及左侧（B）关节面：可见寰枕融合，关节面畸形，左侧枢椎椎弓根纤细；C、D. 双侧椎动脉
V3 段走行异常，遮挡寰枢椎侧方关节面

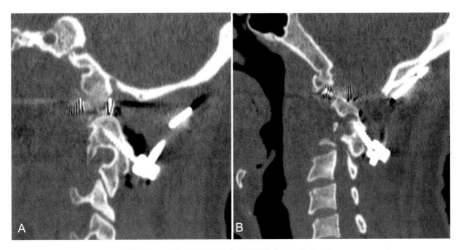

图 8-1-21　**PFDF 术后影像学复查（1）**

A、B. 可见关节间放置高度为 6mm 融合器，右侧椎弓根植入椎弓根螺钉（A），左侧枢椎植入侧块螺钉（B）

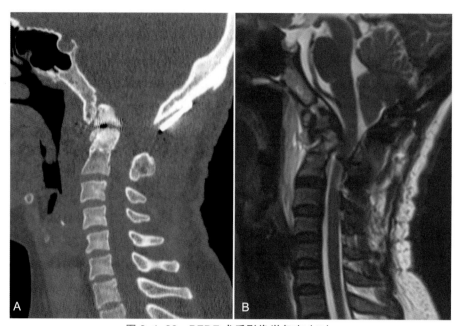

图 8-1-22　PFDF 术后影像学复查（2）

A. 术后 CT 矢状位显示齿突已复位；B. 术后颈椎 MRI T_2 像矢状位显示脊髓压迫解除

病例 6

女性，52 岁，颈肩部疼痛 6 年，四肢麻木无力 5 年，加重 6 个月。

【查体】四肢肌力 4 级，四肢腱反射亢进，Hoffmann 征、Babinski 征阳性。术前、术后影像学检查见图 8-1-23 ～图 8-1-26。

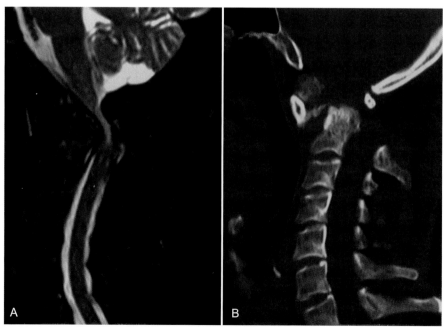

图 8-1-23　患者术前颈椎影像学检查

A. 颈椎 MRI T_2 像矢状位显示枢椎向后移位，颈髓受压明显；B. 患者颈椎 CT 矢状位重建可见齿突小骨，寰枢椎脱位

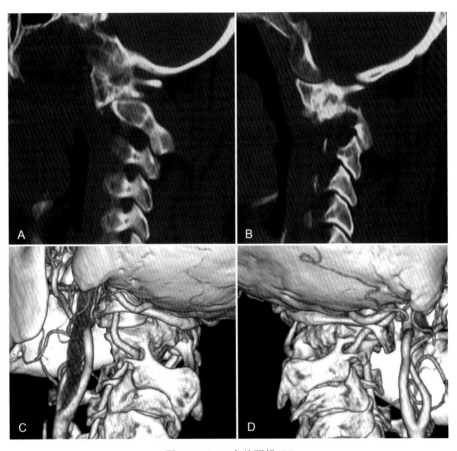

图 8-1-24　**术前颈椎 CT**

A、B. 可见两侧侧方关节脱位，右侧寰枢关节面部分骨性融合，关节间隙变窄，右侧椎动脉高跨，枢椎椎弓根纤细（B）；C、D. 患者颈椎 CTA 三维重建，可见两侧椎动脉走行正常，双侧枢椎椎弓根纤细

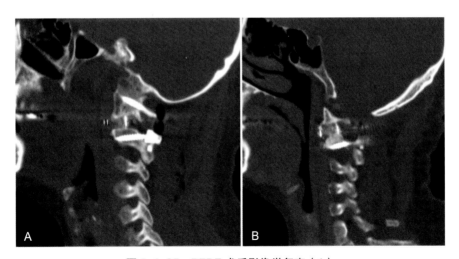

图 8-1-25　**PFDF 术后影像学复查（1）**

A、B. 术后左侧（A）及右侧（B）关节面情况，可见关节间放置高度为 6mm 融合器。为避免椎动脉损伤，两侧枢椎植入上关节突螺钉

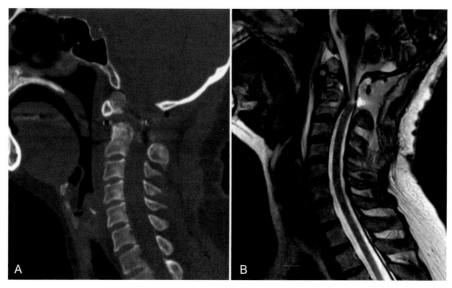

图 8-1-26　PFDF 术后影像学复查（2）

A. 术后 CT 矢状位重建显示齿突已复位；B. 术后颈椎 MRI T$_2$ 像矢状位显示脊髓压迫已解除

【病例解读】患者为中年女性，齿突小骨伴有明显脊髓压迫。患者右侧关节面存在自发融合，术中注意寻找关节间隙，在关节撑开操作过程中保护骨性关节面，通过关节撑开可以有效松解寰枢椎前方的张力带和两侧绞锁的关节，复位寰枢椎。右侧椎动脉高跨，沿右侧枢椎上关节突下方植入上关节突螺钉，由于两侧关节间融合器侧支撑作用分散了内固定系统承受的应力，所以虽然螺钉长度较短，为 20mm，但也可以保证内固定系统的稳定性。

（关　健）

第二节　类风湿关节炎寰枢椎脱位

一、概述

类风湿关节炎是以关节滑膜炎为基本病理特征的自身免疫性疾病，疾病早期关节囊及韧带受累，随着疾病进展可出现关节软骨和关节面骨质破坏。常累及颈椎，且以上颈椎受累最多见，故类风湿关节炎继发寰枢椎脱位较为常见。

寰枢关节活动度大，关节囊松弛，关节的稳定性依赖横韧带、翼状韧带及十字韧带的维持。炎症累及齿突韧带复合体，使韧带松弛断裂，失去对寰枢椎的约束能力，以及齿突侵蚀、血管翳增生推挤寰椎向前移位等综合因素导致寰枢椎脱位。炎症累及侧块关节软骨时，软骨变性坏死，承力较集中部位的关节软骨逐渐磨损殆尽，周围部位则代偿性增厚，导致关节间隙缩小，形成骨赘、骨刺，甚至形成病理性的骨性融合。寰枢椎侧块关节软骨的变性坏死、关节间隙的缩小及侧块关节骨性结构的破坏导致枢椎向上移位，发生颅底凹陷。

类风湿关节炎对骨质的破坏，加之很多患者长期服用糖皮质激素药物，会出现严重的骨质疏松。采用后路内固定系统复位固定时，复位失败率较高，而且容易发生螺钉松动、移位导致复位丢失。后路寰枢椎关节间撑开复位融合术（PFDF）可以提高后路手术对颅底凹陷和寰枢椎脱位的复位率。关节间的松解使复位更容易，关节间植入融合器可以分散内固定系统和寰枢椎骨性结构承受的应力，使寰枢椎脱位复位稳定。寰枢椎关节间植骨融合提高了术后骨性融合率，提高了远期疗效。因此关节间撑开技术特别合适治疗类风湿关节炎导致的颅底凹陷寰枢椎脱位。我们应用本项技术治疗类风湿关节炎寰枢椎脱位取得了良好的效果。

二、典型病例

病例 1

男性，61 岁，左侧头颈部疼痛 2 年，加重 6 个月，既往类风湿关节炎病史 5 年。

【查体】四肢肌力 5 级，肌张力增高，浅感觉正常。双侧肱二头肌及肱三头肌反射亢进，双侧膝跳反射亢进，双侧 Babinski 征(＋)。双上肢近端指关节畸形，双下肢近端趾间关节畸形。术前神经功能评分：JOA 16 分，VAS 5 分。术前、术后影像学检查见图 8-2-1 ～图 8-2-5。

【病例解读】患者有类风湿关节炎病史，寰枢椎韧带松弛导致寰枢椎脱位，同时左侧枢椎上关节突破坏塌陷，导致齿突上移，引起颅底凹陷，枕骨大孔区脊髓受压，手术指征明确，适宜行寰枢椎后路关节间撑开融合术，关节间融合器的植入同时正了寰枢椎脱位和颅底凹陷，又可以形成稳定的融合。手术的关键和难点在于彻底松解寰枢椎侧块关节，尤其左侧寰枢椎侧块关节已经形成骨性融合，松解时需要耐心，切勿暴力操作，以免关节面损伤，植入融合器后出现关节面塌陷。类风湿患者长期应用激素和免疫抑制剂治疗，骨质疏松，内固定系统失败发生率高，关节间隙内植入融合器，可以分散内固定系统承受的应力，使复位更加稳定。

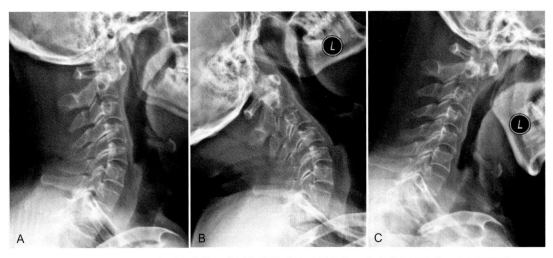

图 8-2-1　A、B、C. 分别为术前颈椎侧位片及过伸过屈位片，寰齿前间距增大，寰枢椎脱位

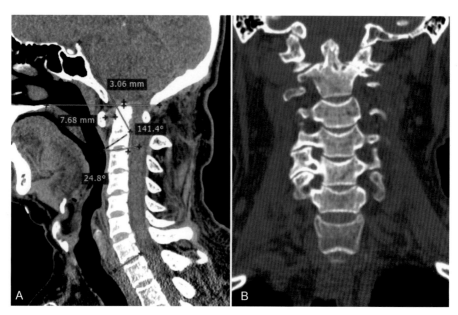

图 8-2-2　患者颈椎 CT（1）

A. 寰齿前间距 7.68mm，齿突高于钱氏线 3.06mm，斜坡 - 枢椎角 141.4°，诊断颅底凹陷寰枢椎脱位；B. 左侧寰枢椎侧块关节间隙消失，关节面骨质破坏

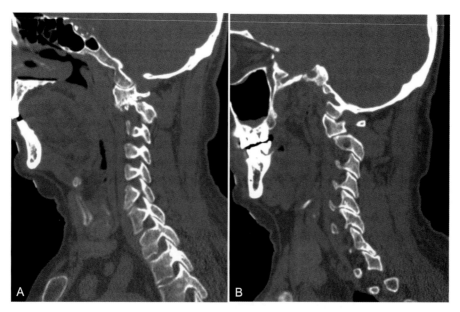

图 8-2-3　患者颈椎 CT（2）

A. 左侧寰枢椎侧块关节间隙消失，枢椎上关节面骨质破坏；B. 右侧寰枢椎侧块关节间隙尚正常

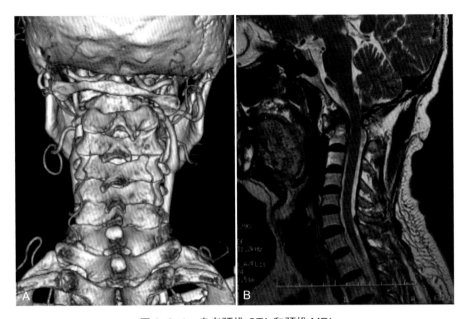

图 8-2-4 患者颈椎 CTA 和颈椎 MRI

A. 颈部 CTA 显示双侧椎动脉走行正常，右侧寰枢椎关节塌陷；B. 术前 MRI 显示延髓和脊髓的腹侧及背侧受压

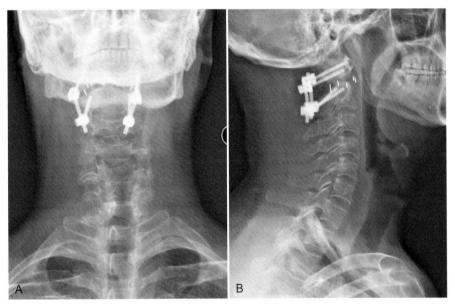

图 8-2-5 术后 X 线正侧位片。双侧侧块关节间融合器位置满意，C_1、C_2 椎弓根螺丝钉位置理想，寰齿间距恢复正常，寰枢椎完全复位

病例 2

女性，60 岁，四肢无力 10 年，进行性加重 2 年，既往类风湿关节炎病史 20 年。

【查体】双上肢肌力 3 级，右手肌力 2 级。双下肢肌力 3 级。双侧膝反射及跟腱反射亢进，双侧 Hoffmann 征阳性。术前神经功能评分：JOA 10 分，VAS 3 分。术前、术后影像学检查见图 8-2-6 ~ 图 8-2-12。

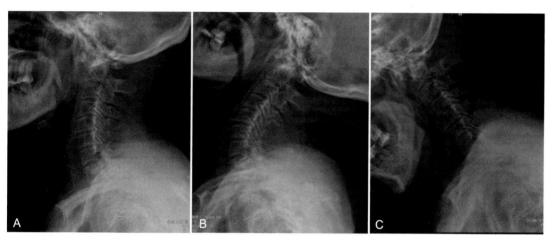

图 8-2-6　A、B、C. 分别为术前颈椎侧位片及过伸过屈位片，可见寰齿前间距增大，诊断寰枢椎脱位。过伸过屈位，未见寰齿间距变化，为难复性寰枢椎脱位

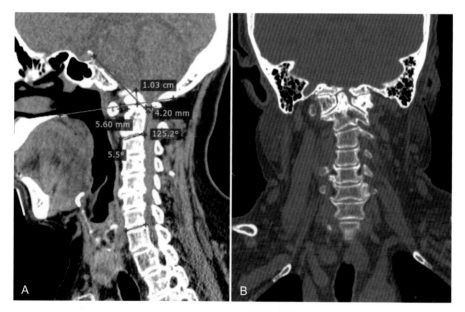

图 8-2-7　术前颈椎 CT

A. 患者颈椎 CT 矢状位，可见寰齿前间距 5.60mm，齿突高于钱氏线 10.3mm，诊断为颅底凹陷、寰枢椎脱位；斜坡-枢椎角 125.2°，寰齿后间距 4.2mm，寰椎水平椎管狭窄严重。B. 患者颈椎 CT 冠状位，左侧枢椎侧块变形，双侧寰枢椎侧块关节关节面不对称

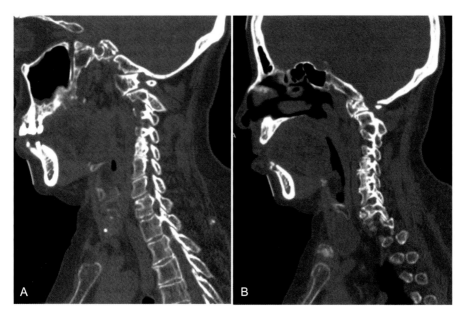

图 8-2-8 患者双侧寰枢椎侧块关节矢状位 CT

A.右侧寰枢椎侧方关节；B.左侧寰枢椎侧方关节，可见左侧寰椎侧块关节面存在破坏、塌陷

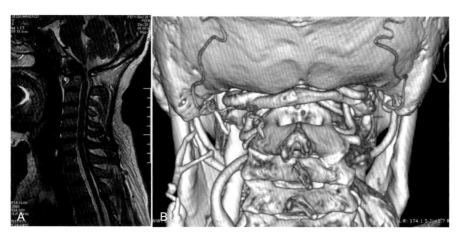

图 8-2-9 术前颈椎 MRI 及 CTA

A.术前颈椎 MRI 显示枕骨大孔及 C_1 水平脊髓压迫严重；B.术前颈部 CTA 示双侧椎动脉走行正常，右侧 C_2 椎弓根细小

【病例解读】患者类风湿关节炎导致寰枢椎脱位、颅底凹陷，寰齿后间距明显缩小，椎管有效容积减少，寰椎水平脊髓受压，手术指征明确。采用 PFDF 对颅底凹陷和寰枢椎脱位进行复位，同时切除寰椎后弓，进一步扩大寰椎水平椎管容积，减轻脊髓压迫。术前颈部 CTA 示右侧椎动脉高跨，右侧 C_2 椎弓根细小。故术中行内固定时，枢椎左侧植入椎弓根螺钉，枢椎右侧椎板螺钉代替椎弓根螺钉，避免了损伤右侧椎动脉的风险。术后可见通过后路寰枢椎关节松解可有效复位颅底凹陷和寰枢椎脱位，减轻脊髓压迫，寰枢椎两侧关节间植入融合器可以有效保持寰枢椎复位后的稳定性，减少内固定系统承受的应力，避免类风湿患者因骨质疏松导致内固定失败，复位丢失。

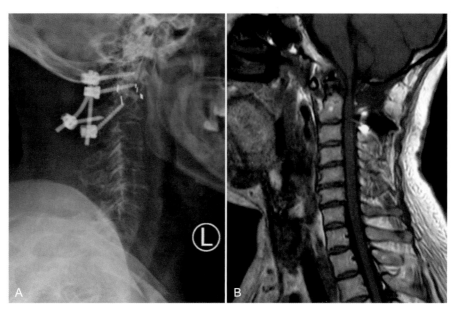

图 8-2-10　PFDF 术后影像学检查

A. 术后 X 线侧位检查示双侧侧块关节间融合器位置满意，右侧椎动脉高跨，植入右侧椎板螺钉，螺钉位置理想；
B. 术后颈椎 MRI T_1 可见 C_1 水平脊髓压迫解除

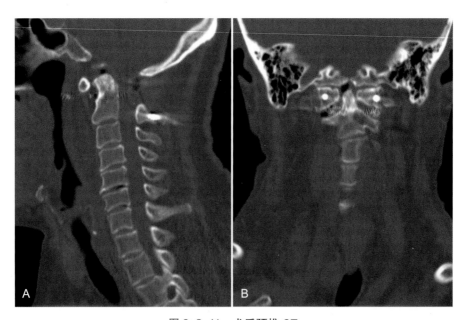

图 8-2-11　术后颈椎 CT

A. 颈椎 CT 矢状位可见颅底凹陷寰枢椎脱位复位满意；B. 颈椎 CT 冠状位可见两侧关节间融合器位置满意

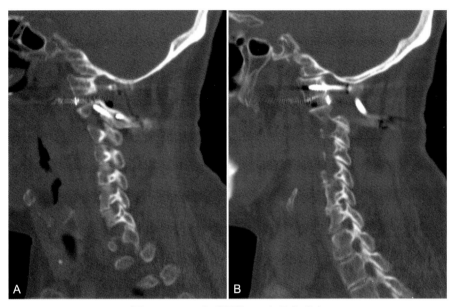

图 8-2-12　术后颈椎 CT 矢状位重建

A. 可见左侧枢椎椎弓峡部螺钉和关节间融合器位置满意；B. 可见右侧寰枢椎关节间融合器位置满意

病例 3

女性，54 岁，双手麻木 4 年，走路不稳 16 个月，既往类风湿关节炎病史 20 年。

【查体】右上肢浅感觉减退，双侧三角肌及肱二头肌肌力 3 级，肱三头肌肌力 4 级。双侧腕关节僵硬，双手畸形。双下肢肌力 5 级。肌张力正常。双侧膝跳反射亢进，病理征阴性。术前神经功能评分：JOA 10 分，VAS 5 分。术前、术后影像学检查见图 8-2-13 ～图 8-2-17。

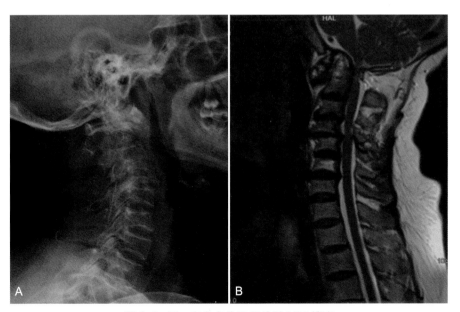

图 8-2-13　患者术前 X 线片及 MRI 检查

A. 术前脊椎 X 线平片示寰椎侧块和枢椎上关节突塌陷，寰齿间距增加；B. 术前颈椎 MRI 示寰椎水平脊髓受压

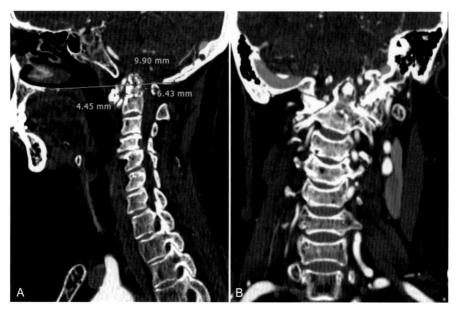

图 8-2-14 术前 CT（1）

A. 术前颈椎 CT 矢状位重建可见寰齿前间距 4.45mm，齿突高于钱氏线 9.90mm，诊断为颅底凹陷、寰枢椎脱位；
B. 术前 CT 冠状位重建显示双侧寰枢椎侧块关节间隙减小，枢椎上关节突塌陷，左右侧关节面冠状位倾斜

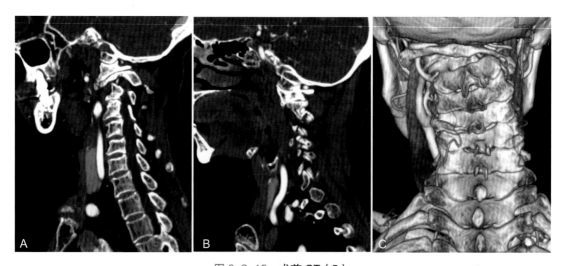

图 8-2-15 术前 CT（2）

A. 颈椎 CT 矢状位重建可见右侧寰椎侧块和枢椎上关节突塌陷；B. 患者颈椎 CT 矢状位重建可见左侧寰枢椎关节脱位；C. 颈部 CTA 三维重建示右侧寰枢椎关节塌陷，寰枢椎冠状面向右侧倾斜，下颈椎向左侧侧弯，双侧椎动脉走行正常

【病例解读】患者类风湿关节炎导致寰枢椎脱位、颅底凹陷，类风湿引起骨质疏松，患者右侧寰枢椎关节塌陷，导致患者寰枢椎水平冠状面失衡，头部向右侧倾斜。PFDF 过程中通过对两侧寰枢椎脱位进行松解和撑开，可以有效复位颅底凹陷和寰枢椎脱位，同时对两侧寰枢椎关节进行不对称撑开可以有效纠正寰枢椎冠状面失衡。我们在右侧寰枢椎关节中植入 1 枚高度为 8mm 的融合器，而在左侧寰枢椎关节中植入一枚 5mm 融合器，成功纠

正了寰枢椎的冠状面失衡。

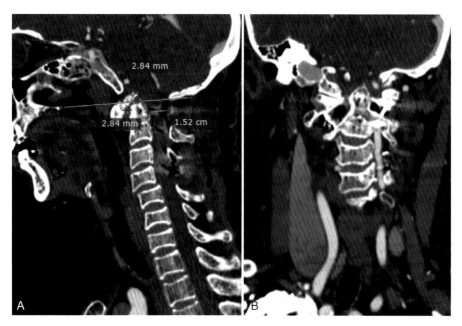

图 8-2-16　PFDF 术后影像学复查（1）

A. 颈椎 CT 矢状位重建可见颅底凹陷寰枢椎脱位复位满意；B. 寰枢椎侧块关节冠状位片示双侧融合器位置满意，右侧寰枢椎关节内植入 8mm 融合器，左侧关节间隙植入 5mm 融合器，纠正了寰枢椎关节面冠状位失衡

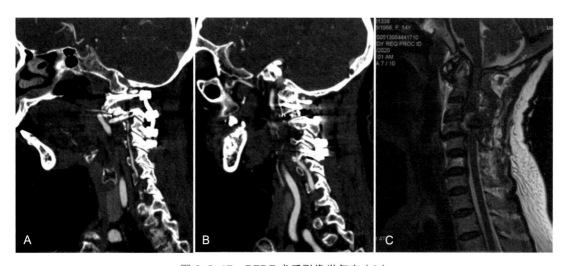

图 8-2-17　PFDF 术后影像学复查（2）

A、B. 术后颈椎 CT 矢状位重建，可见融合器及钉棒系统位置满意；C. 术后颈椎 MRI 示寰椎水平水平脊髓压迫解除

病例 4

男性，66 岁，双下肢麻木无力、颈部疼痛 3 个月，双上肢无力半个月。

【查体】双下肢肌力 4+ 级，双上肢肌力 5 级，肌张力正常。病理征阴性。术前神经功能评分：JOA 14 分，VAS 3 分。术前、术后影像学检查见图 8-2-18 ～图 8-2-23。

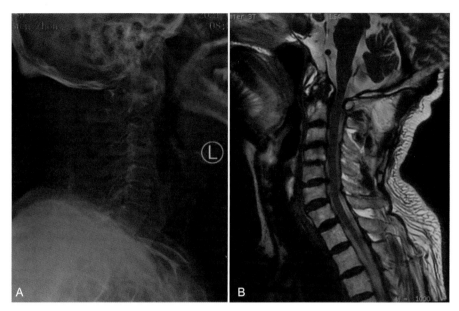

图 8-2-18　患者术前 X 线片检查及 MRI 检查

A. 颈椎侧位 X 线平片显示寰枢椎关节塌陷；B. 颈椎 MRI 寰椎水平椎管狭窄，脊髓受压

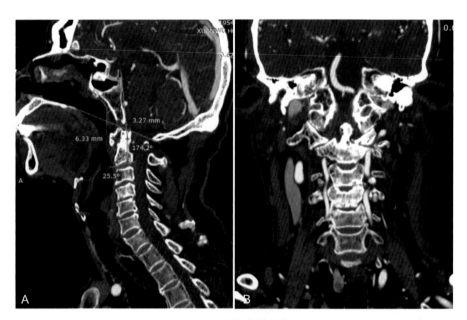

图 8-2-19　患者术前颈椎 CT

A. 颈椎 CT 矢状位重建可见寰齿前间距 6.33mm，诊断寰枢椎脱位；B. 颈椎 CT 冠状位重建显示左侧寰椎侧块和枢椎上关节突塌陷，齿突形状不规则，关节面骨质及齿突骨质都有破坏，寰枢椎侧块关节存在向右侧侧方滑移

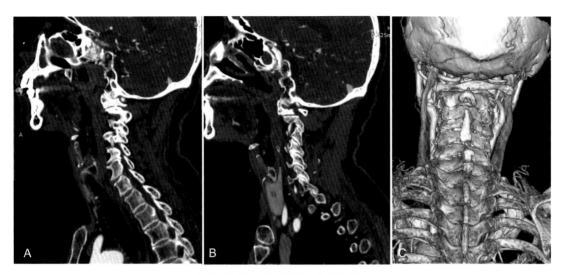

图 8-2-20　患者术前 CT 及 CTA

A、B. CT 矢状位重建可见寰椎侧块骨质破坏、塌陷；C. 颈部 CTA 三维重建示双侧椎动脉走行正常，右侧寰枢椎关节塌陷

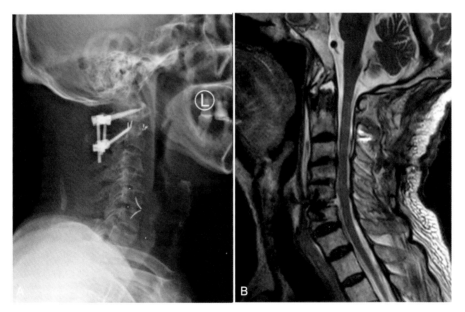

图 8-2-21　PFDF 术后 X 线片及 MRI

A. 术后颈椎侧位片：寰枢椎关节融合器及钉棒系统位置满意；B. 术后颈椎 MRI 显示寰椎水平脊髓压迫解除

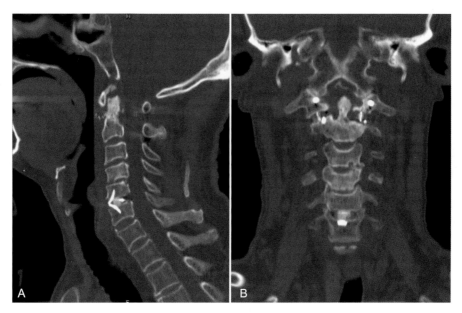

图 8-2-22　术后颈椎 CT

A. 颈椎 CT 矢状位重建可见寰齿前间距恢复正常，椎管容积扩大；B. 颈椎 CT 冠状位重建可见寰枢椎双侧融合器位置满意

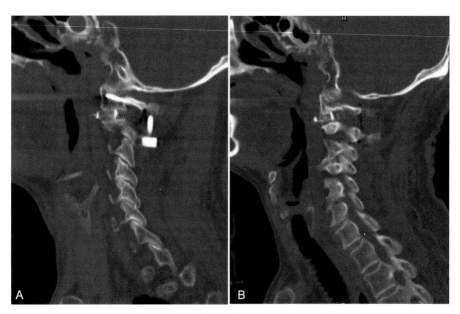

图 8-2-23　术后颈椎 CT 矢状位重建

A. 左侧寰枢椎关节融合器位置满意；B. 右侧寰枢椎关节间融合器位置满意

【病例解读】患者类风湿关节炎导致寰椎侧块和枢椎上关节突、齿突骨性结构破坏，寰枢椎脱位。寰椎水平颈椎管狭窄。采用 PFDF 可以在两侧寰枢椎关节间进行撑开有效复位寰枢椎脱位，扩大寰椎水平椎管容积，解除脊髓压迫。同时关节间融合器植入对复位颅底凹陷，增加复位术后稳定性，促进寰枢椎之间形成坚强骨性融合均有重要作用。

病例 5

男性，59 岁，头痛 18 个月，肢体麻木 3 个月。

【查体】四肢肌力、肌张力正常，四肢末端浅感觉减退。双手畸形，活动欠灵活。指鼻试验及跟膝胫试验阳性，双侧腱反射正常，病理征阴性。术前神经功能评分：JOA 11 分，VAS 3 分。术前、术后影像学检查见图 8-2-24 ～图 8-2-30。

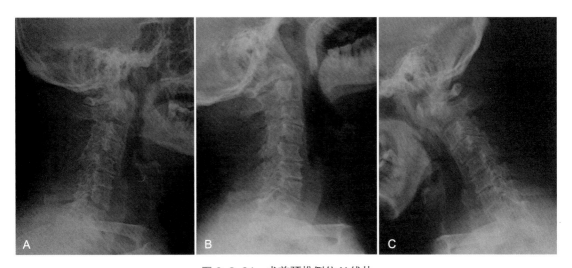

图 8-2-24　术前颈椎侧位 X 线片

A ～ C. 分别为术前颈椎中立位、过伸位、过屈位 X 线片，可见寰齿前间距增大，过伸位寰枢椎可复位

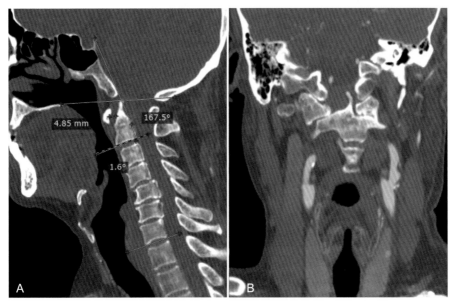

图 8-2-25　寰枢椎术前颈椎 CT

A. 颈椎 CT 矢状位重建可见齿突破坏，寰齿前间距 4.85mm，诊断寰枢椎脱位；B. 颈椎 CT 冠状位重建显示齿突骨质破坏严重，寰枢椎侧块关节向右侧滑脱

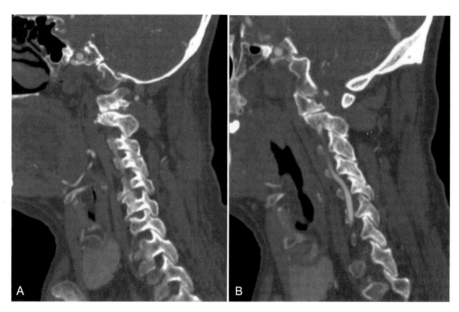

图 8-2-26　患者术前颈椎 CT
A. 左侧寰枢椎关节破坏；B. 右侧寰枢椎关节尚完好

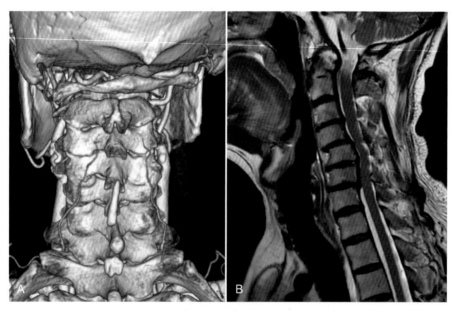

图 8-2-27　患者术前颈椎 CTA 及 MRI
A. 颈部 CTA 三维重建显示双侧椎动脉走行正常，寰椎向右侧滑移；B. 患者术前颈 MRI T_2 像矢状位显示寰椎水平颈椎管狭窄，C_4–C_5 和 C_5–C_6 失稳，椎管狭窄

【病例解读】患者类风湿导致枢椎齿突骨性结构破坏，寰枢椎失稳，寰椎侧方滑移；下颈椎失稳，C_4–C_5 和 C_5–C_6 滑脱。PFDF 可以有效复位寰椎侧方滑移，复位寰枢椎脱位，两侧关节间融合器植入可以有效增加寰枢椎复位后的稳定性，并有助于形成坚强骨性融合。同时为患者行 C_4–C_5 和 C_5–C_6 前路颈椎间盘摘除融合术（anterior cervical discectomy and fusiong，ACDF），纠正这两个节段颈椎滑脱。

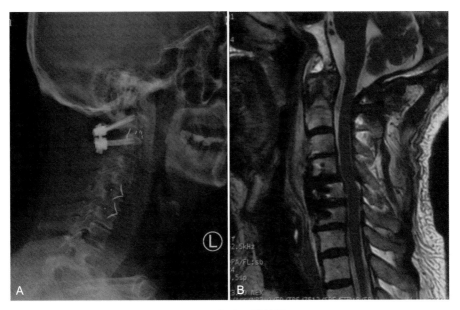

图 8-2-28 **术后 X 线片及 MRI**

A. 术后颈椎侧位片：寰枢椎关节间融合器及钉棒系统位置满意，C_4–C_5 和 C_5–C_6 椎间融合器位置满意；B. 术后颈椎 MRI T_2 像显示寰椎水平脊髓腹侧压迫解除，C_4–C_5 和 C_5–C_6 水平脊髓压迫缓解

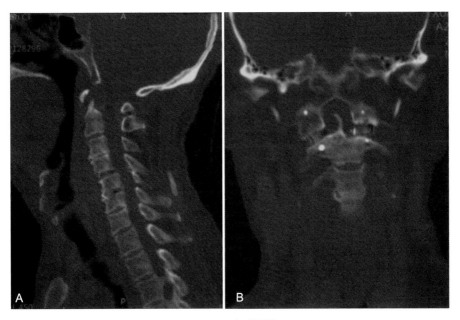

图 8-2-29 **术后颈椎 CT**

A. 颈椎 CT 矢状位重建显示寰枢椎脱位复位满意；B. 颈椎 CT 冠状位重建显示双侧寰枢椎侧块关节间融合器位置良好，寰椎侧方滑移复位满意

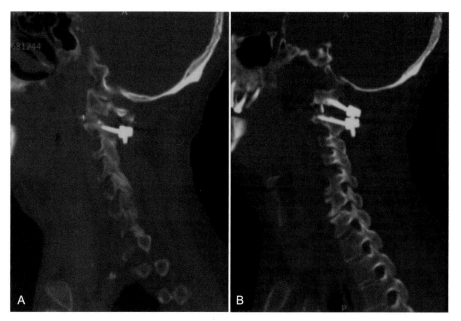

图 8-2-30　术后颈椎 CT 矢状位重建，可见寰枢椎两侧侧块关节融合器及内固定系统位置满意

（纪培志）

第三节　Goel A 型颅底凹陷的治疗

一、概述

颅底凹陷是颅颈交界区一种常见的骨性畸形，其发病机制常与寰枕融合、寰枢椎侧块发育不良、斜坡、枕髁发育不良等有关，以寰枕融合引发的颅底凹陷最为常见。寰枕融合后寰椎侧块高度丢失，造成枢椎齿突向上移位，齿状突超过钱氏线甚至枕骨大孔水平，形成颅底凹陷，一部分颅底凹陷患者同时出现寰齿间距增加，即合并寰枢椎失稳或脱位。Goel 在 2004 年将合并寰枢椎脱位的颅底凹陷定义为 A 型颅底凹陷，受到广泛认可。颅底凹陷患者寰枢椎关节面和齿突骨性结构的发育畸形，在颅骨重力的作用下寰枢椎关节面出现向前下方的剪切应力，引起寰枢椎关节出现滑脱；同时，齿突发育畸形，会导致寰齿关节稳定性破坏，对抗寰枢椎之间剪切应力的结构失效，最终导致寰枢椎脱位。Goel A 型颅底凹陷患者因为延髓和高位颈髓受到压迫，可出现肢体无力、感觉障碍、饮水呛咳和行走不稳等一系列症状，严重时可导致呼吸功能障碍，甚至危及生命，应积极采取治疗措施。复位颅底凹陷和寰枢椎脱位，解除延髓腹侧面压迫是治疗此类疾病的关键。

Goel 对 Goel A 型颅底凹陷提出的手术策略是进行寰枢椎固定，这种治疗策略强调固定失稳的寰枢椎，而非复位颅底凹陷。Goel A 型颅底凹陷多存在寰枕融合、寰枢椎侧方关节畸形绞锁等严重颅颈交界区骨性结构畸形。欲复位颅底凹陷必须纵向分离寰枢椎，使枢椎整体向尾侧移位，寰枢椎之间的韧带结构会阻碍这种复位操作，因而后路复位难度较大，多为中国学者分类标准中的"难复性寰枢椎脱位"。2005 年尹庆水等则提出在经口实现充分松解后，使用自主研发的 TARP 系统对寰枢关节进行复位和固定，然后在寰枢关节中植入自体髂骨，实现一期前路寰枢椎复位固定融合术，解剖复位成功率为 98.2%。王超等提出术中麻醉后应用颅骨牵引进行评价，如不能复位则首先采用前路经口松解寰枢椎前方张力带，再进行后路寰枢椎复位内固定。采用这一策略，寰枢椎复位率达到 98%，但并发症发生率也达到了 10%，其中大部分并发症是与前路经口松解相关。2019 年陈赞等提出通过后路寰枢椎关节间撑开复位融合术（PFDF）复位颅底凹陷并同时复位寰枢椎脱位。这一技术可以通过从后路在寰枢椎关节间进行撑开，间接松解寰枢椎前方张力带，使枢椎整体向尾侧移位，在关节间隙植入融合器可以代替因寰枕融合而丢失的寰椎侧块高度，达到复位颅底凹陷的作用。同时这一手术也可以达到松解寰枢椎侧方关节，解除关节间绞锁的效果，提高后路寰枢椎脱位的复位率。PFDF 可以通过关节间撑开间接达到松解寰枢椎前方张力带的作用，替代了前路经口松解的手术操作，减少了手术并发症的发生率。

复位术后早期，寰枢椎之间韧带会存在回弹的应力，导致内固定系统承受较大应力，在骨性融合之前内固定系统可能松动，甚至因金属疲劳发生断裂。在两侧寰枢椎关节间植入融合器以后，融合器在两侧关节间的支撑可以有效分散寰枢椎后路内固定系统承受的应力，有效避免骨融合以前发生内固定失败，前期的生物力学研究已经证实了上述理论。颅颈交界区畸形复位后需要形成坚强的骨性融合才能保证治疗的远期疗效，在寰枢椎关节间植骨比以往在枕颈交界区背外侧植骨更加符合 Wolff 定律，因而更容易形成坚强的骨性融合。2021 年陈赞团队的回顾研究报道患者术后无内固定失败发生，12 个月时骨性融合率基本可达到 100%。因此采用 PFDF 治疗 A 型颅底凹陷具有同时复位颅底凹陷和寰枢椎脱位的效果，是治疗 A 型颅底凹陷的首选技术。

PFDF 虽可以部分代替前路寰枢椎松解的操作，但后路寰枢椎关节间撑开松解也带来额外的操作难度和风险。A 型颅底凹陷患者大多数合并寰枕融合，寰椎后弓和两侧侧块与枕骨融合，椎动脉 V3 段常出现走行异常，遮挡寰枢椎关节后缘，甚至直接穿行寰枢椎关节，术前需要通过 CTA 详细判断椎动脉类型，采取相应操作技术避免术中损伤椎动脉（详见第 4 章），造成灾难性后果。此外，A 型颅底凹陷患者寰枢椎关节常因颅底凹陷位置较高，被枕鳞遮挡不易显露，而且常出现严重畸形，这给 PFDF 操作带来相当大的难度，需要术前详细判读患者颈椎 CT，评估实施 PFDF 的可行性，并且循序渐进。首先选择颅底凹陷较轻，寰枢椎关节畸形不严重的病例进行 PFDF，完全掌握这技术后，具备一定经验后，再进行复杂病例的手术。

二、典型病例

病例 1

男性，46 岁，颈部疼痛伴活动受限 30 余年。

【查体】四肢肌力正常（5 级），四肢腱反射正常，双上肢肌张力正常。病理征 Hoffmann 征阴性。术前神经功能评分：JOA 15 分。术前、术后影像学检查见图 8-3-1 ～图 8-3-5。

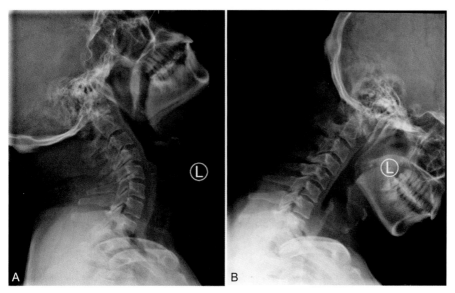

图 8-3-1　患者术前颈椎 X 线片

A. 颈椎过伸位 X 线平片显示寰枢椎复位；B. 颈椎过屈位 X 线平片显示寰枢椎脱位

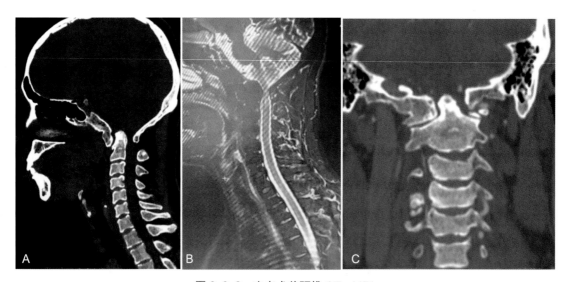

图 8-3-2　患者术前颈椎 CT、MRI

A. 颈椎 CT 矢状位重建可见 Goel A 型颅底凹陷；B. 颈椎 MRI 显示延髓腹侧面压迫严重；C. 颈椎 CT 冠状位重建可见枢椎齿突畸形

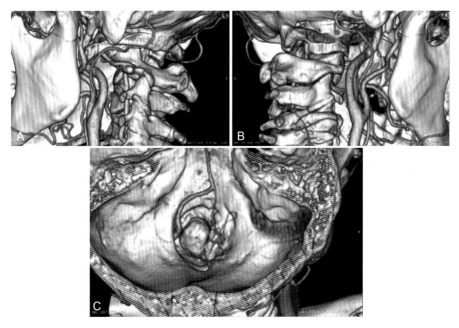

图 8-3-3 术前颈椎 CTA 三维重建

A. 可见左侧寰枕部分融合，寰椎部分寰椎后弓和横突孔保留，椎动脉走行正常，左侧寰枢椎关节面向前下方倾斜；B. 可见右侧寰枕部分融合，寰椎部分寰椎后弓和横突孔保留，椎动脉缺如，右侧寰枢椎关节面正常；C. 可见基底动脉主要由左侧椎动脉供血

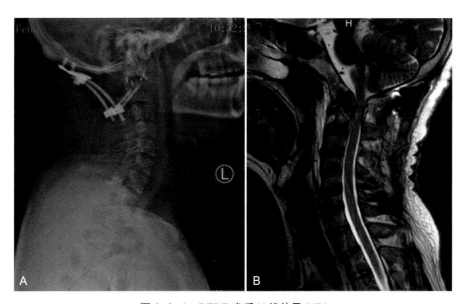

图 8-3-4 PFDF 术后 X 线片及 MRI

A. 患者术后颈椎侧位 X 线平片显示枕髁和枢椎后方置钉满意，关节间融合器位置满意；B. 术后颈椎磁共振正中矢状位显示脊髓腹侧面减压效果良好

【病例解读】患者为中年男性，寰枕融合导致寰椎高度丢失，引起颅底凹陷，同时合并寰枢椎失稳，诊断为 Goel A 型颅底凹陷。该患者寰枢椎关节面轻度畸形，在颅骨重力的作用下寰枢椎关节面出现向前下方的剪切应力，引起寰枢椎关节出现滑脱；同时齿突发育

畸形，导致寰齿关节失稳，无法保持寰枢椎在矢状面内的稳定性，最终导致寰枢椎脱位。齿突向上、向后移位造成脊髓腹侧面严重压迫，引起患者严重神经功能症状。

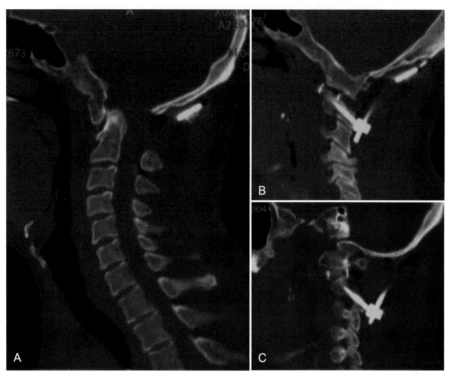

图 8-3-5　PFDF 术后颈椎 CT

A. 术后颈椎 CT 正中矢状位显示颅底凹陷和寰枢椎脱位均复位满意；B、C. 颈椎 CT 矢状位重建双侧枢椎椎弓根置钉位置满意，双侧关节间融合器位置合适

　　手术的关键在于复位颅底凹陷及寰枢椎脱位，解除脊髓腹侧面压迫，并进行植骨融合。我们采用后路关节间撑开复位颅底凹陷寰枢椎脱位。关节间松解撑开可以复位颅底凹陷寰枢椎脱位，解除脊髓腹侧面压迫。关节间植入融合器可以在保持复位稳定的同时促进寰枢椎关节间形成坚强骨性融合。上端固定物采用枕骨钛板，下端固定物采用枢椎椎弓根螺钉。术中 O 形臂或 C 形臂三维成像对于判断寰枢椎复位程度、关节间融合器和内固定螺钉位置非常重要。

　　术后复查 CT、磁共振可见内固定系统位置良好，Goel A 型颅底凹陷完全复位，脊髓压迫完全缓解。

病例 2

女性，42 岁，四肢麻木伴感觉障碍 10 月余。

【查体】四肢肌力正常（5 级），左侧上肢腱反射亢进，其余肢体腱反射正常，四肢肌张力正常，病理征 Hoffmann 征阴性。术前神经功能评分：JOA 13 分。术前、术后影像学检查见图 8-3-6～图 8-3-9。

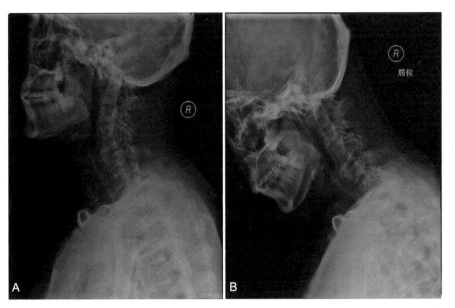

图 8-3-6　A、B. 患者术前过伸位过屈位颈椎 X 线片。可见寰枢椎脱位无明显复位，为难复性寰枢椎脱位

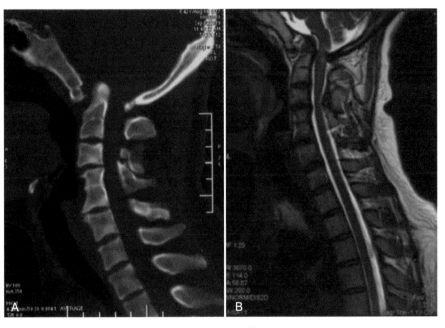

图 8-3-7　患者术前颈椎 CT、MRI

A. 颈椎 CT 正中矢状位可见寰枕融合，齿突超过钱氏线，寰齿间距增加，属于 Goel A 型颅底凹陷；B. 颈椎 MRI 显示延髓腹侧面压迫严重

【病例解读】患者为中年女性，诊断为 Goel A 型颅底凹陷，寰枕融合。该患者左侧寰枢椎关节面畸形严重，在颅骨重力的作用下寰枢椎关节面出现向前下方的剪切应力，引起寰枢椎关节出现滑脱；同时颈 2/ 颈 3 融合，齿突发育畸形，导致寰齿关节破坏，对抗寰枢椎之间剪切应力的结构失效，最终导致寰枢椎脱位。脊髓腹侧面压迫严重，患者神经功能症状明显，需要手术治疗。

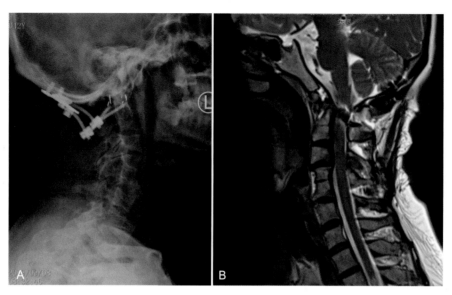

图 8-3-8　术后 X 线片及 MRI

A. 术后颈椎侧位 X 线平片显示枕髁和枢椎后方置钉满意，关节间融合器位置满意；B. 颈椎磁共振正中矢状位显示脊髓腹侧面减压效果良好

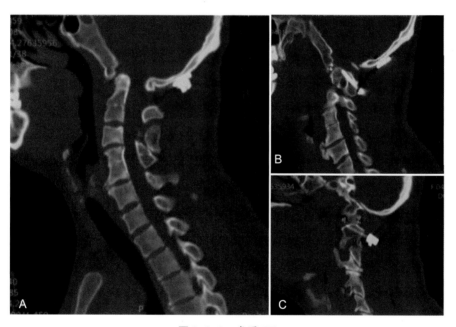

图 8-3-9　术后 CT

A. 术后颈椎 CT 正中矢状位显示寰枢椎复位满意；B、C. 显示上端枕骨钛板固定，下端双侧枢椎椎弓根置钉位置满意，双侧关节间融合器位置满意

　　手术的关键在于复位颅底凹陷及寰枢椎脱位，解除脊髓腹侧面压迫，并进行植骨融合，使颅颈交界区形成坚强骨性融合。我们采用后路关节间撑开复位颅底凹陷寰枢椎脱位。上端固定物采用枕骨钛板，下端固定物采用枢椎椎弓根螺钉。术中 O 形臂或 C 形臂三维成像对于判断寰枢椎复位程度、关节间融合器和内固定螺钉位置非常重要。

术后复查 CT、磁共振可见内固定系统位置良好，Goel A 型颅底凹陷完全复位，脊髓压迫完全缓解。

病例 3

女性，72 岁，双上肢麻木 8 年余，双手无力、行走不稳加重 1 年余。

【查体】四肢肌力正常（5 级），四肢腱反射亢进，四肢肌张力正常，病理征——Hoffmann 征阴性，Romberg 征阳性。术前神经功能评分：JOA 12 分。术前、术后影像学检查见图 8-3-10 ～图 8-3-12。

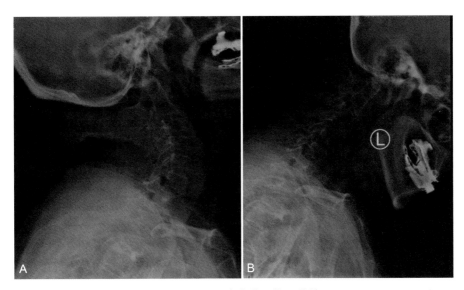

图 8-3-10　患者术前颈椎 X 线片

A. 侧位 X 线平片可见过伸位颈椎曲度异常，存在轻度脱位；B. 侧位 X 线过屈位显示明显寰枢椎脱位

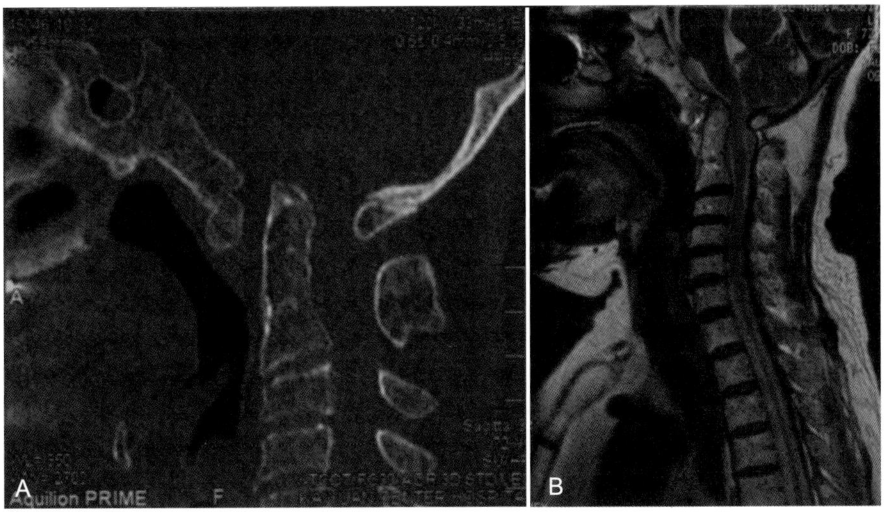

图 8-3-11　患者术前颈椎 CT、MRI

A. 颈椎 CT 正中矢状位可见寰枕融合，齿突超过钱氏线，寰齿间距增加，Goel A 型颅底凹陷；B. 颈椎 MRI 矢状位 T_2 像显示延髓腹侧面受到压迫

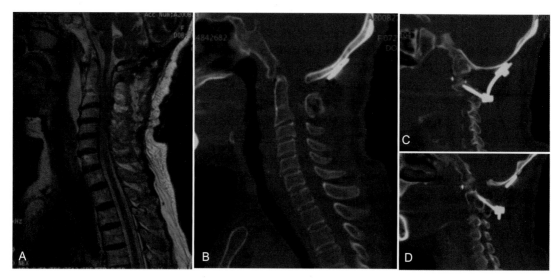

图 8-3-12　术后影像学检查

A. 术后颈椎磁共振正中矢状位显示脊髓腹侧面减压效果良好；B. 术后颈椎 CT 正中矢状位显示颅底凹陷和寰枢椎复位满意；C、D. 显示上端枕骨钛板固定，下端双侧枢椎椎弓根置钉位置满意，双侧关节间融合器位置合适

【病例解读】患者为老年女性，诊断为 Goel A 型颅底凹陷。寰枕融合后寰椎侧块高度丢失，造成枢椎齿突向上移位，齿突超过钱氏线甚至枕骨大孔水平，形成颅底凹陷。脊髓腹侧面压迫严重，患者神经功能症状明显，需要手术治疗。

手术的关键在于复位颅底凹陷及寰枢椎脱位，解除脊髓腹侧面压迫，并进行植骨融合，使颅颈交界区形成坚强骨性融合。我们采用后路关节间撑开复位颅底凹陷寰枢椎脱位。关节间松解撑开和植入融合器可以在保持复位稳定的同时促进寰枢椎关节间形成坚强骨性融合。上端固定物采用枕骨钛板，下端固定物采用枢椎椎弓根螺钉。术中 O 形臂或 C 形臂三维成像判断寰枢椎复位、关节间融合器和内固定螺钉位置满意。

术后复查 CT、磁共振可见内固定系统位置良好，Goel A 型颅底凹陷完全复位，脊髓压迫完全缓解。

病例 4

女性，48 岁，双上肢感觉减退伴有四肢无力 4 年。

【查体】四肢肌力正常（5 级），四肢肌力 4-，四肢腱反射亢进，四肢肌张力正常，病理征——Hoffmann 征阴性，Romberg 征阳性。术前神经功能评分：JOA 11 分。术前、术后影像学检查见图 8-3-13 ～图 8-3-17。

【病例解读】患者为中年女性，先天性寰枕融合导致颅底凹陷，患者寰齿间距增加，寰枢椎失稳，为 A 型颅底凹陷。颈椎磁共振正中矢状位显示脊髓腹侧面压迫严重，患者同时存在小脑扁桃体下疝和脊髓空洞症，神经功能症状明显，需要手术治疗。

对于合并小脑扁桃体下疝脊髓空洞症的 A 型颅底凹陷患者，手术的关键在于复位颅底凹陷及寰枢椎脱位，并进行植骨融合，使颅颈交界区形成坚强骨性融合，解除脊髓腹侧面压迫，大多数患者不需要进行颅后窝减压。如颅底凹陷寰枢椎脱位复位成功，脊髓腹侧面压迫解除，脊髓空洞可自行缓解。我们采用后路关节间撑开复位颅底凹陷寰枢椎脱位，后路寰枢椎关节间撑开松解可以有效复位颅底凹陷和寰枢椎脱位，术中在寰枢椎关节间植入融合器可以有效保持复位的稳定性。上端固定物采用枕骨钛板，下端固定物采用枢椎椎弓峡部和颈 3 侧块置钉。术中 O 形臂或 C 形臂三维成像判断寰枢椎复位、关节间融合器和内固定螺钉位置满意。

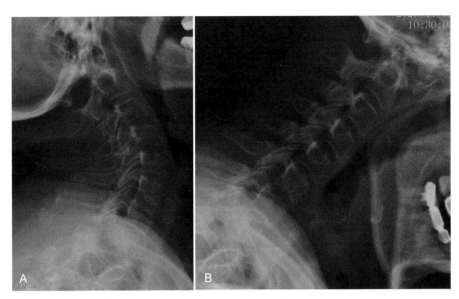

图 8-3-13　患者术前颈椎过伸过屈侧位 X 线片

A. 过伸位颈椎侧位 X 线片显示寰齿间隙缩小，为可复性寰枢椎脱位；B. 过伸位颈椎侧位 X 线片显示寰齿间距增加

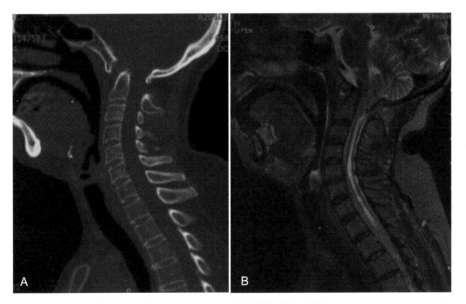

图 8-3-14　患者术前颈椎 CT、MRI

A. 颈椎 CT 正中矢状位可见寰枕融合，齿突超过钱氏线，同时寰齿间距增加，寰枢椎失稳，为 Goel A 型颅底凹陷；B. 颈椎 MRI 显示延髓腹侧面压迫严重，同时存在小脑扁桃体下疝，脊髓空洞

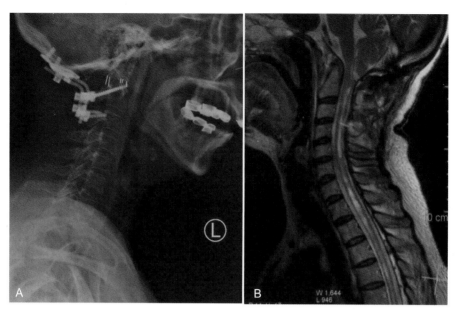

图 8-3-15　术后 X 线片及 MRI

A. 患者颈椎侧位 X 线平片显示枕骨和枢椎椎弓峡部置钉满意，关节间融合器位置满意，寰枢椎复位满意；B. 颈椎磁共振正中矢状位显示脊髓腹侧面减压效果良好，脊髓空洞明显减小

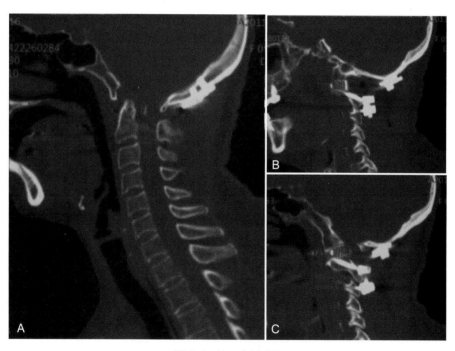

图 8-3-16　术后 CT

A. 术后颈椎 CT 正中矢状位显示颅底凹陷和寰枢椎复位满意；B、C. 显示上端枕骨钛板固定，下端双侧枢椎椎弓峡部、双侧颈 3 侧块置钉位置满意，双侧关节间融合器位置合适

　　术后复查 CT、磁共振可见内固定系统位置良好，Goel A 型颅底凹陷完全复位，脊髓压迫完全缓解，脊髓空洞有所减小。

病例 5

男性，51 岁，走路不稳 10 余年。

【查体】四肢肌力正常（5 级），四肢肌力 5-，四肢腱反射亢进，四肢肌张力正常，Hoffmann 征阴性。术前神经功能评分：JOA 14 分。术前、术后影像学检查见图 8-3-17 ～图 8-3-20。

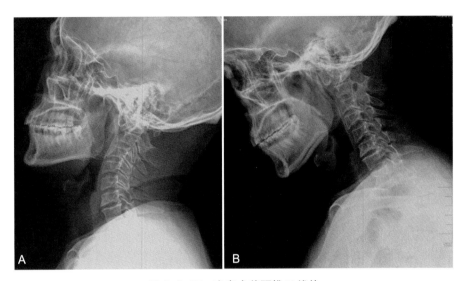

图 8-3-17　患者术前颈椎 X 线片

A. 侧位 X 线平片可见过伸位可见寰枢椎脱位无明显复位；B. 侧位 X 线过屈位显示寰枢椎脱位

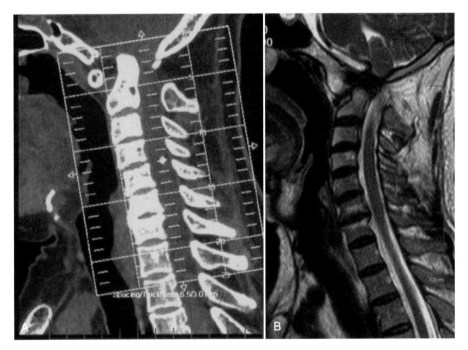

图 8-3-18　患者术前颈椎 CT、MRI

A. 颈椎 CT 正中矢状位可见患者存在寰枕融合，颅底凹陷和寰枢椎脱位，为 Goel A 型颅底凹陷；B. 颈椎 MRI 矢状位显示延髓腹侧面压迫严重

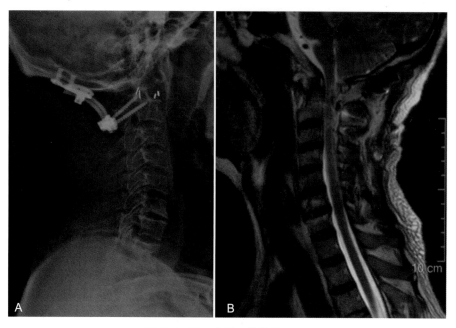

图 8-3-19　术后 X 线片及 MRI

A. 术后颈椎侧位 X 线平片显示枕骨和枢椎椎弓根峡部置钉满意，关节间融合器位置满意；B. 颈椎磁共振正中矢状位显示脊髓腹侧面减压效果良好

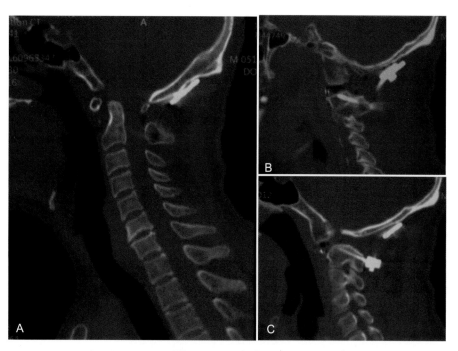

图 8-3-20　术后 CT

A. 术后颈椎 CT 正中矢状位显示寰枢椎复位满意；B、C. 显示上端枕骨钛板固定，下端双侧枢椎椎弓根峡部置钉位置满意，双侧关节间融合器位置合适

【病例解读】患者为中年男性，先天性寰枕融合，颅底凹陷，合并寰枢椎脱位，诊断

为 Goel A 型颅底凹陷。颈椎磁共振正中矢状位显示脊髓腹侧面压迫严重，患者神经功能症状明显。

　　手术的关键在于复位颅底凹陷及寰枢椎脱位，解除脊髓腹侧面压迫，并进行植骨融合，使颅颈交界区形成坚强骨性融合。我们采用后路关节间撑开复位颅底凹陷寰枢椎脱位。关节间松解撑开和置入融合器可以在保持复位稳定的同时促进寰枢椎关节间形成坚强骨性融合。上端固定物采用枕骨钛板，下端固定物采用枢椎椎弓根峡部螺钉。术后复查 CT 可见内固定系统位置良好，Goel A 型颅底凹陷完全复位，术后复查颈椎 MRI 显示脊髓压迫完全缓解。

　　病例 6
　　女性，54 岁，双手无力、行走不稳加重 4 年余。
　　【查体】双上肢肌力减退（4– 级），双上肢腱反射亢进，四肢肌张力正常，Hoffmann 征阳性。术前神经功能评分：JOA 13 分。术前、术后影像学检查见图 8-3-21 ～图 8-3-24。

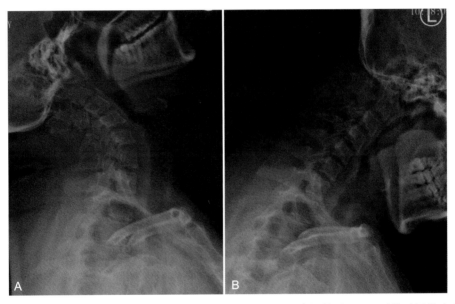

图 8-3-21　术前颈椎过伸过屈位 X 线平片，可见寰齿间隙增加，寰枢椎脱位，且过伸过屈位寰齿间隙无明显变化，为难复性寰枢椎脱位

　　【病例解读】患者为中年女性，诊断为 Goel A 型颅底凹陷，且患者有寰枕融合和 Klipple–Feil 综合征。该患者双侧寰枢椎关节面有明显的向前成角，在颅骨重力的作用下寰枢椎关节面出现向前下方的剪切应力，引起寰枢椎关节出现滑脱；同时齿突发育畸形，会导致寰齿关节破坏，对抗寰枢椎之间剪切应力的结构失效，最终导致寰枢椎脱位。齿突向上、向后移位造成脊髓腹侧面严重压迫，引起患者严重神经功能症状。

　　手术的关键在于复位颅底凹陷及寰枢椎脱位，解除脊髓腹侧面压迫。我们采用后路关节间撑开复位颅底凹陷和寰枢椎脱位。关节间植入融合器可以在保持复位稳定的同时促进寰枢椎关节间形成坚强骨性融合。上端固定物采用枕骨钛板，下端固定物采用枢椎椎弓根螺钉。术中 O 形臂或 C 形臂三维成像对于判断寰枢椎复位程度、关节间融合器和内固定螺钉位置非常重要。

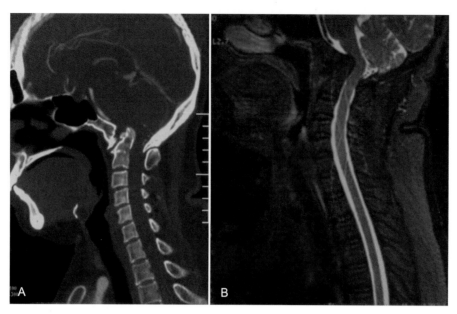

图 8-3-22　患者术前颈椎 CT、MRI

A. 颈椎 CT 正中矢状位可见齿突超过钱氏线，寰齿间距扩大，寰枢椎严重滑脱，为 Goel A 型颅底凹陷；B. 颈椎 MRI 显示延髓腹侧面压迫严重

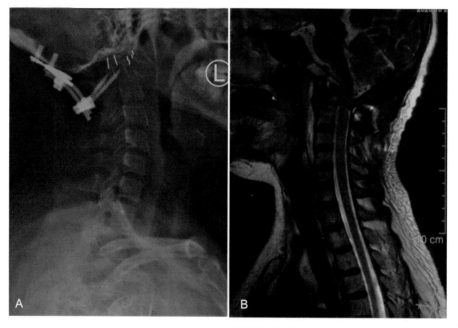

图 8-3-23　术后 X 线片及 MRI

A. 患者颈椎侧位 X 线平片显示枕骨和枢椎置钉满意，关节间融合器位置满意；B. 颈椎磁共振正中矢状位显示脊髓腹侧面减压效果良好

　　术后复查 CT、磁共振可见内固定系统位置良好，Goel A 型颅底凹陷完全复位，脊髓压迫完全缓解。

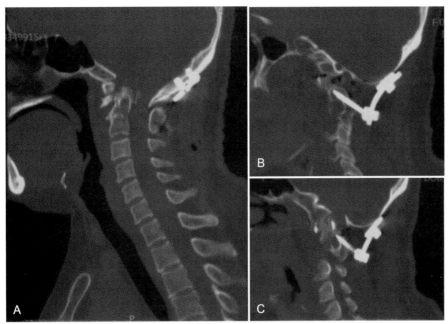

图 8-3-24 术后 CT

A. 术后颈椎 CT 正中矢状位显示颅底凹陷和寰枢椎脱位复位满意；B、C. 显示上端枕骨钛板固定，下端双侧枢椎椎弓根置钉位置满意，双侧关节间融合器位置合适

病例 7

女性，48 岁，发作性颈部疼痛伴行走不稳 8 月余。

【查体】双上肢肌力减退（5- 级），双上肢腱反射亢进，四肢肌张力正常，左侧病理征——Hoffmann 征阳性，Babinski 征阳性。术前神经功能评分：JOA14 分。术前、术后影像学检查见图 8-3-25 ～图 8-3-28。

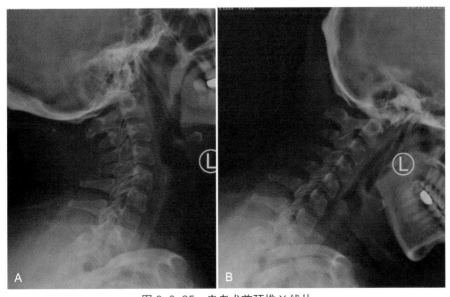

图 8-3-25 患者术前颈椎 X 线片

A. 侧位 X 线片可见寰枕融合，寰齿间距扩大；B. 侧位 X 线过屈位显示明显寰枢椎脱位

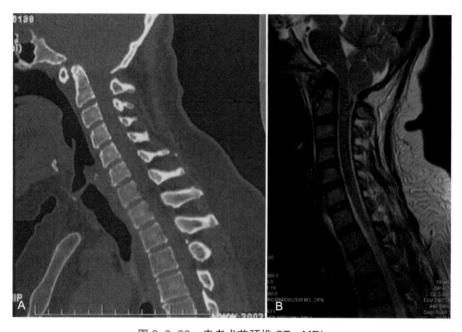

图 8-3-26　患者术前颈椎 CT、MRI

A. 颈椎 CT 正中矢状位可见 Goel A 型颅底凹陷；B. 颈椎 MRI 显示延髓腹侧面压迫严重

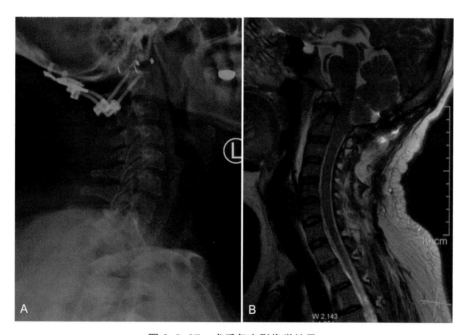

图 8-3-27　术后复查影像学结果

A. 患者颈椎侧位 X 线平片显示枕骨和枢椎后方置钉满意，关节间融合器位置满意；B. 颈椎磁共振正中矢状位显示脊髓腹侧面减压效果良好

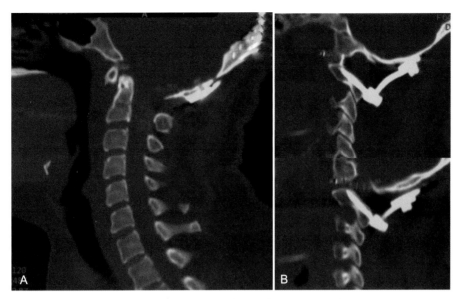

图 8-3-28　患者术后复查颈椎 CT 三维重建

A. 术后颈椎 CT 正中矢状位显示寰枢椎复位满意；B、C. 显示上端枕骨钛板固定，下端双侧枢椎椎弓根置钉位置满意，双侧关节间融合器位置合适

【病例解读】患者为中年女性，诊断为 Goel A 型颅底凹陷，寰枕融合后寰椎侧块高度丢失，造成枢椎齿突向上移位，齿突超过钱氏线甚至枕骨大孔水平，形成颅底凹陷。脊髓腹侧面压迫严重，患者神经功能症状明显，需要手术治疗。

手术的关键在于复位颅底凹陷及寰枢椎脱位，解除脊髓腹侧面压迫。我们采用后路关节间撑开复位颅底凹陷寰枢椎脱位，关节间植入融合器可以有效复位颅底凹陷和寰枢椎脱位，并增加术后寰枢椎的稳定性和融合率。上端固定物采用枕骨钛板，下端固定物采用枢椎椎弓根螺钉。术中 O 形臂或 C 形臂三维成像对于判断寰枢椎复位程度、关节间融合器和内固定螺钉位置非常重要。

术后复查 CT、磁共振可见内固定系统位置良好，Goel A 型颅底凹陷完全复位，脊髓压迫完全缓解。

病例 8

女性，40 岁，左上肢疼痛 2 年，左手麻木 6 个月。

【查体】双上肢肌力减退（5- 级），双上肢腱反射亢进，四肢肌张力正常，左侧 Hoffmann 征阳性，Babinski 征阳性。术前神经功能评分：JOA 14 分。术前、术后影像学检查见图 8-3-29 ～图 8-3-32。

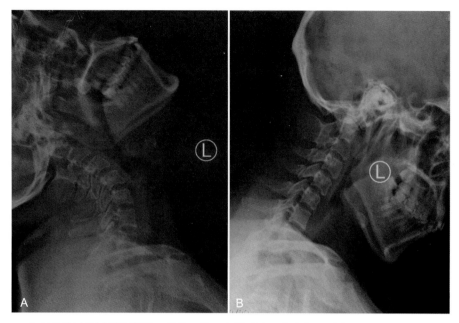

图 8-3-29　患者术前过伸过屈位颈椎 X 线片，显示寰枕融合，寰齿间距扩大，且过伸过屈位无明显变化，为难复性寰枢椎脱位

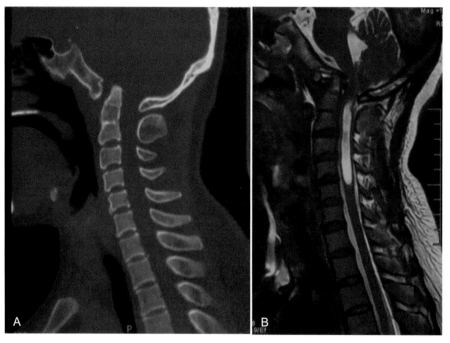

图 8-3-30　患者术前颈椎 CT、MRI
A. 颈椎 CT 正中矢状位可见 Goel A 型颅底凹陷；B. 颈椎 MRI 显示延髓腹侧面压迫严重，脊髓空洞形成

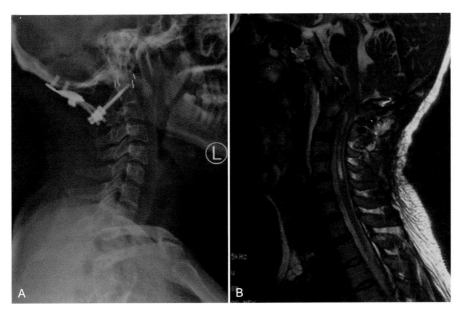

图 8-3-31　患者术后复查影像学结果

A. 患者颈椎侧位 X 线平片显示枕骨和枢椎后方置钉满意，关节间融合器位置满意；B. 颈椎磁共振正中矢状位显示脊髓腹侧面减压效果良好，脊髓空洞较前明显减小

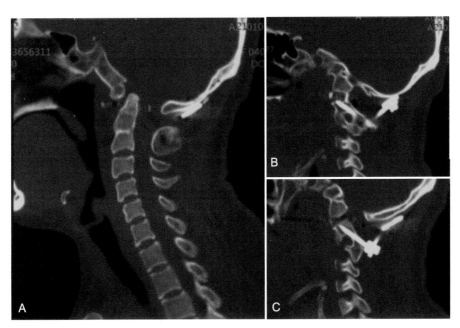

图 8-3-32　患者术后复查颈椎 CT 三维重建

A. 术后颈椎 CT 正中矢状位显示寰枢椎复位满意；B、C. 显示上端枕骨钛板固定，下端双侧枢椎椎弓根置钉位置满意，双侧关节间融合器位置合适

【病例解读】患者为中年女性，诊断为 Goel A 型颅底凹陷，且患者有寰枕融合和 C_2-C_3 融合。寰枕融合后寰椎侧块高度丢失，造成枢椎齿突向上移位，齿突超过钱氏线甚至枕骨大孔水平，形成颅底凹陷。脊髓腹侧面压迫严重，患者神经功能症状明显，需要手术治疗。

手术的关键在于复位颅底凹陷及寰枢椎脱位，解除脊髓腹侧面压迫。我们采用后路关节间撑开复位颅底凹陷，在关节间隙内放置融合器，以关节间融合器为支点，通过后路内固定系统悬臂操作复位寰枢椎脱位。术中 O 形臂或 C 形臂三维成像对于判断寰枢椎复位程度、关节间融合器和内固定螺钉位置非常重要。

术后复查 CT、磁共振可见内固定系统位置良好，Goel A 型颅底凹陷完全复位，脊髓压迫完全缓解。此类患者脊髓空洞形成原因为齿突对脊髓腹侧面压迫，当颅底凹陷和寰枢椎脱位复位后，脊髓腹侧面压迫解除，脊髓空洞自然缓解，无须进行颅后窝减压。

（咸茂杨）

第四节　Goel B 型颅底凹陷的治疗

一、概述

颅底凹陷症是由于颅颈交界区发育异常，如斜坡短小、枕髁发育不全、寰椎高度丢失、寰枕融合等，造成齿突上移，引起延髓、小脑和颈髓受压，而导致一系列神经症状。据 Goel 等的文章，颅底凹陷分为两类——伴有寰枢椎脱位的 A 型和不伴有寰枢椎脱位的 B 型。

（一）临床表现

B 型颅底凹陷患者，早期多无症状，不易发现。临床症状以四肢或躯干麻木、无力或疼痛，颈部不适为主，严重时可出现大小便异常，声音嘶哑，吞咽困难，饮水呛咳等症状。B 型颅底凹陷常合并脊髓空洞症，出现分离性感觉障碍。

（二）诊断

诊断 B 型颅底凹陷最常用的影像学检查为 X 线检查、CT 扫描及三维重建和 MRI 扫描。X 线检查为最便捷及可靠的检查，可见齿突高出正常水平而突入枕骨大孔。CT 扫描可更准确地评估颅颈交界区的骨性解剖结构。在正中矢状位片上，若齿突超过钱氏线 5mm，寰齿间距正常，即可诊断 B 型颅底凹陷。B 型颅底凹陷患者在正中矢状位片上还可以发现齿突超过腭枕线(Chamberlain line),但不超过斜坡延长线(Wackenheim line)和枕骨大孔线(McRae line)。见图 8-4-1。

（三）治疗

对于 B 型颅底凹陷的研究较少，关于治疗方法目前尚未统一。最常见的治疗方法为颅后窝减压术，颅后窝减压手术虽然可以扩大颅后窝容积，但无法纠正颅底凹陷，无法缓解患者脊髓腹侧面受到的压迫，因而不能完全缓解患者的症状。部分患者颅后窝减压手术后，颅颈交界区稳定性进一步受到破坏，患者临床症状进一步加重。Goel 等提出通过寰枢椎固定术治疗 B 型颅底凹陷，但此理论未关注齿突向上位移造成的脊髓受压。Chandra、Salunke 等提出采用 C_1-C_2 撑开 + 固定术治疗 B 型颅底凹陷，此技术寰齿间软组织的松解不完全，齿突复位效果欠佳。对于有明显脊髓腹侧面压迫的患者，需要进行经口或经鼻齿突切除术，一期或二期进行后路寰枢椎内固定手术。但经口手术存在术后感染、误吸继发肺部感染等风险。

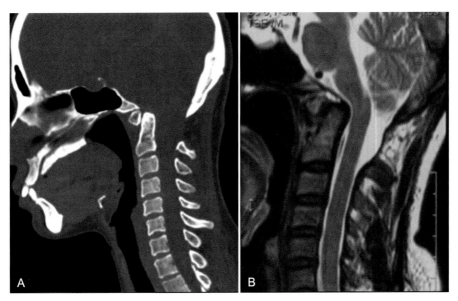

图 8-4-1　B 型颅底凹陷典型影像，可见齿突超过钱氏线，但未超过斜坡延长线（Wackenheim line）和枕骨大孔线（McRae line），寰齿间距（ADI）＜ 3mm

（四）预后和疗效

在笔者所在中心开展的一项回顾性临床研究中，通过分析 2017 年 3 月至 2021 年 12 月来院就诊的 54 例 B 型颅底凹陷患者的临床数据，证明使用后路寰枢椎关节间撑开复位融合术（PFDF）治疗 B 型颅底凹陷可以达到满意的治疗效果。其中齿突尖至钱氏线距离（DCL）由术前的（12.20 ± 4.01）mm 减少至术后的（8.27 ± 4.25）mm，斜坡枢椎角由术前的（131.66 ± 11.45）°提升至术后的（136.58 ± 11.02）°，证明颅底凹陷有效复位；延髓脊髓角由术前的（140.00 ± 10.84）°提升至术后的（154.19 ± 7.71）°；颅颈交界腹侧三角区面积（由斜坡最下缘、枢椎椎体后下缘及颅颈交界区最背突向脑干腹侧点所构成的三角形，Cranio–Vertebral junction triangular area, TA）由术前的（1.86 ± 0.70）cm^2 减少至术后的（1.40 ± 0.45）cm^2，证明神经受压程度明显减轻；JOA 评分由术前的（12.91 ± 1.50）分提升至随访时的（15.43 ± 0.99）分，证明临床症状显著缓解。

综上，使用关节间撑开复位融合术，通过两侧关节间撑开复位颅底凹陷并调整斜坡枢椎角，通过关节间植入融合器保持关节间隙高度，可以有效复位颅底凹陷并保持复位状态，减轻骨性结构对神经的压迫，缓解临床症状。但对于扁平颅底、斜坡短小等颅底畸形严重的患者，可能需要同期行齿突切除术，以保证手术效果。

二、典型病例

病例 1

患者男性，40 岁，因"左侧肢体麻木无力 2 个月"入院。

【查体】左上肢肌力 5- 级，浅感觉正常，左侧 Hoffmann 征阳性。JOA 评分 14 分，Kj and Samii 评分 32 分。术前、术后影像学检查见图 8-4-2 ～图 8-4-4。

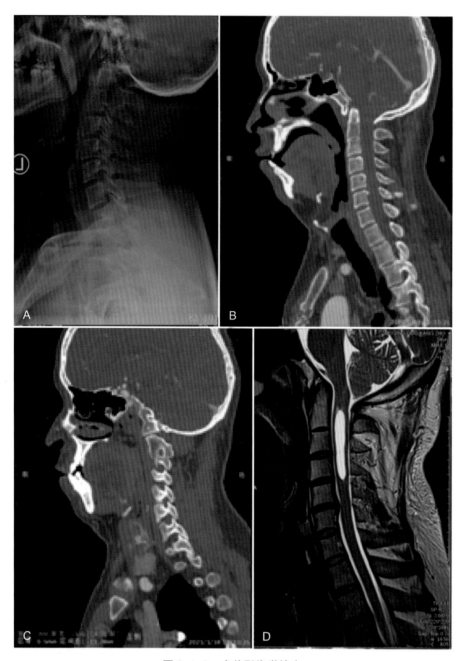

图 8-4-2　术前影像学检查

A～C. 术前 X 线平片、CT 示 B 型颅底凹陷、寰枕融合，C_2-C_3 融合；D. 术前磁共振示脊髓受压，合并 C_2-C_4 节段脊髓空洞

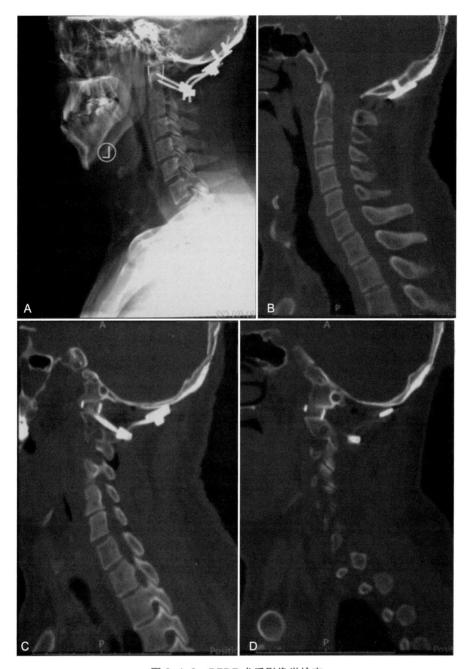

图 8-4-3　PFDF 术后影像学检查

A. 术后 X 线平片可见关节间融合器、枕颈内固定系统位置良好；B ～ D. 颈椎 CT 矢状位重建可见颅底凹陷完全复位，关节间融合器和颈枕内固定系统位置满意

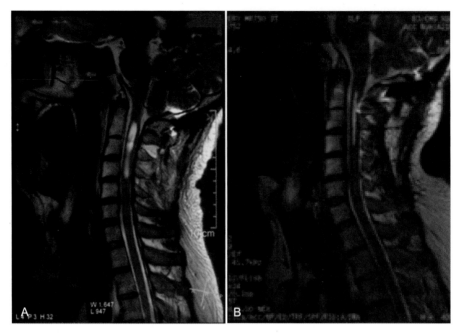

图 8-4-4　术后颈椎 MRI 检查

A. 术后 MRI 可见颈髓受压缓解，脊髓空洞缩小；B. 术后 6 个月复查颈椎 MRI 可见脊髓空洞进一步缩小

【病例解读】颅底凹陷常合并脊髓空洞，脊髓空洞形成是由于齿突对脊髓有明显压迫，影响脑脊液循环，导致中央管扩大、空洞形成。治疗脊髓空洞要点是解除齿突对脊髓腹侧面的压迫，恢复正常的脑脊液循环。

对于此类 B 型颅底凹陷患者，行关节间撑开融合术，可以有效复位颅底凹陷，使枢椎整体向尾侧移动，解除对脊髓腹侧面的压迫，不需要进行颅后窝减压，脊髓空洞自行缩小。此例患者行后路寰枢椎关节间撑开融合术，在两侧侧方关节间置入融合器，后路使用钉棒系统进行内固定。术后症状缓解，JOA 评分 17 分。患者术后 CT 示颅底凹陷复位，磁共振示脊髓压迫改善，脊髓空洞较前缩小。术后 6 个月随访可见脊髓空洞进一步缩小，患者症状完全缓解。

病例 2

患者女性，63 岁，主因"四肢麻木、无力、吞咽困难、饮水呛咳"2 年，加重 1 年入院。既往曾于 6 个月前行后颅凹减压术。

【查体】四肢肌力 4 级，吞咽困难、饮水呛咳。JOA 评分 14 分。术前、术后影像学检查见图 8-4-5 ～图 8-4-8。

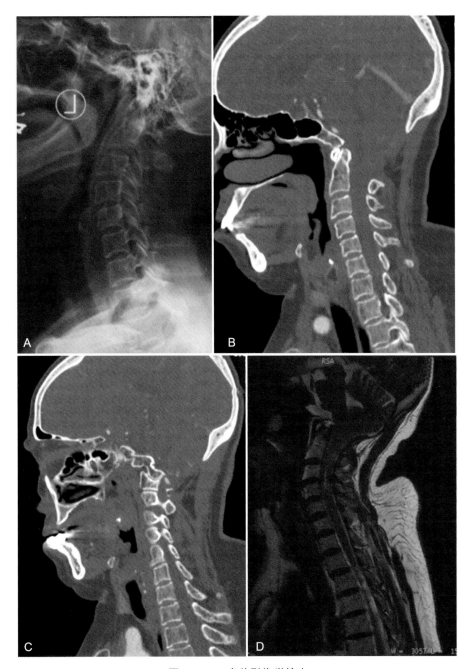

图 8-4-5　术前影像学检查

A. 术前 X 线平片可见颅底凹陷；B ～ C. 术前颈椎 CT 矢状位重建可见斜坡发育异常（斜坡长 2.83cm）、颅底凹陷、颅后窝减压术后造成寰椎后弓和大面积枕鳞缺如；D. 术前 MRI 可见脊髓严重受压，脊髓空洞形成

【病例解读】此例患者 2 年前出现头晕、颈背部疼痛伴四肢麻木，6 个月前至当地医院就诊，行颅后窝减压术，术后症状缓解。2 个月前再次出现四肢麻木、无力，较第一次术前加重，伴吞咽困难、饮水呛咳。术前检查可见此例患者为明显的斜坡发育畸形造成的颅底凹陷，正中矢状位 CT 可见斜坡短小（2.83cm），行颅后窝减压仅可间接减压，无法直接解除延髓腹侧面的压迫，所以无法从根本上缓解患者症状。

　　故采用后路寰枢椎关节间撑开复位融合术手术治疗。由于椎动脉对寰枕侧方关节间隙严重遮挡，所以手术中双侧侧方关节交替逐步撑开，复位满意后植入融合器，后路钉棒系统内固定。术后 JOA 评分 16 分，患者症状改善。患者术后 CT 示颅底凹陷缓解，磁共振示脊髓压迫改善。

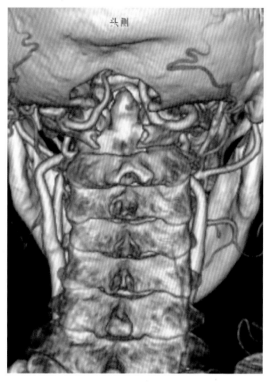

图 8-4-6　颈椎 CTA 三维重建可见双侧椎动脉走行遮挡寰枢椎侧方关节，寰椎后弓和大面积枕鳞缺如

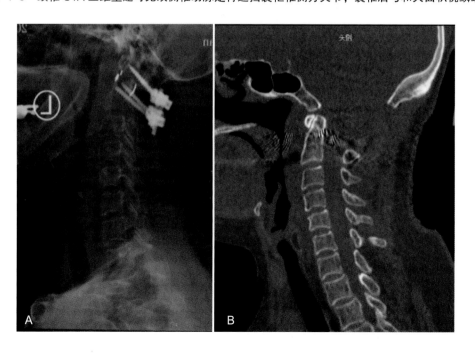

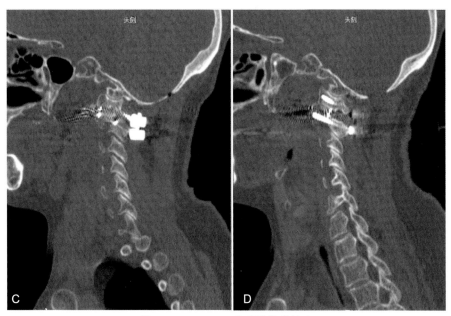

图 8-4-7　PFDF 术后影像学检查

A. 术后 X 线平片可见关节间融合器位置满意，C_1-C_2 椎弓根螺钉内固定；B ～ D. 术后颈椎 CT 矢状位重建可见颅底凹陷复位，关节间融合器和 C_1、C_2 椎弓根螺钉位置良好

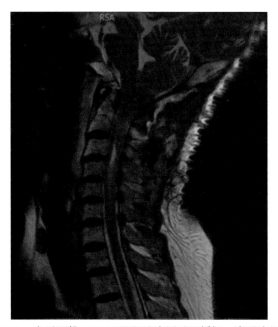

图 8-4-8　术后颈椎 MRI 可见颈髓腹侧受压缓解，脊髓空洞缩小

病例 3

患者男性，42 岁，主因"左上肢痛温觉减退 9 年，声音嘶哑、吞咽异物感 1 个月"入院，既往 1 年前曾行颅后窝减压手术。

【查体】左上肢痛温觉、触觉减退，患者声音嘶哑。JOA 评分 15 分。术前、术后影像学检查见图 8-4-9、图 8-4-10。

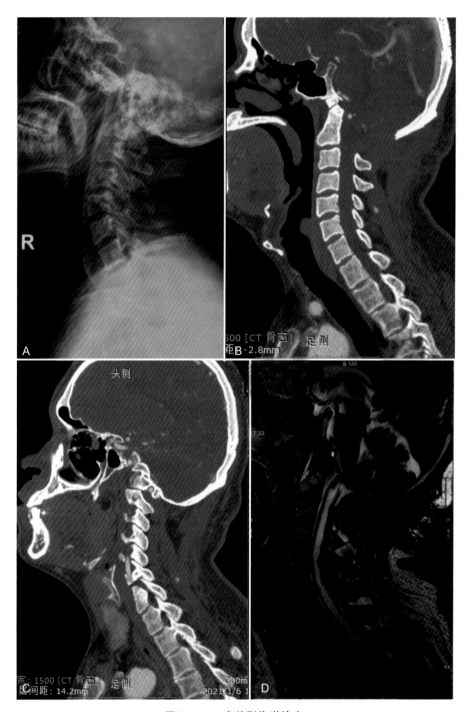

图 8-4-9　术前影像学检查

A. 术前 X 线平片可见颅底凹陷；B ～ C. 术前颈椎 CT 矢状位重建可见寰枕融合、斜坡发育异常、颅底凹陷、枕鳞部分缺如；D. 术前 MRI 可见颈髓受压，颈胸长节段脊髓空洞

　　【病例解读】患者为典型的颅底（斜坡）发育异常造成的颅底凹陷。斜坡短小造成颅底高度丢失，枢椎向上侵入枕骨大孔，压迫延髓和颈髓，产生严重症状。患者既往行后路减压手术，只能达到间接减压效果，不能缓解脊髓腹侧面压迫，因而效果不佳。采用后路

寰枢椎关节间撑开融合技术可以使枢椎向下移位，减少齿突对脊髓腹侧面的压迫。相较于A型颅底凹陷，B型颅底凹陷患者 C_0-C_2 前方张力带结构完整，张力较大。手术时注意充分松解，达到充分复位后于侧方关节间植入融合器，促进植骨融合。

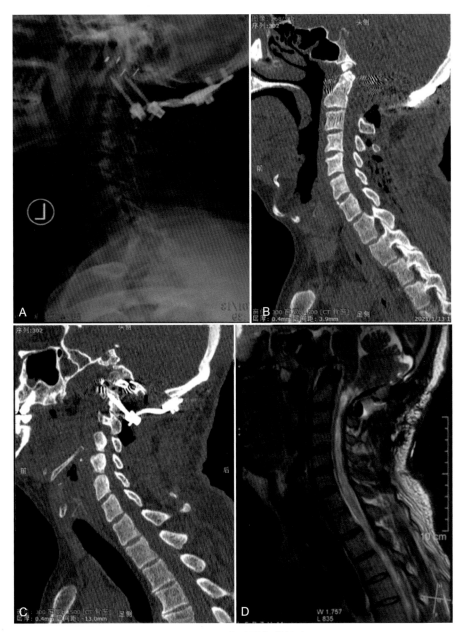

图 8-4-10　术后影像学检查

A～C. 术后 X 线片、CT 可见关节间融合器和颈枕内固定系统位置良好，颅底凹陷复位；D. 术后 MRI 可见颈髓受压缓解，脊髓空洞缩小

此例患者采用后路寰枢椎关节间撑开复位技术，有效复位患者颅底凹陷，脊髓腹侧面压迫得到有效缓解，术后脊髓空洞明显缩小。患者术后 JOA 评分 16 分，术后症状缓解。

病例4

患者女性，59岁，主因"双下肢无力20年，饮水呛咳、呼吸异常2个月"入院，既往2年前行颅后窝减压手术。

【查体】双下肢肌力4级，饮水呛咳，偶发呼吸暂停。JOA评分15分。术前、术后影像学检查见图8-4-11、图8-4-12。

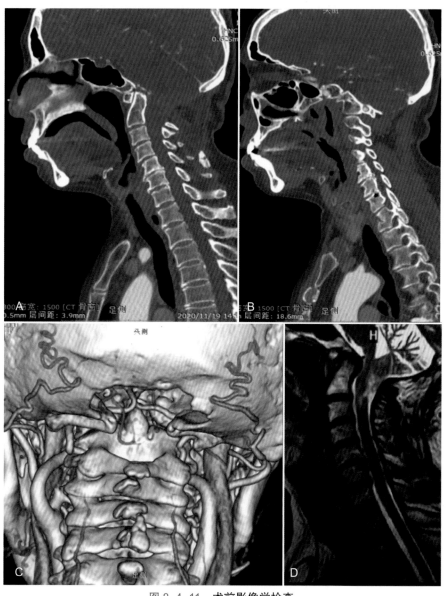

图 8-4-11　术前影像学检查

A、B. 术前颈椎CT矢状位重建可见寰枕融合、基底角增大（扁平颅底）、颅底凹陷，寰齿间距正常，为B型颅底凹陷；同时可见既往后颅凹减压术后部分枕鳞缺如。C. 颈椎CTA及三维重建可见既往颅后窝减压造成大面积枕鳞缺如。D. 术前MRI可见齿突及后方软组织压迫脊髓

【病例解读】此例患者病史较长，既往因双下肢无力至当地医院就诊，2年前行颅后窝减压术后症状无明显改善，其原因在于，颅底凹陷患者引起患者症状的主要原因是齿突压

迫患者脊髓腹侧，颅后窝减压无法缓解患者神经结构受到的压迫。2 个月前无明显诱因出现饮水呛咳、呼吸暂停，为典型的延髓受压症状。患者症状加重的原因可能在于颅后窝减压术后，进一步破坏了患者颅颈交界区的稳定性，导致神经功能障碍加重。术前颈椎 MRI 可见齿突压迫患者脊髓。对于此类患者，通过后路寰枢椎关节间撑开可以使齿突向尾侧移位，达到复位颅底凹陷的作用，从而解除脊髓受到的压迫。在关节间撑开的过程中需注意充分松解寰枕、寰枢椎间软组织。

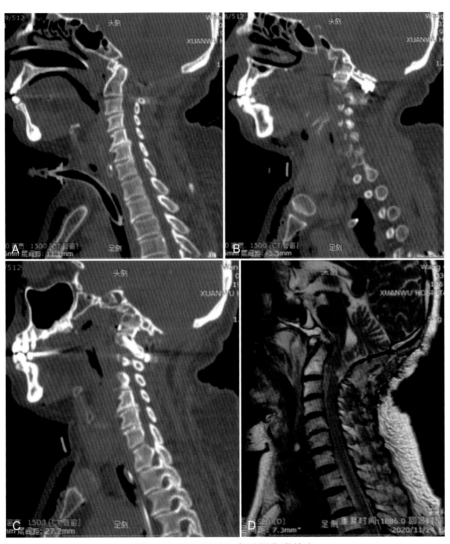

图 8-4-12　PFDF 术后影像学检查

A ～ C. 术后颈椎 CT 矢状位重建可见两侧寰枢椎关节间融合器位置满意，枕髁和枢椎椎弓峡部螺钉位置满意，齿突下移，颅底凹陷复位；D. 术后颈椎 MRI 可见颈髓受压缓解

此例患者采用后路寰枢椎关节间撑开复位技术，充分松解软组织复位颅底凹陷，复位满意后在两侧侧方关节间植入融合器。患者前次颅后窝减压手术导致枕鳞大面积缺损，因此采用枕髁和枢椎椎弓峡部置钉进行内固定。患者术后症状缓解，JOA 评分 16 分。患者术后 CT 显示颅底凹陷复位，磁共振显示脊髓压迫改善。

病例 5

男性，43 岁，主因"左上肢及双下肢麻木、深感觉障碍、走路不稳、精细活动变差"入院。

【查体】左上肢及双下肢触觉减退，双下肢肌力 4 级，深感觉减退、双侧跟膝胫试验阳性、闭目难立征阳性、双侧肱二头肌反射、膝反射增强、双侧 Hoffmann 征阳性。JOA 评分 14 分。术前、术后影像学检查见图 8-4-13、图 8-4-14。

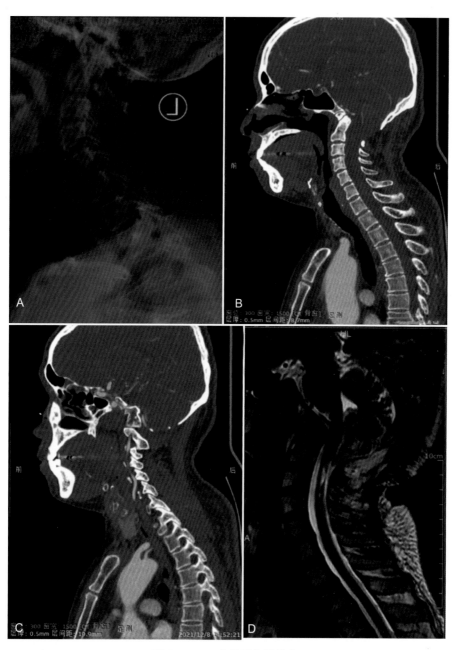

图 8-4-13　术前影像学检查

A. 术前 X 线片可见颅底凹陷；B、C. 术前颈椎 CT 矢状位重建可见寰枕融合、斜坡发育异常（斜坡短小，2.91cm）、严重颅底凹陷（齿突距钱氏线 22.1mm），并可见后颅凹减压术后枕鳞部分缺损；D. 术前颈椎 MRI 可见颈髓受压、脊髓空洞形成

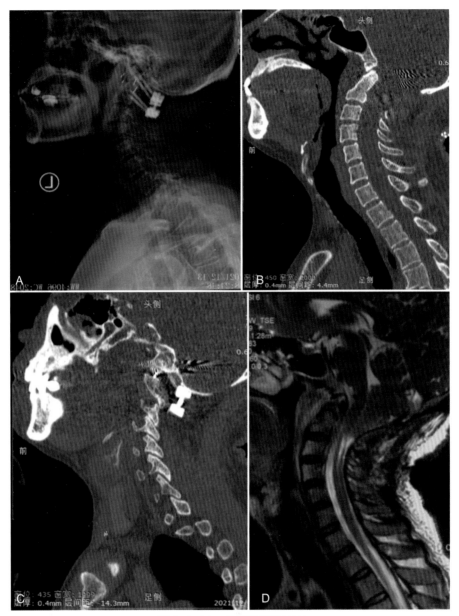

图 8-4-14　术后影像学检查

A ～ C. 术后颈椎 X 线片、CT 可见 C_1-C_2 内固定，颅底凹陷复位；D. 术后颈椎 MRI 可见颈髓受压缓解，脊髓空洞缩小

【病例解读】此例患者症状明显，病程较长，神经功能障碍严重。23 年前在当地医院行颅后窝减压术，术后症状未缓解，症状进行性加重，其原因在于对于颅底凹陷患者，脊髓压迫主要来自脊髓腹侧面，后路减压无法缓解脊髓腹侧面压迫，因此患者症状无法缓解。

　　此例患者采用后路寰枢椎关节间撑开复位技术，充分松解寰枢椎侧方关节后，在双侧侧方关节间植入融合器，使枢椎整体向尾侧移位，达到了复位颅底凹陷的效果，由于患者进行过颅后窝减压术，枕鳞大部分缺失，因此只能采用枕髁和枢椎椎弓峡部螺钉进行内固定。由于 PFDF 可以有效复位颅底凹陷，缓解患者脊髓腹侧面受到的压迫，患者术后症状缓解，

JOA 评分为 16 分。术后复查可见颅底凹陷复位，脊髓压迫解除。

病例 6

女性，42 岁，主因"四肢及躯干麻木、温度觉减退、行走不稳 2 年"入院。

【查体】四肢肌力 5– 级，肌张力正常。指鼻试验、轮替运动、跟 – 膝 – 胫试验、闭目难立征阳性，双侧 Hoffmann 征、Babinski 征阳性。行走呈醉酒步态。JOA 评分 13 分。术前、术后影像学检查见图 8-4-15、图 8-4-16。

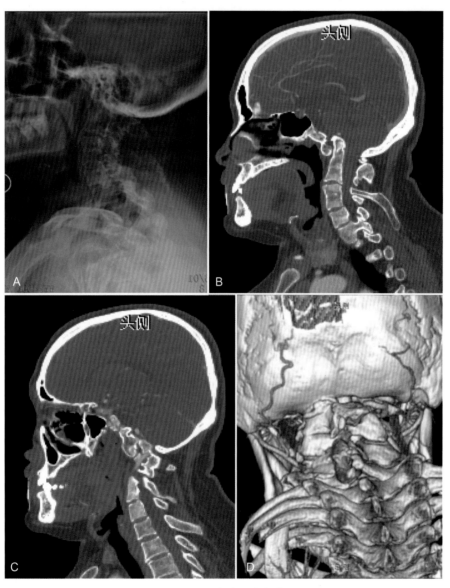

图 8-4-15　术前影像学检查

A. 术前 X 线片可见颅底凹陷，下颈椎分节不良；B ~ C. 术前颈椎 CT 矢状位重建可见寰枕融合、侧方关节严重畸形、斜坡发育异常、颅底凹陷、C_2–C_3 融合、C_4–C_5 融合；D. 颈椎 CTA 及三维重建可见右侧椎动脉走行异常，遮挡寰枢椎侧方关节

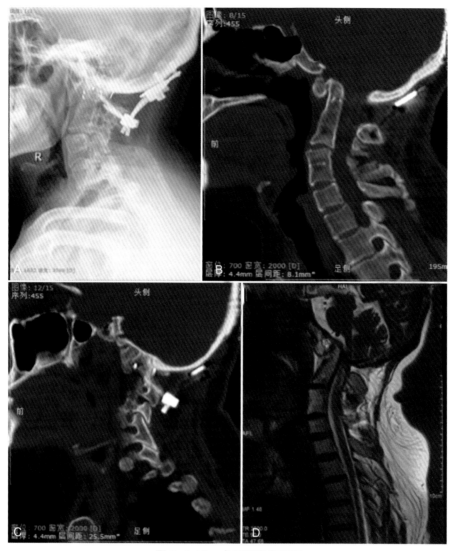

图 8-4-16 **术后影像学检查**

A. 术后颈椎 X 线侧位片可见关节间融合器位置满意，枕颈内固定系统位置良好；B、C. 颈椎 CT 矢状位重建可见
颅底凹陷完全复位，寰枢椎关节间融合器和颈枕内固定系统位置良好；D. 术后颈椎 MRI 可见颈髓受压缓解

【病例解读】此例患者颈椎骨性结构存在复杂畸形，寰枢椎侧方关节完全绞索，右侧
椎动脉严重遮挡寰枢椎关节。这些解剖结构畸形给后路关节间的操作带来极大难度，最大
难度在于如何保护右侧走行异常的椎动脉。我们采用的策略是沿枢椎椎弓峡部进行分离，
用剥离子将椎动脉向头侧推开，显露寰枢椎关节间隙，然后进行关节间隙撑开操作。当关
节间隙被撑开至一定高度后，植入关节间融合器对关节间隙进行支撑，达到复位颅底凹陷
的效果。术前 CTA 及三维重建可以评估寰枢椎关节畸形的严重程度，椎动脉走行的位置，
这对于制订适宜的手术策略，保证手术安全非常重要。

术后复查影像学可见患者颅底凹陷完全复位，脊髓压迫减轻。患者症状缓解，JOA 评
分为 16 分。

病例 7

男性，50 岁，主因"颈背部麻木不适 1 年"入院。

【查体】四肢及躯干浅感觉正常，双侧肱二头肌反射、肱三头肌反射、桡骨膜反射、膝反射、踝反射亢进，肌阵挛未引出，双侧 Hoffmann 征、左侧 Babinski 征阳性。术前 JOA 评分 15 分。术前、术后影像学检查见图 8-4-17、图 8-4-18。

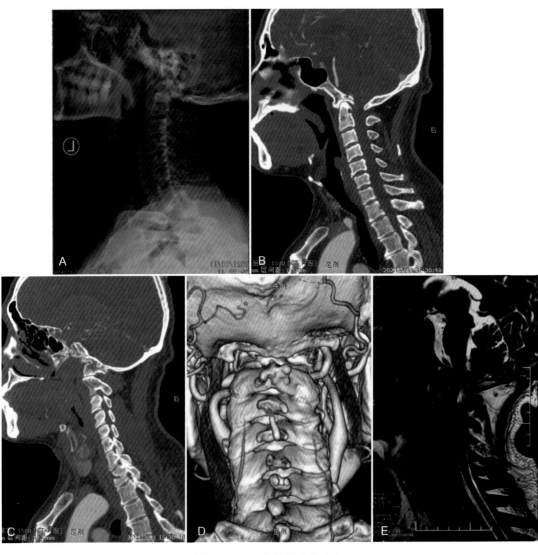

图 8-4-17　术前影像学检查

A. 颈椎 X 线侧位片可见寰枕融合，颅底凹陷；B、C. 颈椎 CT 矢状位重建可见寰枕融合、颅底凹陷，寰齿间距正常，为 B 型颅底凹陷；D. 颈椎 CTA 及三维重建示右侧椎动脉发达，左侧椎动脉纤细，两侧椎动脉走行正常；E. 颈椎 MRI 可见颈髓腹侧面受到严重压迫，脊髓内存在异常信号

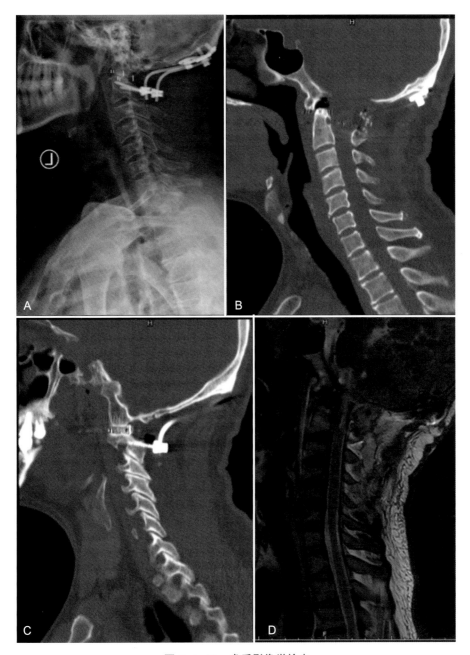

图 8-4-18　术后影像学检查

A. 术后 X 线侧位片可见寰枢椎关节间融合器、枕颈内固定系统位置满意; B、C. 颈椎 CT 矢状位重建可见齿突下移、颅底凹陷复位满意，寰枢椎关节间融合器，枕颈内固定系统位置满意; D. 术后颈椎 MRI 可见颈髓受压缓解

【病例解读】此例患者 1 年前因颈背部麻木不适至当地医院就诊，诊断为脊髓空洞症，予以非手术治疗，症状无明显缓解，遂至笔者所在院就诊。对于此类患者，颅底凹陷造成的神经压迫是症状产生的直接原因，非手术治疗效果欠佳。

此例患者术前检查可见双侧关节面畸形不严重，双侧椎动脉走行正常，适宜进行后路寰枢椎关节间撑开复位融合术（PFDF）。术中充分暴露双侧关节间隙后，先初步松解撑开

左侧 C_0–C_2 关节，在两侧关节间交替撑开操作，逐渐将两侧关节间隙撑开至复位颅底凹陷所需高度。在双侧关节间植入融合器，后路钉棒系统内固定。术后CT可见颅底凹陷完全复位，术后磁共振示脊髓压迫解除。术后患者症状缓解，JOA 评分为 15 分。

病例 8

女性，50 岁，因"背痛及左下肢疼痛 5 年，胸痛 6 个月"入院。

【查体】胸痛、背痛、左下肢痛，右上肢感觉减退，左侧肢体深反射亢进，左侧 Hoffmann 征（＋）。术前JOA 评分15 分，VAS 评分7 分。术前、术后影像学检查见图 8-4-19，图 8-4-20。

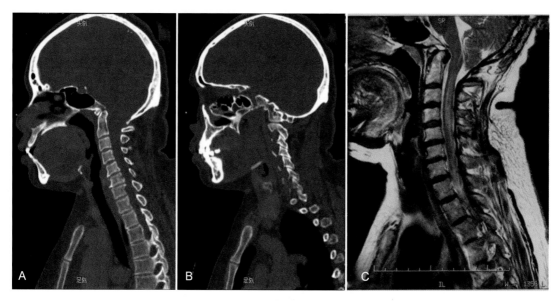

图 8-4-19　**术前影像学检查**

A. 颈椎 X 线侧位片可见寰枕融合，颅底凹陷；B、C. 颈椎 CT 矢状位重建可见寰枕融合、扁平颅底、颅底凹陷，寰齿间距正常，为 B 型颅底凹陷

【病例解读】此例患者存在扁平颅底，同时存在寰枕融合，最终导致颅底凹陷，但寰枢椎稳定性保持良好，因此没有发生寰枢椎脱位，为 B 型颅底凹陷。患者脊髓腹侧受到明显压迫，出现脊髓空洞。对于此类患者，颅后窝减压不能缓解患者脊髓腹侧受到的压迫，所以往往是无效的。而采用关节间撑开融合技术可以有效复位颅底凹陷，缓解脊髓腹侧受到的压迫，脊髓空洞可以自行缓解，患者的症状也可以改善。

此例患者行后路寰枢椎关节间撑开融合复位术。手术过程中在关节间撑开时需要循序渐进，轻柔操作，为避免撑开过程操作幅度过大，导致应力集中，造成关节面骨折。关节间植入融合器后，颅底凹陷完全复位，脊髓腹侧面压迫明显缓解，脊髓空洞术后明显缩小。患者术后症状改善，JOA 评分 16 分，VAS 评分 3 分。

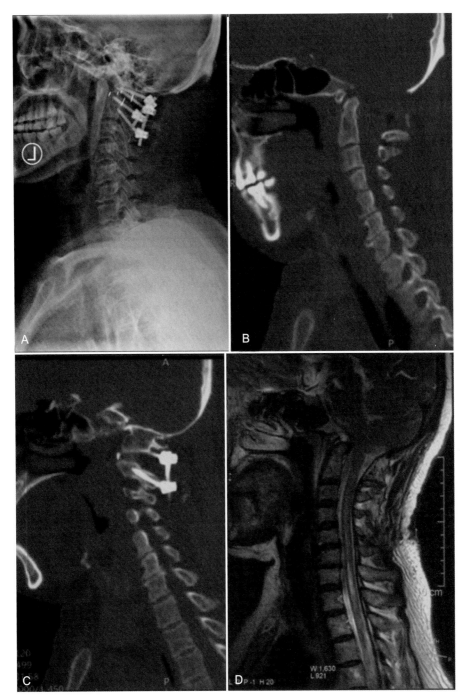

图 8-4-20　术后影像学检查

A. 术后颈椎 X 线侧位片可见关节间融合器，寰枢椎内固定系统位置良好；B、C. 颈椎 CT 矢状位重建可见颅底凹陷复位满意，关节间融合器和寰枢椎内固定系统位置良好；D. 术后颈椎 MRI 可见颈髓受压缓解，脊髓空洞缩小

（张博彦）

第五节　存在骨性融合的寰枢椎脱位

一、概述

寰枢椎之间的骨性融合可发生在外伤、类风湿关节炎及先天性寰枢椎脱位的病例。存在骨性融合的寰枢椎脱位是真正不可复的，无论是牵引还是经口松解前方张力带，均无法复位这种脱位。因此，在既往诊疗流程中，此种寰枢椎脱位被称为固定性寰枢椎脱位，治疗原则主要是减压神经结构，通常需要前路经口或经鼻切除齿突来解除脊髓延髓腹侧面的压迫，然而这种手术方式对技术和器械的要求很高，并发症发生率也相对高。大部分脊柱外科医生更熟悉后路手术，大量临床实践证明了后路手术的安全性。事实上，除了齿突骨折异位融合的骨痂位于脊髓的正前方，大部分情况下寰枢椎的骨性融合均发生于侧块关节处，前后投影上看骨性融合位于硬膜囊外侧，完全可以经后路手术进行处理。经过实践，我们发现可以通过后路关节间松解（可能需要创造出新的关节间隙）+Cage 植入撑开 + 钉棒复位治疗此类型的寰枢椎脱位（见本节病例 1、病例 2）。当然，前路齿突切除手术亦是可选治疗方式（见本节病例 3）。

（一）手术适应证

（1）寰枢椎脱位患者，存在因神经结构受到压迫而引起的神经功能障碍。

（2）寰椎侧方关节部分融合，CT 可见关节残余痕迹。

（二）手术禁忌证

（1）寰齿关节形成坚强骨性融合。

（2）椎动脉严重遮挡寰枢椎关节面，后路关节间松解存在较高椎动脉损伤风险。

（3）严重骨质疏松。

（三）手术步骤

1. 麻醉　气管插管全身麻醉。

2. 体位　俯卧位，Mayfield 头架或牵引头架固定。

3. 消毒范围　碘酒 + 乙醇消毒切口周围 15cm 以上范围。

4. 术区显露　后正中纵切口，显露枕骨、C_1、C_2 后方结构，必要时向尾侧适当延长切口，避免切口限制 C_2 置钉。

5. 松解 C_1/C_2 关节间隙　必须彻底断开骨桥，最好沿着原来的关节间隙进行松解，以保证间隙两侧均为骨皮质，降低关节撑开过程中关节面骨折和 Cage 植入后沉降的风险。然而，有时骨性融合后无法肉眼辨别原来的关节间隙，必须仔细分析患者术前影像，寻找合适的解剖标志，必要时可在透视下进行此操作，逐级撑开关节间隙。由于骨性结构周围存在关节囊、韧带、肌腱等张力带结构，术中应逐级增加试模的型号以逐渐撑开椎间隙，逐渐松弛周围张力带结构。若一次性撑开椎间隙，可能造成关节的骨皮质骨折，使得 Cage 的撑开作用打折扣，甚至骨折可能造成椎动脉的损伤。

6. Cage 植入　沿关节间隙植入 Cage，自体髂骨骨松质是最佳植骨材料。

7. 螺钉内固定　植入枕骨板或者 C_1 侧块螺钉，C_2 椎弓根螺钉，上棒，固定。

8. 关闭切口　充分止血，逐层关闭肌肉、皮下、皮肤切口。

9. 术后护理　定期切口换药，佩戴颈托 1 个月。

（四）手术并发症

后路手术处理 C_1/C_2 侧块关节骨性融合的技术难度较大，操作不当可能出现一些并发症。

1. 椎动脉损伤　术前详细分析头颈 CTA 影像。椎动脉走行异常在寰枢椎脱位患者中非常普遍，而术中损伤椎动脉可能是致命性的。通过三维重建，观察椎动脉走行是否阻挡 C_1/C_2 关节面，术中尽可能减少对椎动脉的骚扰；必要时可提前游离椎动脉并牵开，以避免松解关节时造成椎动脉破裂或夹层。

2. 神经损伤　因为存在骨性融合，松解关节间时可能需要较大的力量，例如使用骨刀进入关节间隙时，所以此时须警惕术中暴力操作导致头颈的相对移动过大而导致脊髓损伤。术中电生理监测、超声骨刀的使用，可能将脊髓损伤的风险降低。

3. 关节面骨折　松解 C1/C2 关节间隙必须彻底断开骨桥，最好沿着原来的关节间隙进行松解，以保证间隙两侧均为骨皮质，降低 Cage 植入后的沉降风险，以及关节面塌陷导致椎动脉损伤。

二、典型病例

病例 1

女性，45 岁，颈痛伴左下肢无力、步态不稳 15 年。9 年前曾行后路枕颈融合术。

【查体】左侧本体感觉减退，左下肢肌力 4/5 级，左下肢腱反射亢进，左侧 Hoffmann 征及 Babinski 征阳性。余肢体大致正常。术前神经功能评分：ASIA D。术前、术后影像学检查见图 8-5-1～图 8-5-8。

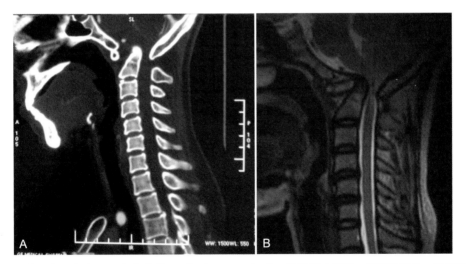

图 8-5-1　第一次手术（2010 年）术前 CT（A）、MRI（B），可见颅底凹陷、寰枢椎脱位，局部脊髓压迫

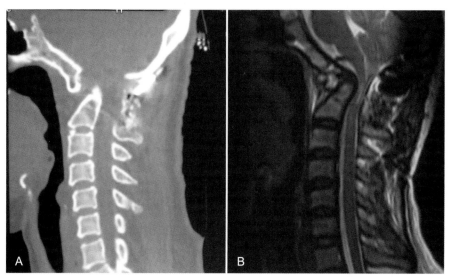

图 8-5-2　第一次手术（2010 年）术后 CT（A）、MRI（B）：颅底凹陷、寰枢椎脱位已部分复位，脊髓压迫减轻但仍然存在

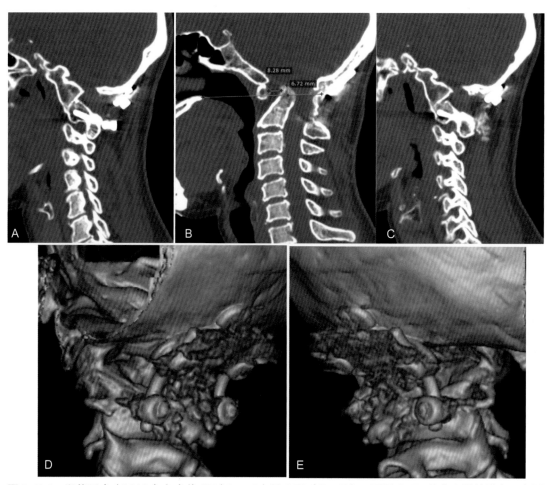

图 8-5-3　翻修手术（2019 年）术前 CT（A ～ C）及 CTA（D、E）：双侧 C_1/C_2 关节突骨性融合，内固定后方骨痂形成

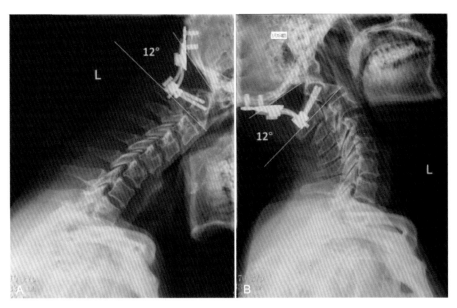

图 8-5-4 翻修手术（2019 年）术前动力位 X 线片：颅颈交界区骨性融合，无活动度

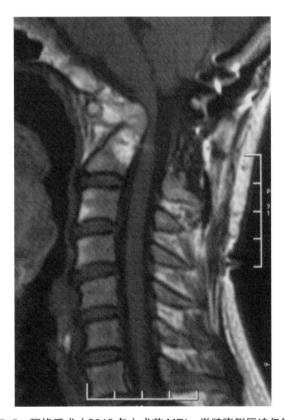

图 8-5-5 翻修手术（2019 年）术前 MRI：脊髓腹侧压迫仍然存在

【手术计划】后路翻修，关节间松解撑开复位融合技术。

【结果】见图 8-5-6 ～图 8-5-8。

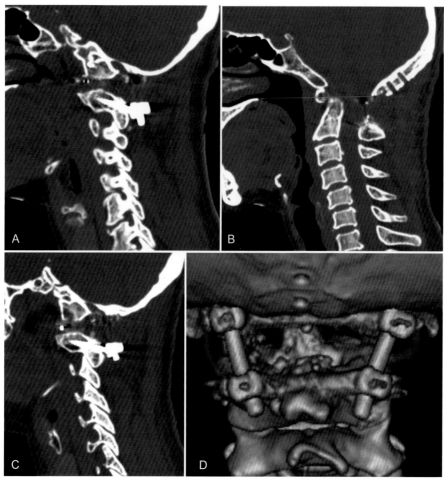

图 8-5-6　翻修手术（2019 年）术后 CT（A～C）：关节间撑开，Cage 植入，齿突完全复位。CTA（D）：椎动脉完好

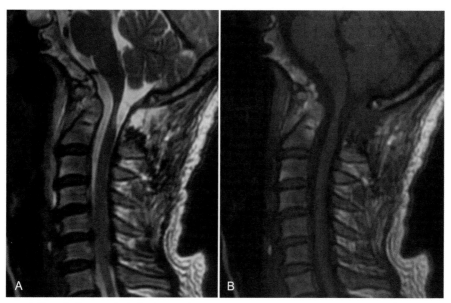

图 8-5-7　翻修手术（2019 年）术后 MRI（A，T$_2$ 加权像；B，T$_1$ 加权像）：脊髓腹侧压迫完全解除

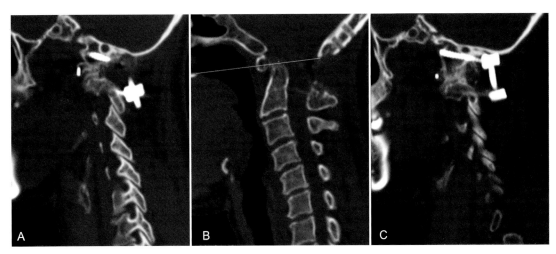

图 8-5-8　翻修手术（2019 年）术后 3 个月随访：复位无丢失，关节间再次骨性融合

【病例解读】女性，45 岁，病程 15 年，诊断寰枢椎脱位、颅底凹陷，颈痛，左下肢肌力 4 级，步态不稳，9 年前行后路枕颈融合术，寰枢椎脱位部分复位，症状部分缓解，但近年步态不稳进行性加重。CT 可见齿突复位不理想，双侧关节突关节骨性融合，后方植骨区骨痂形成，动力位 X 线亦证明骨性融合。MRI 可见高颈髓腹侧受压，脊髓纤细。患者既往行后路枕颈融合术，已形成骨性融合，按既往治疗流程，通常考虑前路经口齿突切除术。考虑到既往单纯撑开复位技术的限制，此例患者若使用关节间撑开复位技术，应该能够完全复位。故二次手术选择了再次后路翻修，寻找关节面，松解骨性融合，关节间植入 cage进行撑开复位，达到齿突完全复位，脊髓充分减压，效果良好。

病例 2

女性，49 岁，步态不稳 6 个月，加重 3 个月；颈痛伴颈部活动受限、双上肢麻木 2 个月。

【查体】四肢肌力 5 级，肌张力增高，双侧 Hoffmann 征及 Babinski 征阳性，四肢共济失调。术前神经功能评分：ASIA D 级。术前、术后影像学检查见图 8-5-9 ～图 8-5-12。

【手术计划】后路关节间松解撑开复位融合技术。

【结果】见图 8-5-13 ～图 8-5-15。

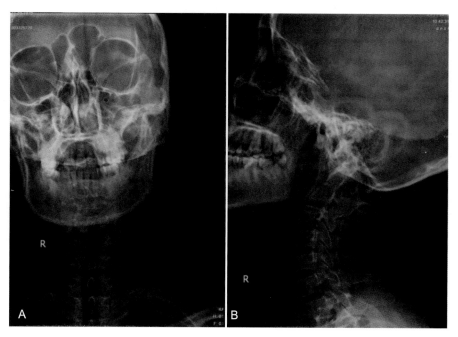

图 8-5-9 正侧位 X 线片

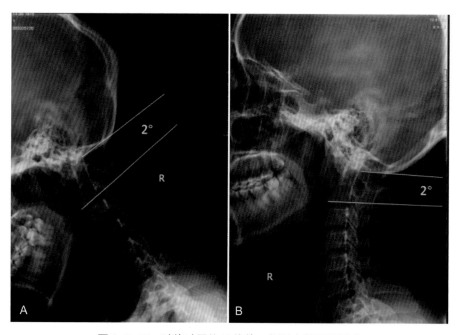

图 8-5-10 过伸过屈位 X 线片：颅颈交界区无活动

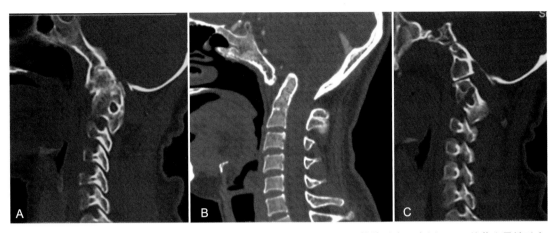

图 8-5-11　CT 三维重建示寰枕融合，寰枢椎脱位，颅底凹陷，C_2-C_3 椎体融合，右侧 C_1/C_2 关节突骨性融合

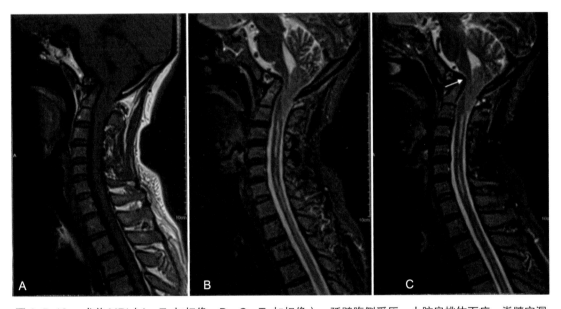

图 8-5-12　术前 MRI（A，T_2 加权像；B、C，T_1 加权像）：延髓腹侧受压，小脑扁桃体下疝，脊髓空洞

【病例解读】女性，49 岁，进行性步态不稳 6 个月，查体支持上运动神经元损伤，影像学检查确诊寰枢椎脱位，颅底凹陷，小脑扁桃体下疝，脊髓空洞，颈 2～颈 3 椎体融合（Klippel-Feil 综合征）。特殊点是患者右侧 C_1/C_2 关节突骨性融合，动力位 X 线片也支持骨性融合。此例患者寰枢椎脱位、颅底凹陷，延髓受压显著，应该手术治疗。虽然右侧关节突骨性融合，动力位 X 线片显示颅颈交界区无活动，但患者左侧关节突没有融合，局部稳定性不足，若单纯前路切除齿突后进一步破坏稳定性，可能给患者带来不良后果。考虑到关节间撑开技术的强大可靠的复位效果，本例仍选择了后路关节间撑开技术作为治疗方案，取得了良好的效果。

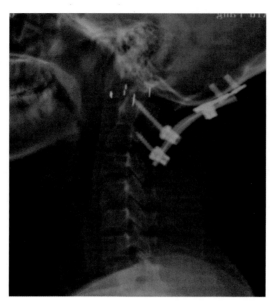

图 8-5-13　侧位 X 线片：成功松解关节，植入椎间融合器，枕颈内固定

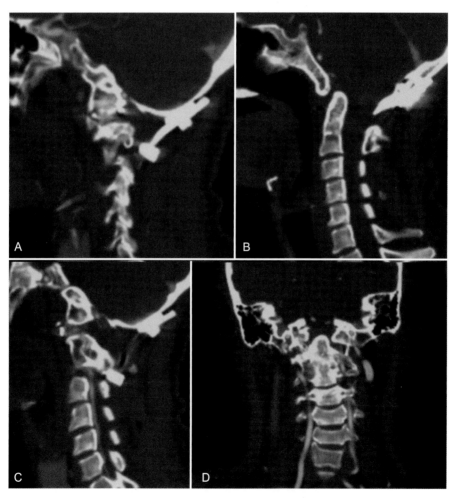

图 8-5-14　术后 CT：双侧关节间 Cage 位置满意，齿突完全复位

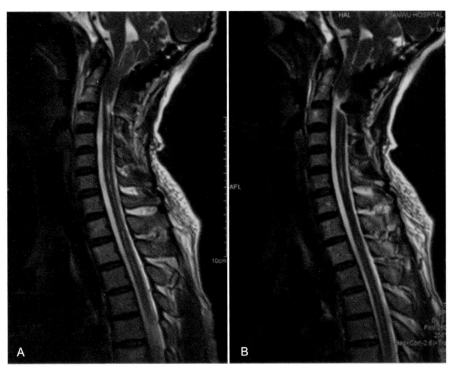

图 8-5-15 术后 3 天 MRI：延髓腹侧压迫解除，脊髓空洞缩小

病例 3

男性，47 岁，主诉：右侧肢体活动障碍 11 年，加重 1 年。既往外院多次后路寰枢椎脱位复位内固定手术。

【查体】左上肢肌力 3 级，左下肢肌力 4 级，四肢腱反射亢进，左侧 Hoffmann 征及 Babinski 征阳性。术前神经功能评分：ASIA D 级。

影像学检查见图 8-5-16 ～图 8-5-18。

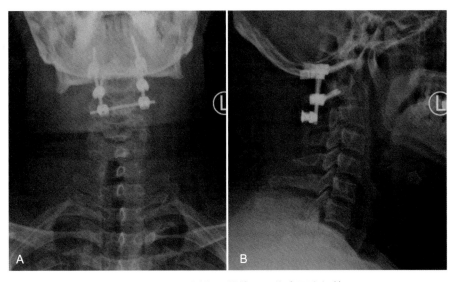

图 8-5-16 正侧位 X 线片：既往内固定钉棒

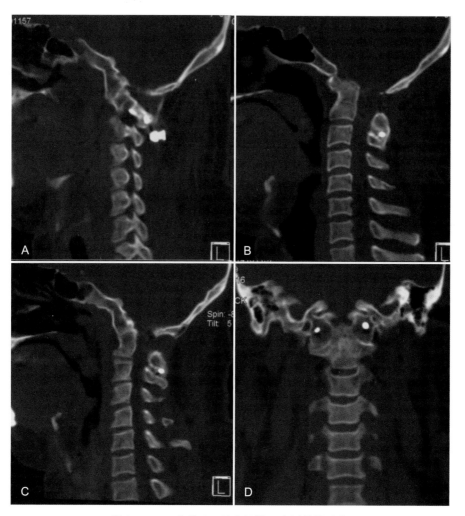

图 8-5-17　术前 CT 示寰枢椎已广泛骨性融合

【手术计划】前路经口齿突切除术。

【结果】见图 8-5-19 ～图 8-5-22。

【病例解读】男性，47 岁，既往多次行后路寰枢椎脱位复位内固定手术，目前寰枢椎之间没有明显脱位，而且已形成良好的骨性融合。患者的解剖特点是齿突非常粗，仍然对脊髓形成压迫，考虑到后路多次手术史，从腹侧切除齿突，直接减压脊髓，是目前考虑的最佳方案。此例患者既往多次行后路寰枢椎脱位复位内固定手术，复位已经到位而且已形成良好的骨性融合，再无后路手术必要。病变解剖特点是齿突本身的畸形对脊髓腹侧形成压迫，从腹侧切除齿突，直接减压脊髓为最佳方案。前路经口手术为二类手术切口，术前术中术毕需多次碘伏浸泡消毒，缝合咽后壁至少分 2 层缝合，术毕留置胃管以便术后给予肠内营养。术后若担心咽后壁水肿影响呼吸，可以镇静镇痛、带气管插管 3 ～ 7 天，待咽后壁伤口愈合、水肿消退再予以拔除气管插管。

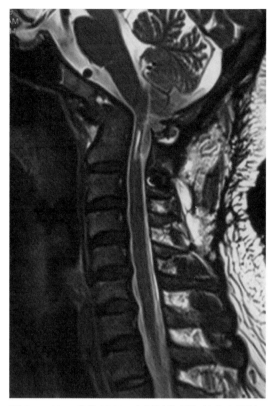

图 8-5-18　术前 MRI：高颈髓腹侧仍然存在压迫，局部脊髓损伤信号

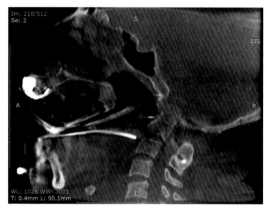

图 8-5-19　术中 O 形臂扫描确认手术部位

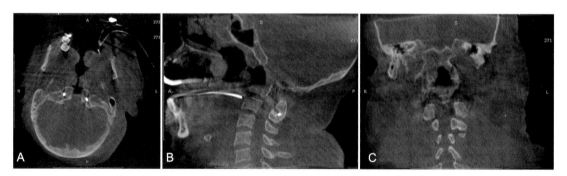

图 8-5-20　术中 O 形臂扫描确认切除程度（A 轴位，B 矢状位，C 冠状位）

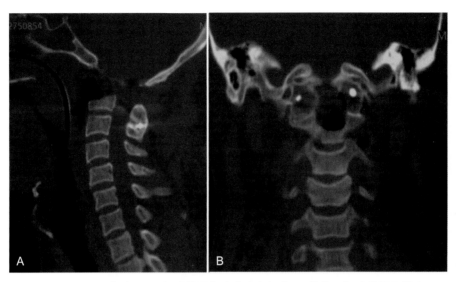

图 8-5-21　术后 CT 示切除范围包含齿突和部分 C_2 椎体，切除范围足够

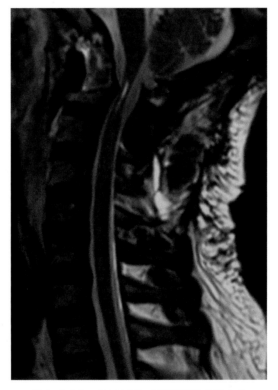

图 8-5-22　术后 MRI：延髓腹侧减压充分

（刘振磊）

第六节　复位失败病例翻修

一、概述

寰枢椎脱位病因复杂，患者常合并颅颈交界区骨性结构畸形，血管走行异常，手术难度大，风险较高，手术失败率较高，临床常见寰枢椎脱位患者复位失败，或术后复位丢失病例。由于寰枢椎术后仍处于脱位位置，导致患者脊髓仍然受到压迫，患者神经功能没有改善。

（一）复位失败原因

寰枢椎脱位复位失败主要原因在于患者为难复性脱位，对寰枢椎之间的关节和韧带未进行有效松解，应用后路内固定系统难以复位。寰枢椎脱位复位丢失的原因在于以下两点。

（1）患者复位后，寰枢椎关节处于分离状态，寰枢椎关节之间缺乏支撑结构，寰枢椎内固定系统承受应力过大，导致内固定系统松动，寰枢椎脱位复位丢失。

（2）寰枢椎背外侧植骨融合失败，未形成坚强骨性融合，寰枢椎之间内固定系统金属疲劳、断裂，导致复位丢失。

（二）翻修手术策略

寰枢椎脱位复位失败或复位丢失病例因经历过手术，局部解剖受到破坏，组织瘢痕形成，使解剖结构难以辨别，部分患者局部形成了骨性融合，使翻修手术难度和风险大幅度增加，手术成功率降低。2011 年 Tan 报道采用以前路松解后路复位技术对 16 例寰枢椎脱位复位失败病例进行翻修，12 例患者复位满意。由此可见靠单独后路内固定系统治疗难复性寰枢椎脱位难以取得满意复位效果，采用前路松解可以增加寰枢椎的复位率。2015 年 Ma 报道了采用后路钉棒系统翻修 8 例儿童寰枢椎脱位术后复位丢失的病例，此 8 例儿童患者首次手术均采用 Gallie 技术或 Brooks 技术进行治疗，由此可见后路线缆技术和椎板夹技术复位效果很有限，难以治疗复杂寰枢椎脱位病例，即便应用于寰枢椎失稳的病例也因其稳定性较差，难以形成坚强骨性融合，而后路钉棒系统的复位能力和稳定性都有了明显提高。

2019 年 Goel 报道 30 例寰枢椎脱位复位失败病例的翻修，Goel 采用后路关节松解技术结合寰枢椎螺钉技术对这些病例进行翻修，取得了满意的效果，可见后路关节间松解可以提高后路寰枢椎脱位手术的复位率。2019 年 Duan 报道了采用 PFDF 翻修 12 例经历过手术的寰枢椎脱位患者，其中 4 例患者首次手术为颅后窝减压，8 例患者为复位失败。翻修手术均采用 PFDF，所有患者均达到完全复位。

至此我们可以看到文献报道的翻修手术策略可以分为 3 种：①前路松解后路复位固定；②前路松解前路复位固定；③后路松解后路复位固定。此外对于已经形成坚强骨性融合的病例，复位几乎无可能，可以采用齿突切除术进行治疗。这些治疗策略各有优缺点，总结如下。

1. 前路松解后路复位固定　采用这一手术策略，首先需要进行后路内固定拆除，清除已形成的骨痂和瘢痕，临时关闭后路手术切口，然后进行前路松解，最后再进行后路内固定融合。手术为后、前、后 3 个手术入路，手术时间长，操作复杂，感染等并发症发生率高。优点是可以彻底对寰枢椎进行 360° 松解，翻修成功率较高。

2. 前路松解复位内固定　采用这一手术策略，首先需要进行后路内固定拆除，清除已形成骨痂和瘢痕，关闭后路手术切口，然后再进行前路松解内固定、融合。手术为后、前2个手术入路，相对简单，但经口松解复位操作难度较大，失败率和并发症发生率较高。

3. PFDF　采用这一技术，通过后路手术进行原有内固定拆除，清除已形成骨痂和瘢痕，采用后路关节间撑开复位技术复位寰枢椎脱位，并在关节间隙植入融合器，而后通过寰枢椎螺钉加以固定。手术只需要通过单一后路即可完成拆除内固定、松解、复位和重新放置内固定的操作，简化了翻修手术过程。后路关节间撑开可以有效复位寰枢椎脱位，取得满意的效果。

4. 前路齿突切除　部分患者经历前次手术后，虽然寰枢椎未能满意复位，但寰枢椎之间形成了坚强的骨性融合，此类患者无论采用前路或是后路均难以完全松解寰枢椎，因此难以复位。对于此类患者，采用前路齿突切除术，可以有效解除神经结构受到的压迫。寰枢椎之间已经形成坚强骨性融合，而且前次手术已经进行了内固定，因此一般无须额外进行固定。

综上所述，PFDF是目前翻修寰枢椎复位失败病例的最佳手术。

二、典型病例

病例 1

患者男性，27 岁，四肢麻木无力 2 年，加重 1 年，1 年前行枕颈后路复位内固定术。

【查体】T_4 平面以下感觉减退，双上肢肌力 4 级，双下肢肌力 4 级，双侧腱反射亢进，Hoffmann 征及 Babinski 征阳性。术前、术后影像学检查见图 8-6-1～图 8-6-5。

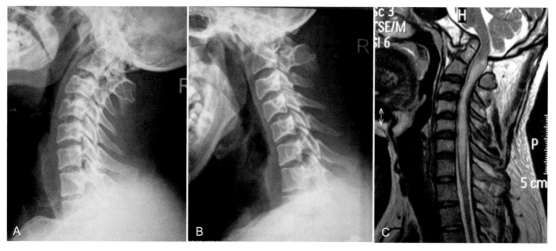

图 8-6-1　A、B. 第 1 次术前颈椎过伸过屈位 X 线片，可见寰枕融合，颅底凹陷，寰枢椎脱位，过伸过屈位寰齿间距无变化，为难复性寰枢椎脱位；C. 第 1 次术前颈椎 MRI T_2 加权像，可见颅底凹陷寰枢椎脱位，脊髓受压，脊髓空洞形成

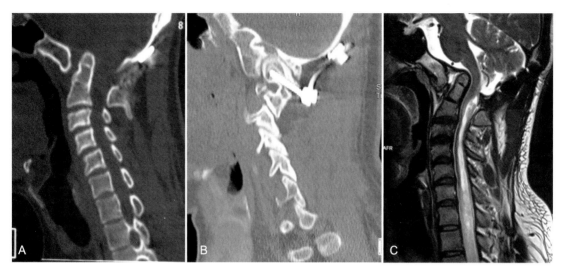

图 8-6-2 A. 第 1 次术后颈椎 CT 矢状位重建可见寰枢椎复位失败；B. 第 1 次术后颈椎 CT 三位重建可见寰枢椎侧方关节绞锁；C. 第 1 次术后颈椎磁共振 T$_2$ 加权像可见脊髓压迫未缓解，脊髓空洞较术前加重

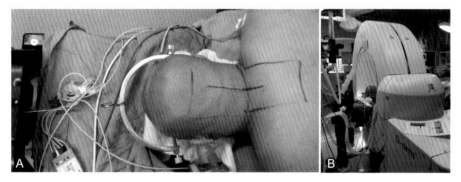

图 8-6-3 A. 术中 1/6 体重颅骨牵引；B. 术中应用 O 形臂扫描，判断寰枢椎复位效果

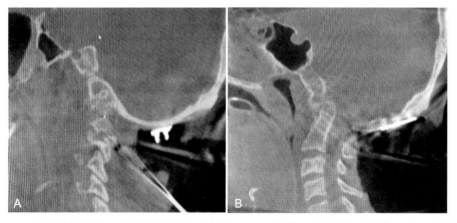

图 8-6-4 A. 术中关节间松解后放置颈椎前路融合器，O 形臂扫描可见关节间隙纵向分离，融合器位置满意；B. 术中 O 形臂扫描可见寰枢椎脱位复位满意

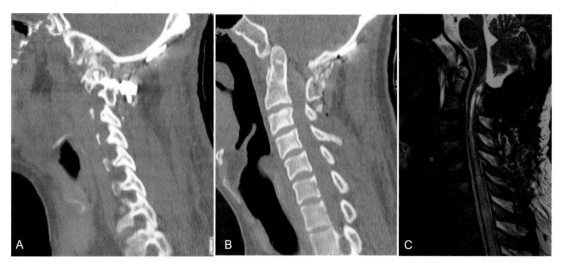

图 8-6-5　A. 翻修手术后颈椎 CT 可见寰枢椎关节间松解充分，关节间融合器位置良好；B. 术后 CT 显示寰枢椎复位良好；C. 术后颈椎磁共振 T_2 加权像显示脊髓压迫解除，脊髓空洞较术前明显缩小

【病例解读】患者为颅底凹陷寰枢椎脱位，即 Goel A 型颅底凹陷，患者齿突向上向后移位，对脊髓造成严重压迫，脊髓空洞形成，导致患者出现严重神经功能障碍。手术需要同时复位颅底凹陷和寰枢椎脱位，难度较大。特别是在复位颅底凹陷时需要将枢椎整体向尾侧移位时，寰枢椎之间的韧带会阻碍复位，而且这个患者寰枢椎侧方关节严重绞锁，增加了复位的难度，为传统分类体系中的难复性寰枢椎脱位，后路复位成功率较低。

第一次手术采用单纯后路复位，没有对寰枢椎侧方关节和寰枢椎前方的张力带进行有效松解，导致复位失败。如果采用前路松解后路复位技术进行翻修，需要首先拆除后路内固定系统，清除瘢痕组织，手术需要采用后、前、后 3 个手术入路，手术步骤烦琐，且前路手术并发症较多。

我们通过颈椎 CT 发现，第 1 次术后寰枢椎之间未形成骨性融合，因而可以从后路进行寰枢椎松解，复位寰枢椎脱位。术中应用颅骨牵引有利于在拆除颈椎后路内固定系统后进行寰枢椎关节间松解。术中应用 O 形臂扫描有利于术中判断寰枢椎脱位复位的效果。

在第 2 次手术过程中，我们拆除内固定系统后，在两侧寰枢椎关节进行撑开，当撑开至一定程度后，O 形臂扫描可见寰枢椎完全复位，此时两侧关节间隙分离距离达 6mm。因此将两枚颈椎前路融合器装填自体骨松质后植入寰枢椎关节间隙，最后置入枕颈内固定系统。术后复查颈椎 CT 可见寰枢椎复位满意，复查颈椎磁共振可见脊髓压迫解除，脊髓空洞缩小。

采用 PFDF 翻修寰枢椎脱位失败病例，手术步骤相对简单，具有很高的复位率和融合率，并发症发病率较低。

病例 2

女性 56 岁，四肢无力麻木 2 年，加重 1 个月。3 个月前行枕颈复位内固定术。

【查体】双上肢感觉减退，四肢肌力 5 级，双侧 Hoffmann 征和 Babinski 征阳性。术前、术后影像学检查见图 8-6-6～图 8-6-10。

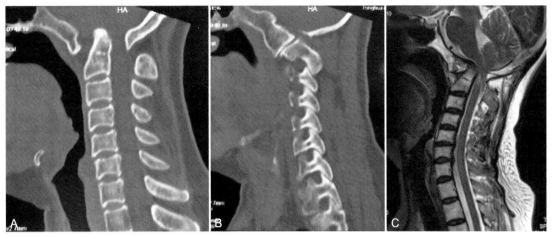

图 8-6-6　第 1 次术前影像学检查

A. 颈椎 CT 可见颅底凹陷寰枢椎脱位；B. 颈椎 CT 可见侧方关节畸形；C. 颈椎磁共振 T_2 加权像可见脊髓受压，脊髓出现异常信号

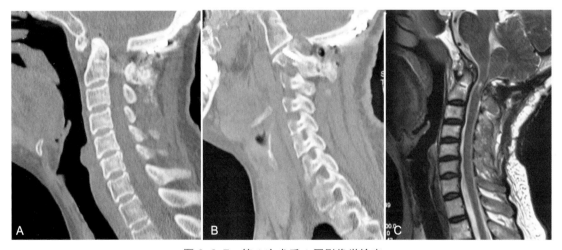

图 8-6-7　第 1 次术后 1 周影像学检查

A. 颈椎 CT 显示寰枢椎复位满意；B. 颈椎 CT 可见侧方关节纵向分离；C. 颈椎磁共振 T_2 加权像显示脊髓压迫减轻

【病例解读】患者为先天性颅底凹陷寰枢椎脱位，首次手术采用后路螺钉间撑开复位技术，术后可见颅底凹陷寰枢椎脱位均获得部分复位，脊髓压迫减轻。但由于没有进行张力带松解，复位后寰枢椎张力带回缩力量完全由内固定系统承担，加之寰枢椎关节处于分离状态，缺乏支撑。术后 3 个月，即出现内固定松动，复位丢失。由于寰枢椎之间未形成骨性融合，所以采用后路关节间撑开融合技术进行翻修。

翻修手术中，松解原有内固定系统，应用撑开工具分别在两侧寰枢椎关节间进行撑开，既可以松解寰枢椎之间韧带，又可以解除寰枢椎关节绞锁，提高了后路手术复位率。关节间植入融合器可以分散后路内固定系统承受的应力，增加内固定系统的稳定性，降低内固定系统松动的风险。关节间植入的融合器填塞了自体骨松质，在关节面之间压力的作用下形成坚强的骨性融合。术中 O 形臂扫描可见寰枢椎完全复位。术后 6 个月复查可见寰枢椎复位满意，关节间形成坚强骨性融合。证实了 PFDF 技术翻修寰枢椎脱位复位失败病例的疗效。

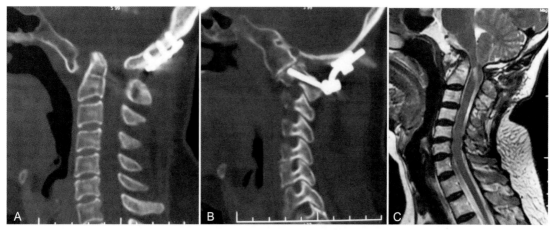

图 8-6-8　第 1 次术后 3 个月复查影像学结果

A. 颈椎 CT 可见寰枢椎复位丢失；B. 颈椎 CT 可见枕骨板螺钉松动，钛棒向上移位，寰枢椎关节闭合；C. 颈椎磁共振显示脊髓受压

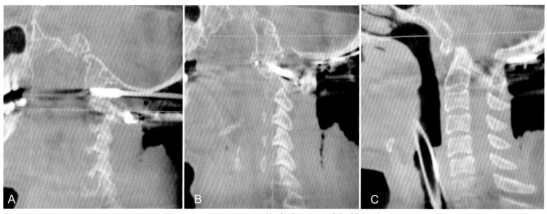

图 8-6-9　PFDF 翻修术中 O 形臂扫描图像

A. 术中将撑开工具插入寰枢椎关节间隙进行撑开；B. 在寰枢椎关节内植入融合器；C. 颅底凹陷和寰枢椎脱位完全复位

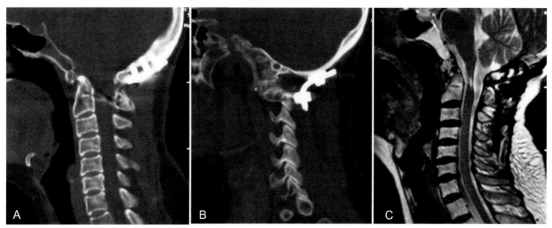

图 8-6-10　PFDF 翻修后 6 个月复查影像学结果

A. 颈椎 CT 显示颅底凹陷寰枢椎脱位完全复位；B. 颈椎 CT 显示关节间植骨融合；C. 颈椎磁共振 T_2 加权像显示脊髓压迫完全解除

病例 3

男性，31 岁，四肢麻木无力 3 年，加重 6 个月。6 个月前行枕颈后路复位内固定术。

【查体】双上肢感觉减退，双上肢肌力 4 级，双下肢肌力 4 级，双侧腱反射亢进，Hoffmann 征、Babinski 征阳性。术前、术后影像学检查见图 8-6-11 ～图 8-6-15。

【病例解读】患者为颅底凹陷合并寰枢椎脱位，双侧寰枢椎关节严重绞锁，为难复性寰枢椎脱位，第 1 次手术未进行寰枢椎关节松解，后路复位失败，由于术中进行内定系统撑开，导致寰枢椎前凸进一步增加，寰枢椎脱位加重，脊髓压迫明显加重。

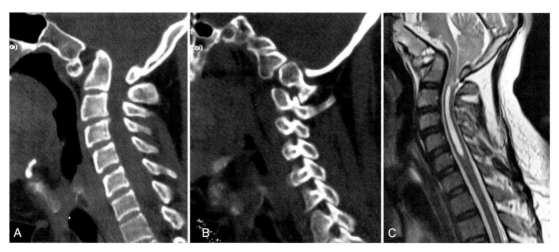

图 8-6-11　患者第 1 次术前颈椎影像学检查

A. 颈椎 CT 可见颅底凹陷寰枢椎脱位；B. 颈椎 CT 可见寰枢椎侧方关节绞锁；C. 颈椎磁共振可见脊髓压迫，脊髓空洞形成

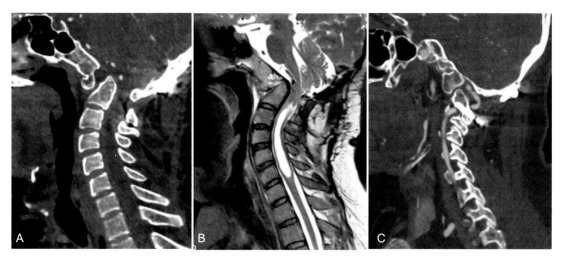

图 8-6-12　第 1 次术后 3 个月影像学检查

A. 颈椎 CT 显示寰枢椎脱位较术前加重；B. 颈椎磁共振 T$_2$ 加权像显示脊髓压迫和脊髓空洞较术前加重；C. 颈椎 CTA 显示左侧椎动脉走行遮挡寰枢椎关节面

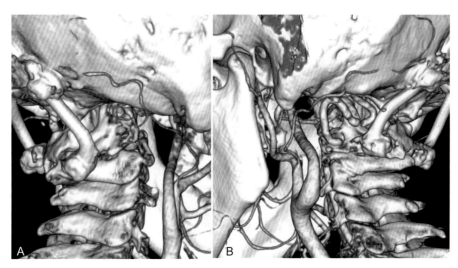

图 8-6-13　第 1 次术后 3 个月颈椎 CTA 三维重建

A. 可见右侧寰枢椎关节被枕鳞遮挡，右侧椎动脉缺如；B. 可见左侧椎动脉走行遮挡寰枢椎关节面，寰枢椎之间无明显骨痂形成

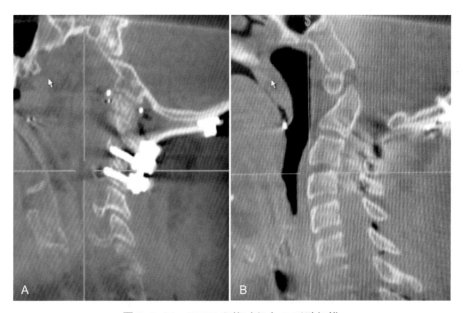

图 8-6-14　PFDF 翻修过程中 O 形臂扫描

A. 可见关节间融合器位置满意，由于第 1 次手术植入的螺钉松动，遂延长固定节段至 C_4；B. 可见寰枢椎复位满意

　　术后 3 个月复查颈椎 CTA，未发现寰枢椎之间形成骨性融合，可以采用 PFDF 进行翻修。但患者左侧椎动脉发达，且走行异常，加之前次手术瘢痕形成，解剖结构不清，给手术操作带来巨大风险，一旦左侧椎动脉在术中损伤，右侧椎动脉无法代偿，将导致致命后循环缺血。

　　术中保护椎动脉的要点：首先探查到枢椎椎弓峡部，沿枢椎椎弓峡部进行骨膜下分离，将左侧椎动脉连同周围的软组织一起向头侧推开，显露寰枢椎关节面。术中进行关节撑开过程中也要避免刺激椎动脉。我们在术中彻底松解撑开寰枢椎侧方关节，复位颅底凹陷和寰枢椎脱位，术后 3 个月复查可见寰枢椎完全复位，关节间形成坚强骨性融合，脊髓压迫完全解除。

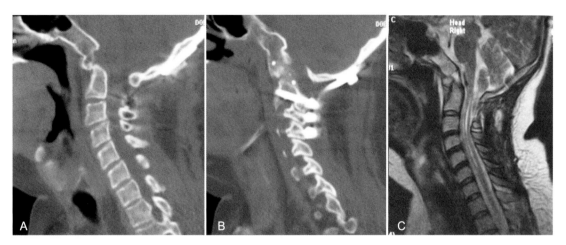

图 8-6-15　PFDF 翻修后 3 个月复查影像学结果

A. 颈椎 CT 显示寰枢椎复位满意；B. 颈椎 CT 显示关节间骨性融合形成；C. 颈椎磁共振显示脊髓压迫完全缓解，脊髓空洞明显缩小

病例 4

女性，57 岁。四肢麻木无力 13 年，加重伴饮水呛咳，呼吸困难 4 个月。既往 13 年前行枕颈后路固定融合术，4 个月前行气管切开术。术前、术后影像学检查见图 8-6-16 ～图 8-6-18。

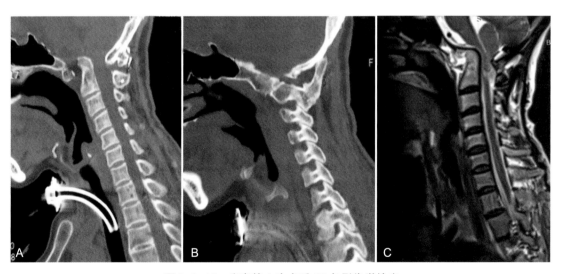

图 8-6-16　患者第 1 次术后 13 年影像学检查

A. 颈椎 CT 可见枕颈交界区线缆，颅底凹陷寰枢椎脱位未复位，留置金属气管套管；B. 颈椎 CT 显示枕颈后方骨痂形成坚强骨性融合；C. 颈椎磁共振显示脊髓压迫严重

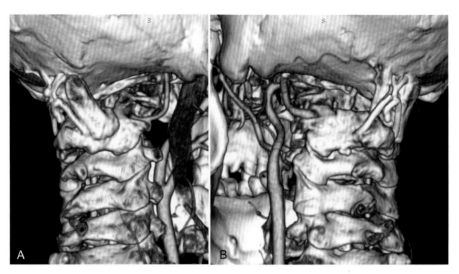

图 8-6-17　第 1 次术后 13 年复查颈椎 CTA

A.可见枕鳞和枢椎棘突间金属线缆，枕颈交界区骨性融合，右侧椎动脉走行正常；B.可见左侧椎动脉走行正常

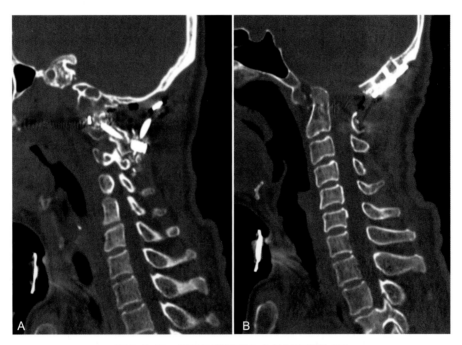

图 8-6-18　PFDF 翻修后 3 个月复查颈椎 CT

A.可见关节间融合器位置满意，关节间形成骨性融合；B.可见寰枢椎复位满意

【病例解读】患者术前为颅底凹陷寰枢椎脱位，于 13 年前采用线缆技术进行枕颈后路固定，并进行植骨融合，线缆技术对颅底凹陷寰枢椎脱位无复位效果，因此患者术后颅底凹陷寰枢椎脱位无任何复位，脊髓受到严重压迫。患者神经功能进行性加重，最终导致吞咽、呼吸困难，而进行气管切开，严重影响患者生活治疗。

枕颈交界区致密骨痂给翻修手术带来一定困难，由于骨痂主要位于枕鳞和枢椎棘突之间，寰齿关节和两侧侧方关节间无明显骨性融合，所以仍然可以采用 PFDF 进行翻修。手术过程中我们拆除了金属线缆和骨痂，通过关节间撑开技术复位寰枢椎脱位和颅底凹陷。

病例 5

男性，27 岁。双上肢麻木无力 3 年，加重 1 年。1 年前行枕颈复位内固定术。

【查体】双上肢麻木，上肢肌力 4 级，双下肢肌力 5 级。四肢腱反射亢进，病理征阳性。术前、术后影像学检查见图 8-6-19、图 8-6-20。

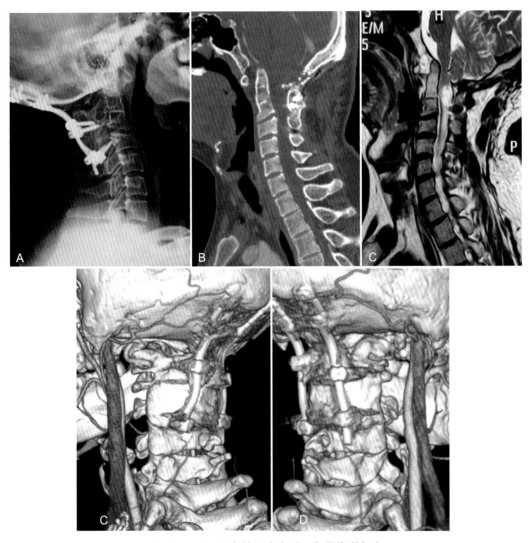

图 8-6-19 患者第 1 次术后 1 年影像学复查

A. 颈椎侧位 X 线片可见寰枢椎脱位，枕颈内固定系统；B. 颈椎 CT 显示寰枢椎脱位；C. 颈椎磁共振 T_2 加权像可见脊髓受压，脊髓空洞形成；D、E：颈椎 CTA 三维重建，可见枕颈内固定系统，骨痂形成，双侧椎动脉走行正常

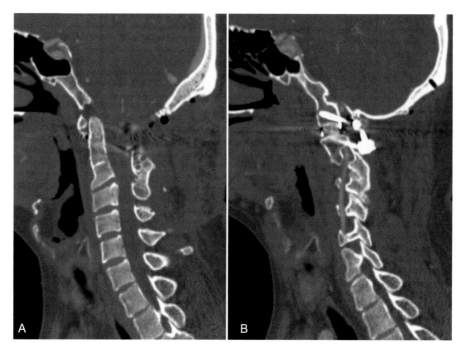

图 8-6-20　PFDF 翻修后颈椎 CT

A. 颈椎 CT 矢状位可见寰枢椎脱位完全复位；B. 可见关节间融合器位置良好，枕髁螺钉和枢椎上关节突螺钉位置良好

【病例解读】患者为寰枕融合、颅底凹陷合并寰枢椎脱位，第 1 次手术未进行寰枢椎松解，后路内固定系统未能复位颅底凹陷和寰枢椎脱位，仅进行了枕颈内固定。神经结构压迫未能缓解。CTA 三维重建可见两侧椎动脉走行正常，没有遮挡寰枢椎关节面，寰枢椎之间没有形成骨性融合。因此 PFDF 可以有效翻修，复位颅底凹陷寰枢椎脱位。术中我们拆除原有内固定系统，通过 PFDF 复位颅底凹陷寰枢椎脱位，采用枕髁 – 枢椎上关节突螺钉，单节段固定即可有效保持寰枢椎复位术后稳定性。术后复查颈椎 CT 可见寰枢椎完全复位。

病例 6

患者男，47 岁，四肢麻木无力，胸腹部束缚感 9 个月。20 年前行金属线缆绑扎枕颈融合，13 年前拆除金属线缆，行钉板系统枕颈固定融合。

【查体】双上肢感觉减退，四肢肌力 5 级，腱反射亢进，病理征阳性。术前、术后影像学检查见图 8-6-21 ～图 8-6-24。

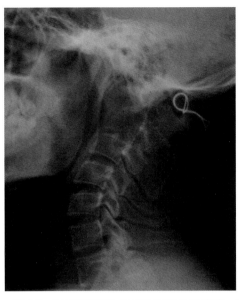

图 8-6-21 第 1 次术后颈椎侧位 X 线片可见金属线缆，寰枢椎脱位

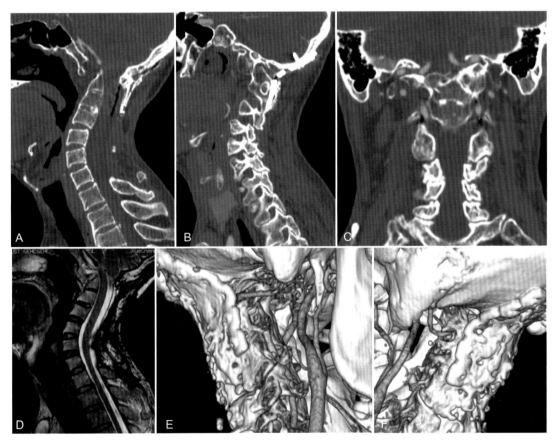

图 8-6-22 第 2 次术后颈椎影像学检查

A. 颈椎 CT 可见寰枢椎脱位；B. 颈椎 CT 可见枕颈内固定系统，寰枢椎侧方关节骨痂形成；C. 颈椎 CT 冠状位可见寰枢椎侧方关节间骨性融合；D. 颈椎磁共振 T_2 加权像可见颈髓受压；E. 颈椎 CTA 三维重建可见枕颈交界区骨痂形成，右侧椎动脉走行正常；F. 颈椎 CTA 三维重建可见枕颈交界区骨痂形成，左侧椎动脉走行正常

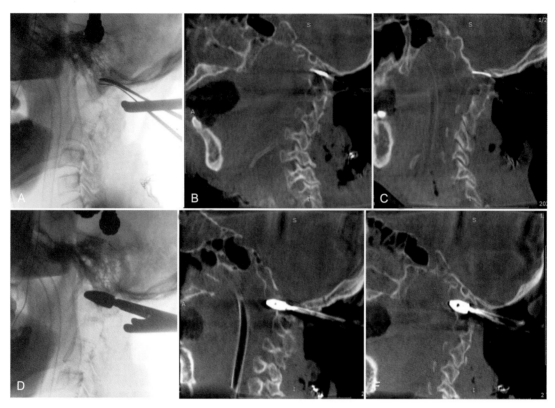

图 8-6-23　PFDF 术中 O 形臂扫描

A. 以剥离子探查双侧寰枢椎关节间隙；B. 以剥离子探查右侧关节间隙；C. 以剥离子探查左侧关节间隙；D. 以撑开工具撑开两侧关节间隙；E. 以撑开工具对右侧关节间隙进行撑开；F. 以撑开工具对左侧关节间隙进行撑开

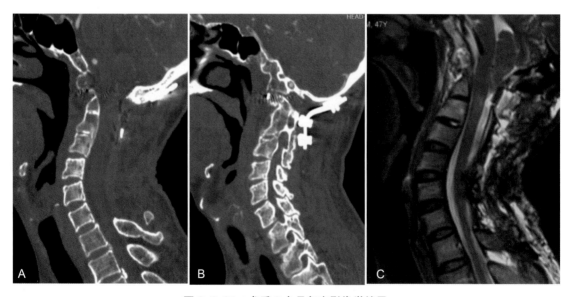

图 8-6-24　术后 6 个月复查影像学结果

A. 颈椎 CT 矢状位重建可见寰枢椎复位满意；B. 颈椎 CT 矢状位重建可见关节间骨性融合；C. 颈椎 MRI T_2 加权像矢状位可见颈髓压迫解除

病例 7

患者女，57 岁，四肢麻木无力，行走不稳 10 年，加重 1 年。既往 2 年前行枕颈复位内固定术，1 年前行颅后窝减压术，6 个月前行小脑扁桃体切除术。

【查体】双上肢感觉减退，上肢肌力 5 级，下肢肌力 4 级，四肢腱反射亢进，病理征阳性。术前、术后影像学检查见图 8-6-25 ～图 8-6-29。

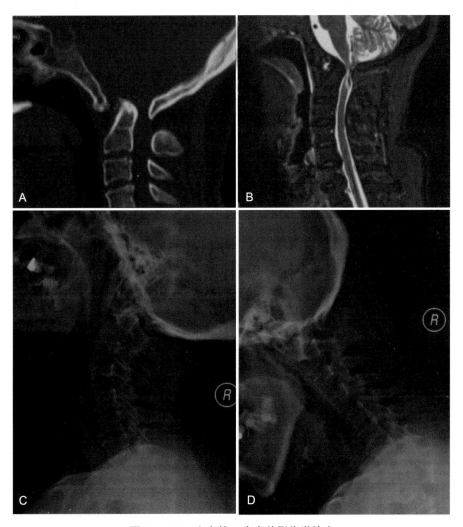

图 8-6-25　患者第 1 次术前影像学检查

A. 颈椎 CT 可见颅底凹陷寰枢椎脱位；B. 颈椎磁共振可见患者颈髓受压；C、D. 颈椎过伸位过屈位 X 线片可见寰齿间距无明显变化

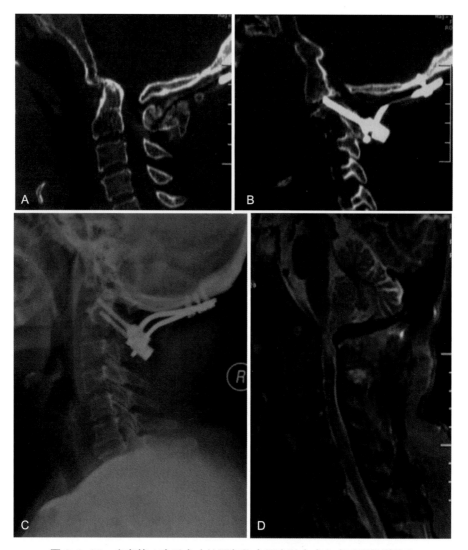

图 8-6-26　患者第 1 次手术（枕颈复位内固定融合术）术后影像学检查

A. 颈椎 CT 可见寰枢椎复位满意；B. 颈椎 CT 可见寰枢椎侧方关节前凸增加；C. 颈椎侧位 X 线片可见枕颈内固定系统位置良好，寰枢椎关节前凸增加；D. 颈椎磁共振显示脊髓仍然压迫严重

【病例解读】患者为颅底凹陷寰枢椎脱位，采用以往后路复位内固定技术，需要通过大幅度将枢椎旋前以复位寰枢椎脱位。这一技术对颅底凹陷复位不足，枢椎大幅度旋前还会导致枕大孔后缘和枢椎椎板之间韧带褶皱，引起椎管狭窄。虽然患者又进行了枕大孔后缘减压和小脑扁桃体切除，虽然斜坡枢椎角恢复至正常范围，但由于颅底凹陷复位不足，脊髓腹侧面仍可见脊髓压迫。

采用 PFDF 翻修，通过两侧关节间隙撑开可以更好地复位颅底凹陷，术后磁共振可见脊髓压迫完全解除。在两侧关节间隙内植入融合器分散内固定系统应力，枕骨板只用 2 枚螺钉固定，即可保证颅底凹陷寰枢椎脱位复位后的稳定性。

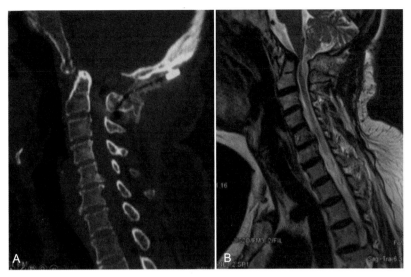

图 8-6-27　患者第 2 次手术（颅后窝减压术）术后影像学检查
A. 颈椎 CT 显示枕大孔后缘部分切除；B. 颈椎磁共振显示脊髓腹侧仍然受压

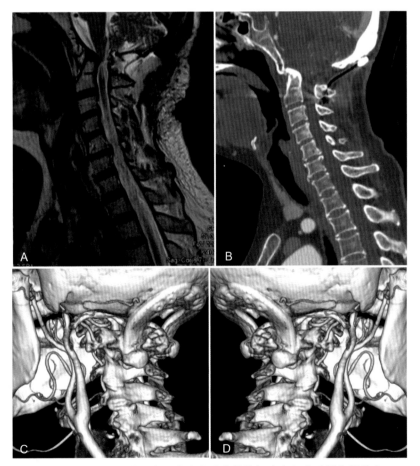

图 8-6-28　患者第 3 次手术（小脑扁桃体切除术）术后影像学检查
A. 颈椎磁共振 T$_2$ 加权像可见脊髓仍然受压；B. 颈椎 CT 可见寰枢椎复位无丢失；C、D. 颈椎 CTA 三维重建可见双侧椎动脉走行异常，遮挡寰枢椎关节面

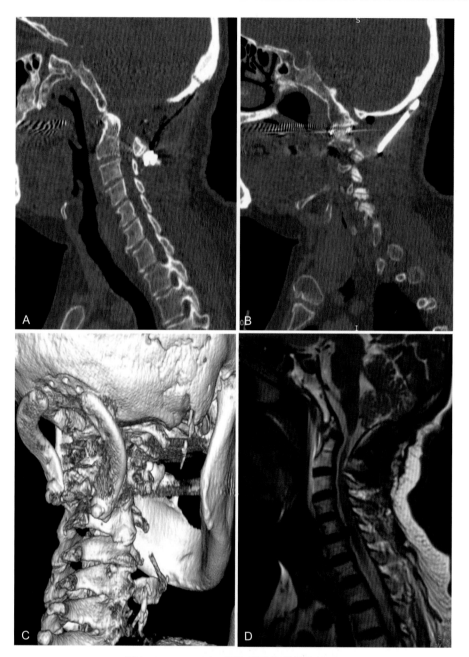

图 8-6-29　PFDF 翻修后影像学检查结果

A. 颈椎 CT 可见颅底凹陷寰枢椎完全复位；B. 显示关节间融合器位置良好；C. CT 三维重建可见，原有内固定系统重新安装，由于颅底凹陷复位，原有内固定系统只能安装 2 枚螺钉；D. 颈椎磁共振 T_2 加权像可见脊髓压迫完全解除

病例 8

患者男，53 岁，双上肢麻木 5 年，枕颈部异响，疼痛 1 个月。既往 9 个月前行枕颈后路内固定术，5 个月前因复位丢失行枕颈后路内固定翻修术。

【查体】双上肢感觉减退，四肢肌力 5 级，腱反射亢进，病理征阳性。术前、术后影像学检查见图 8-6-30 ～图 8-6-35。

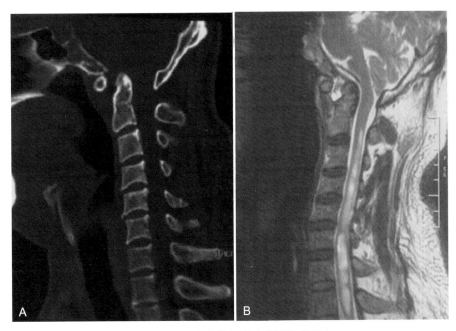

图 8-6-30　患者第 1 次术前影像学检查
A. 颈椎 CT 显示寰枕融合、颅底凹陷、寰枢椎脱位；B. 颈椎磁共振显示寰枢椎脱位、脊髓空洞形成

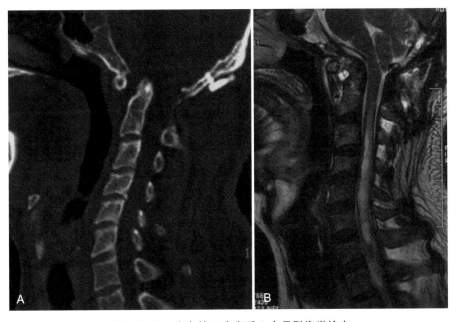

图 8-6-31　患者第 1 次术后 3 个月影像学检查
A. 颈椎 CT 可见寰枢椎复位失败；B. 颈椎磁共振显示脊髓压迫未缓解、脊髓空洞未缓解

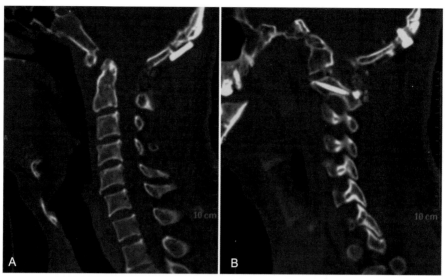

图 8-6-32　第 2 次枕颈复位固定术后复查颈椎 CT

A. 可见寰枢椎复位较前次手术改善；B. 可见寰枢椎侧方关节间隙明显撑开，关节内可见植骨颗粒

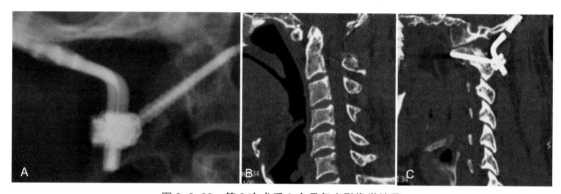

图 8-6-33　第 2 次术后 3 个月复查影像学结果

A. 颈椎侧位 X 线片可见枢椎螺钉断裂；B. 颈椎 CT 可见寰枢椎复位丢失；C. 颈椎 CT 可见关节间隙闭合

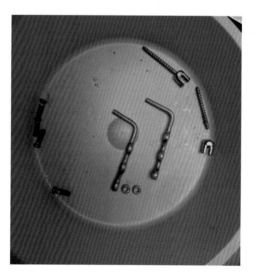

图 8-6-34　PFDF 翻修过程中拆除内固定系统，可见枢椎螺钉断裂

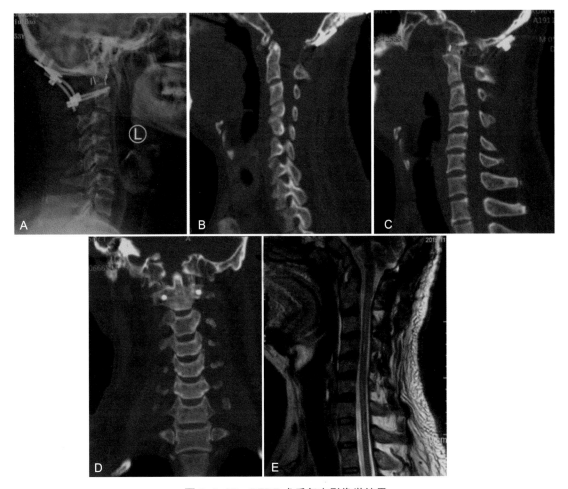

图 8-6-35　**PFDF 术后复查影像学结果**

A. 颈椎侧位 X 线片可见寰枢椎复位，内固定系统位置良好；B. 颈椎 CT 可见寰枢椎完全复位；C、D. 颈椎 CT 可见关节间隙撑开，关节间融合器位置良好；E. 颈椎磁共振 T_2 加权像可见脊髓压迫完全解除，脊髓空洞消失

【病例解读】患者术前为颅底凹陷寰枢椎脱位，第 1 次手术采用后路内固定系统撑开技术进行复位，由于内固定系统撑开力量不足以对抗寰枢椎前方张力带未能完全复位寰枢椎脱位，所以脊髓腹侧面仍存在压迫，脊髓空洞没有缓解。第 2 次后路翻修手术，术者进行了关节间撑开松解，并植入了骨松质，术后复查可见关节间隙明显撑开，寰枢椎复位改善，可见关节间撑开可以提高复位效果。术后 3 个月患者出现枕颈部异响和疼痛，复查 X 线和 CT 发现螺钉断裂。这主要是由于关节间缺少支撑物，寰枢椎脱位撑开复位后，内固定系统承受的应力过大，导致金属疲劳断裂。

采用 PFDF 进行翻修后，复查可见关节间隙内放置融合器可大幅度分散内固定系统承受的应力，而且提高了复位效果，寰枢椎脱位完全复位，脊髓压迫完全解除，脊髓空洞明显缩小。

病例 9

患者男，35 岁，四肢麻木 4 个月，走路不稳 2 个月。既往 5 年前行枕颈后路复位内固定术。

【查体】双上肢感觉减退，上肢肌力 5 级，下肢肌力 4 级，四肢腱反射亢进，病理征阳性。术前、术后影像学检查见图 8-6-36、图 8-6-37。

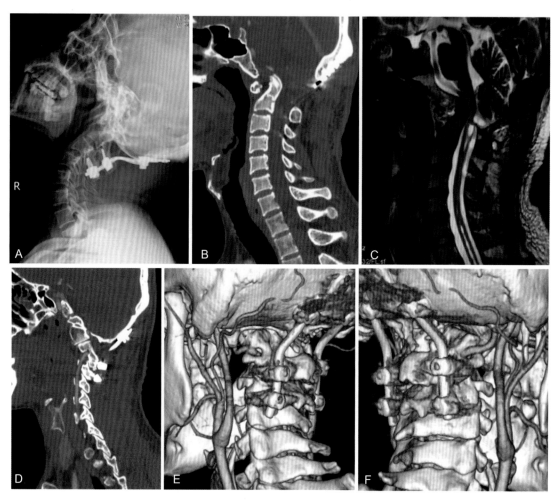

图 8-6-36　患者第 1 次术后 5 年复查影像学结果

A. 颈椎侧位 X 线片可见寰枢椎脱位，枕颈后路内固定系统；B. 颈椎 CT 可见寰枢椎脱位；C. 颈椎磁共振 T₂ 加权像显示脊髓压迫，脊髓空洞形成；D. 颈椎 CT 显示寰枢椎关节间无骨性融合；E、F. 颈椎 CTA 三维重建可见两侧椎动脉走行正常

【病例解读】患者为颅底凹陷寰枢椎脱位，此类患者因需要在寰枢椎之间纵行撑开才能复位，所以传统后路内固定复位系统复位失败率较高。此外，传统背外侧植骨，如植骨量不足，融合率也较低，此患者前次术后 5 年未见到明显骨痂形成。如果寰枢椎之间无明显骨性融合形成，则采用 PFDF 进行翻修可以取得良好的效果。

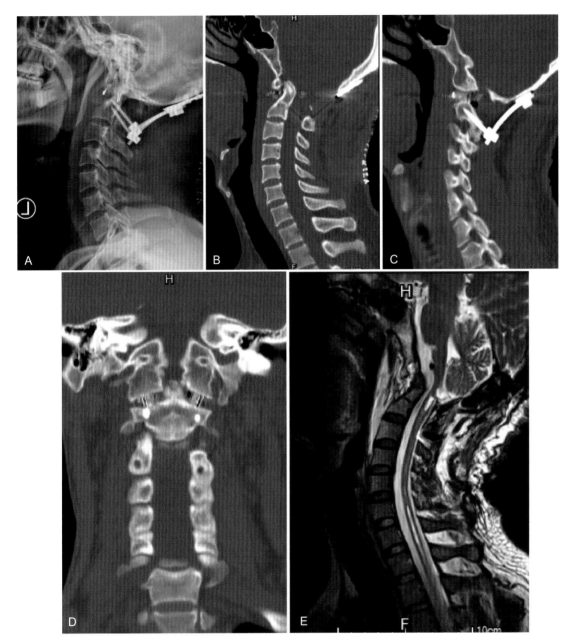

图 8-6-37　PFDF 翻修后影像学检查结果

A. 颈椎侧位 X 线片可见寰枢椎脱位复位，内固定系统位置良好；B. 颈椎 CT 显示寰枢椎完全复位；C、D. 显示寰枢椎关节间融合器位置良好；E. 颈椎磁共振显示脊髓压迫完全解除，脊髓空洞缩小

　　病例 10

　　患者男，53 岁，双上肢麻木无力 2 年，颈部异响，疼痛 1 周。既往 15 个月前行枕颈后路复位内固定术。

　　【查体】双上肢感觉减退，四肢肌力 5 级，腱反射亢进，病理征阳性。术前、术后影像学检查见图 8-6-38、图 8-6-39。

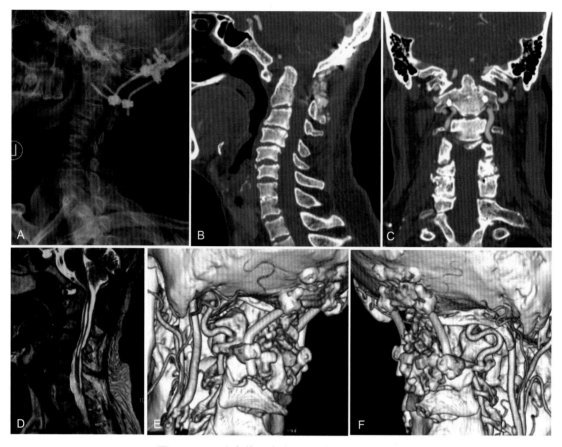

图 8-6-38 患者第 1 次术后 15 个月影像学检查

A. 颈椎斜位 X 线片可见枢椎螺钉断裂；B. 颈椎 CT 可见颅底凹陷寰枢椎脱位；C. 颈椎 CT 可见双侧寰枢椎关节被撑开分离；D. 颈椎磁共振可见脊髓受压明显，脊髓空洞形成；E、F. 颈椎 CTA 可见左侧椎动脉走行正常，右侧椎动脉走行遮挡寰枢椎关节面

【病例解读】患者第 1 次手术采用后路内固定器械撑开进行复位，可见关节间隙被撑开，但寰枢椎未完全复位，仍然存在脊髓压迫。由于两侧关节被撑开，纵向分离，所以内固定系统承受全部颅颈交界区应力，15 个月发生金属疲劳，螺钉断裂。

由于寰枢椎之间没有形成坚强骨性融合，因此非常适合采用 PFDF 进行翻修。术中通过关节间撑开可以完全复位颅底凹陷和寰枢椎脱位，关节间植入融合器使复位后的寰枢椎保持稳定。由于前次手术断裂的螺钉无法完全摘除，我们另外植入一枚螺钉完成枕颈内固定。术后磁共振可见寰枢椎复位完全，脊髓压迫完全解除。

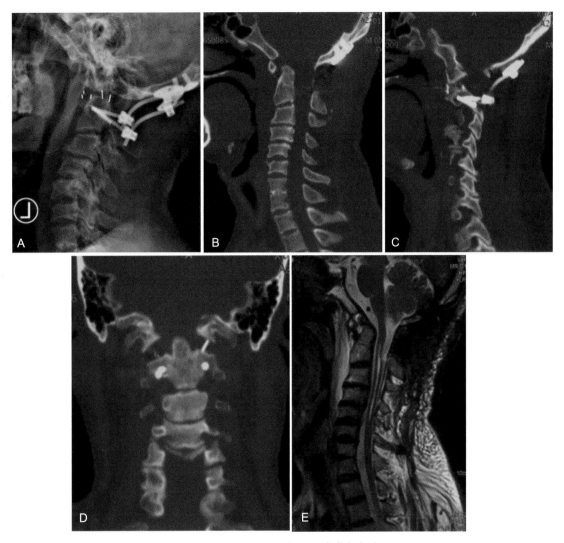

图 8-6-39　PFDF 翻修后影像学复查结果

A. 颈椎侧位 X 线片可见寰枢椎复位，内固定系统位置良好；B. 颈椎 CT 显示寰枢椎复位；C. 颈椎 CT 显示关节间融合器位置良好，枢椎峡部残留前次手术断钉；D. 颈椎 CT 冠状位显示寰枢椎两侧关节大幅度撑开，融合器位置良好；E. 颈椎磁共振显示脊髓压迫解除，脊髓空洞缩小

（辛　宗）

第七节　颅底凹陷颅后窝减压术后翻修

一、概述

颅底凹陷症常合并 Chiari 畸形和脊髓空洞，以往通常会采用颅后窝减压手术（posterior cranial fossa decompression）进行治疗。BI-typeA 在行单纯后路减压后会加重寰枢关节的不稳定；而后颅窝减压手术仅对部分 BI-typeB 患者有效。故部分经历 PFD 的颅底凹陷患者

195

需要进行翻修手术才能彻底解决脊髓腹侧面压迫问题。

既往颅后窝减压术后翻修病例报道甚少。BI-AAD 传统的翻修策略为前后路联合，Perrini 等提出前路齿突切除联合后路固定融合手术，他们报道的 5 例患者中 3 例获得了良好的手术疗效；同时 Tan 等报道的前后路联合翻修的 16 例病例中仅 1 人感染。但前后路联合手术会增加创伤，前后沟通后会增加术区感染率。随后，Yin 等采用了单纯经口前路复位钢板 (TARP) 系统的翻修手术技术，30 例 BI-AAD 患者均获得了大于 50% 的有效复位。但涉及前路手术有视野狭窄，操作空间狭小，且有术后感染率高、急性出血等严重并发症等弊端。Goel 提出单纯后路翻修手术，报道 3 例经关节间撑开植入自体骨片 / 垫片，直接钢板和螺钉寰枢椎固定的翻修病例，均取得良好融合效果。但因无法实现对 CCA 的纠正，故不能实现 BI 的有效复位。

颅底凹陷颅后窝减压翻修手术存在一定难度。初次手术瘢痕、软组织粘连、韧带钙化和明显的骨质再生均会加大手术难度。将患者枕骨（和寰椎后弓）骨性减压后，传统枕颈后路植骨床丧失。同时，枕鳞的缺失使得无法安装钛板，目前已有的后路悬臂撑开复位的技术无法应用。Sulanke 等发现在 CVJ 区的发育畸形中椎动脉遮挡寰枢关节面的情况占有 20%，这大大增加了我们处理关节面时保护椎动脉的难度。部分椎动脉变异高位穿过枕髁，而且侧方枕鳞下缘过低会遮挡置钉路径，增加 C_1 侧块置钉时损伤舌下神经管和椎动脉的风险。术前的 CTA 作为关键检查项目来降低损伤椎动脉的风险。

后路关节间撑开融合技术为治疗颅后窝减压术后寰枢椎脱位提供了良好的解决方案。后路关节间撑开可以增加后路手术复位率，解决了颅后窝减压后不能放置枕骨钛板，而导致无法利用内固定系统进行复位的难题。关节间放置融合器起到的支撑作用提高了寰枢椎脱位复位后的稳定性。关节间放置融合器可以形成坚强的骨性融合，解决了颅后窝减压后枕鳞缺损，枕颈区域植骨床缺失无法进行植骨融合的难题。采用枕髁置钉代替枕骨板可以解决部分患者无法放置枕骨板进行枕颈内固定的问题。

手术步骤如下。

（1）准备和显露：麻醉成功后，患者取俯卧位，头架固定，牵引重量取其体重的 20%，使头部和颈部处于中立和略微伸展的位置。在颈后部，沿着前次手术的瘢痕做一个直切口，显露枕鳞至 C_2 椎板。分离后方瘢痕组织时由上向下，至枕鳞缺损处时采用锐性分离方式，避免硬膜破裂。沿 C_2 椎弓峡部进行骨膜下分离，向头侧探查侧块关节后缘。

（2）关节间减压撑开技术：用关节间撑开器（Wego 医疗系统）从 C_1–C_2 关节后缘插入关节间隙，然后将其垂直旋转撑开关节间隙。通过试模逐步撑开寰枢椎关节，松解寰枢椎前方张力带，并用 O 形臂判断影像学复位效果是否达到目标高度。

（3）植入融合器骨性融合：取自体髂骨骨松质填充到高度合适的融合器（Wego）（高 6 ～ 9 mm，宽 9 mm，长 18 mm）中，置于寰枢椎两侧关节间隙。术中使用 O 形臂透视观察是否位于适当的位置。

（4）C_1–C_2 内固定：对于有寰枕融合患者，如前次手术保留足够范围枕鳞，我们会优先选择枕骨板固定方法；若枕鳞被广泛切除，则选择在融合的 C_1 侧块和 C_2 椎弓根内植入适当长度的螺钉。后方置钉有时会遇到椎动脉遮挡，用神经剥离子将椎动脉推至外上方显露骨质进行置钉。对于不合并寰枕融合患者，我们直接选择 C_1/C_2 固定。如果 C_2 椎弓根过小，我们选择 C_2 交叉椎板螺钉或延长内固定系统固定至 C_3。将钛棒切割至适当长度后预弯，植

入 C_2 椎弓根和枕髁螺钉尾部，然后将钛棒头端向前加压，通过悬臂技术复位枢椎水平脱位。术中 O 形臂观察 C_1-C_2 复位是否满意。

二、典型病例

病例 1

女性，48 岁，

【主诉】肢体麻木 2 年，颅后窝减压术后 7 个月，加重 1 个月。

【查体】四肢肌力减退（4 级），四肢腱反射亢进，双上肢肌张力增高，Hoffmann 征阳性。术前神经功能评分：JOA 13 分。术前、术后影像学检查见图 8-7-1 ～图 8-7-4。

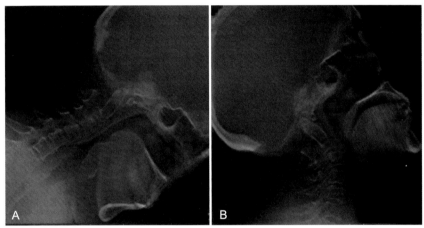

图 8-7-1　患者术前颈椎 X 线片

A. 颈椎过屈位 X 线片可见寰枢椎脱位；B. 颈椎过伸位 X 线片可见寰齿间距缩小

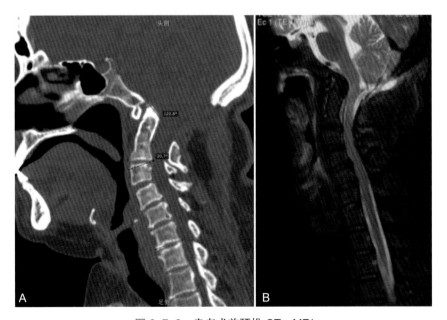

图 8-7-2　患者术前颈椎 CT、MRI

A. 颈椎 CT 正中矢状位可见颅底凹陷、寰枕融合、寰枢椎脱位，枕骨大面积缺损；B 颈椎 MRI 显示延髓腹侧面压迫

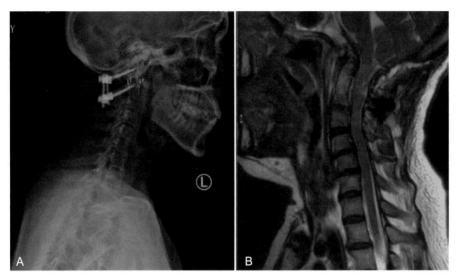

图 8-7-3　PFDF 术后影像学检查

A. 患者颈椎侧位 X 线片显示枕髁和枢椎后方置钉满意，关节间融合器位置满意；B. 颈椎 MRI 矢状位显示脊髓腹侧面减压效果良好

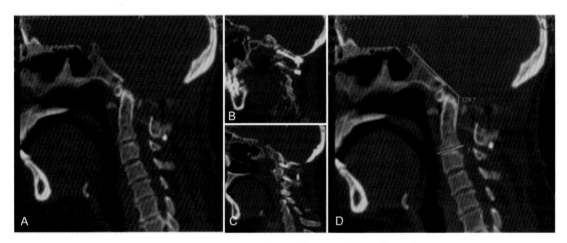

图 8-7-4　PFDF 术后颈椎 CT 矢状位重建

A. 显示寰枢椎复位满意；B、C. 显示双侧枕髁、枢椎椎弓根置钉位置满意，双侧关节间融合器位置合适；D. 术后 CT 显示斜坡枢椎角复位满意

【病例解读】患者为中年女性，颅颈交界区先天畸形，寰枕融合，颅底凹陷，寰枢椎脱位，应该采用寰枢椎脱位复位内固定技术进行治疗。但由于医生对该疾病认识不足，而采用了颅后窝减压进行治疗。颅颈交界区畸形患者脊髓的压迫往往来自脊髓腹侧面，齿突向上、向后移位压迫脊髓腹侧面，因此，颅后窝减压对解除此类患者脊髓压迫无效。而且颅后窝减压进一步破坏枕颈交界区后方张力带，导致颅颈交界区稳定性进一步丢失，寰枢椎脱位进行性加重。

患者神经功能进行性加重需要进行翻修手术，翻修手术的关键在于复位颅底凹陷寰枢椎脱位，并进行植骨融合，使颅颈交界区形成坚强骨性融合，解除脊髓腹侧面压迫。我们采用后路关节间撑开复位颅底凹陷、寰枢椎脱位，对患者进行翻修手术。关节间松解撑开可以复位颅底凹陷、寰枢椎脱位，解除脊髓腹侧面压迫。关节间植入融合器可以在保持复位稳定的同时促进寰枢椎关节间形成坚强骨性融合。由于患者枕鳞被大面积切除，因而采用枕髁置钉进行固定。术中 O 形臂或 C 形臂三维成像对于判断寰枢椎复位程度、关节间融合器和内固定螺钉位置非常重要。

术后复查 CT、磁共振可见内固定系统位置良好，颅底凹陷寰枢椎脱位完全复位，斜坡枢椎角由术前 120.8° 恢复到术后 129.7°，脊髓压迫完全缓解。

病例 2

女性，47 岁。

【主诉】突发声音嘶哑、呛咳、下肢乏力，伴双手麻木 3 月余。

【查体】左上肢肌力轻度减退（5-），双下肢肌力轻度减退（5-），双下肢肌张力轻度增强。其余无异常。术前、术后影像学检查见图 8-7-5 ～图 8-7-8。

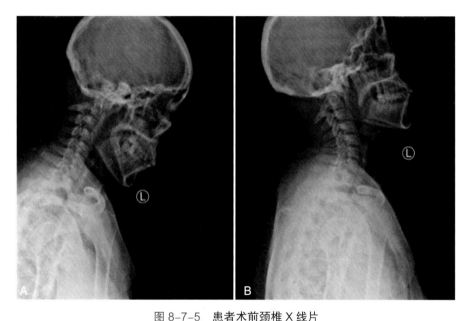

图 8-7-5　患者术前颈椎 X 线片

A. 颈椎过屈位 X 线片可见寰齿间距增价；B. 颈椎过伸位 X 线片可见寰枢椎脱位无明显复位

【病例解读】患者中年女性，存在颅底凹陷、寰枢椎脱位、寰枕融合和脊髓空洞等颅颈交界区先天畸形，应采用后路关节间撑开复位内固定进行治疗。当地医院因经验不足，错误诊断为 Chiari 畸形后为该患者行颅后窝减压手术。颅后窝减压加重了寰枢关节的不稳，延髓腹侧面压迫严重，故患者症状进行性变加重。

翻修手术的关键在于复位颅底凹陷、寰枢椎脱位，解除脊髓腹侧面压迫，并进行植骨融合，使颅颈交界区形成坚强骨性融合。我们采用后路关节间撑开复位内固定进行翻修手术，通过关节间撑开充分松解前方张力带，复位颅底凹陷寰枢椎脱位，关节间植入自体骨融合器可以在保持复位稳定的同时促进寰枢椎关节间形成坚强骨性融合。因患者枕鳞残余小，故选择枕髁置钉。此外，右侧椎动脉闭塞、左椎动脉走行于侧方关节面，使关节间撑开与置钉难度增大，稍有不慎可能造成后循环缺血性卒中的发生。术中O形臂或C形臂三维成像对于判断寰枢椎复位程度、关节间融合器和内固定螺钉位置非常重要。

术后复查CT、磁共振可见内固定系统位置良好，颅底凹陷寰枢椎脱位完全复位，脊髓压迫完全缓解。

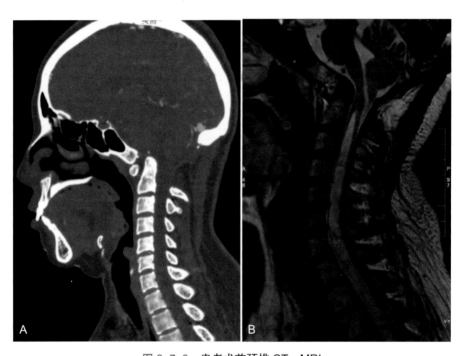

图 8-7-6　患者术前颈椎 CT、MRI

A. 颈椎 CT 片可见颅底凹陷寰枢椎脱位，枕骨大面积缺损；B. 颈椎 MRI 显示延髓腹侧面压迫严重

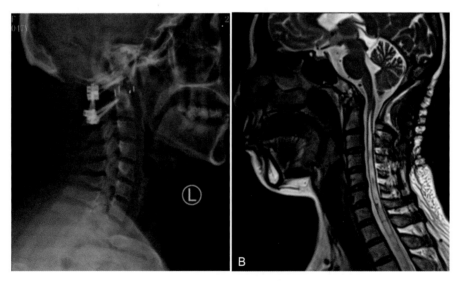

图 8-7-7　PFDF 术后影像学检查

A. 颈椎侧位 X 线片显示枕髁和枢椎后方置钉满意，关节间融合器位置满意；B. 颈椎磁共振矢状位显示脊髓腹侧面减压效果良好，脊髓空洞较术前明显减小

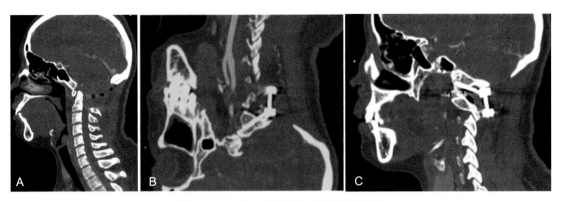

图 8-7-8　患者术后颈椎 CT 矢状位重建

A. 可颅底凹陷寰枢椎脱位复位良好；B、C. 显示双侧枕髁和枢椎椎弓根螺钉置钉位置良好，关节间融合器位置适宜

病例 3

男性，37 岁。

【主诉】肢体活动不利渐加重 7 年。

【查体】四肢肌力正常，肌张力增高；四肢腱反射亢进；巴氏征可疑阳性。术前、术后影像学检查见图 8-7-9 ～图 8-7-12。

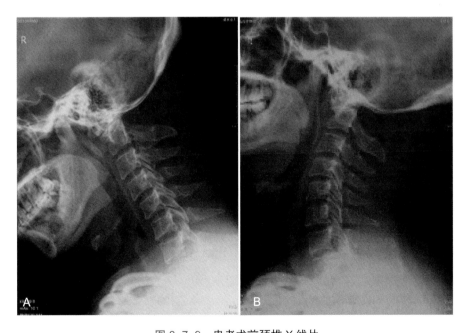

图 8-7-9　患者术前颈椎 X 线片

A. 侧位 X 线片可见过屈位颈椎基本正常；B. 过伸位可见侧位 X 线寰枢椎无明显脱位

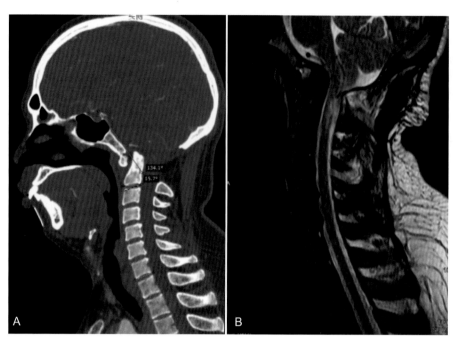

图 8-7-10　患者术前颈椎 CT、MRI

A. 颈椎 CT 片可见颅底凹陷寰枢椎脱位；B. 颈椎 MRI 显示延髓腹侧面压迫严重

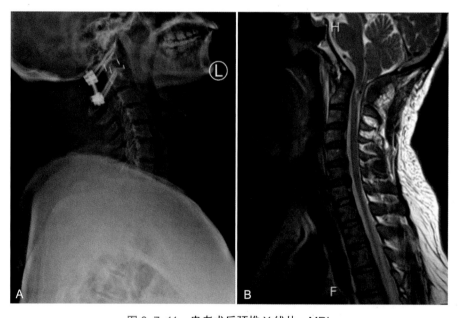

图 8-7-11　患者术后颈椎 X 线片、MRI

A. 颈椎 X 线片可见枕髁和枢椎后方置钉满意，关节间融合器位置满意；B. 颈椎 MRI 显示延髓腹侧面压迫解除

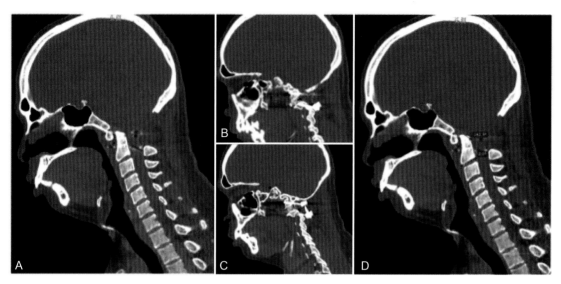

图 8-7-12 术后 CT

A. 术后颈椎 CT 正中矢状位显示寰枢椎复位满意；B、C. 显示双侧枕髁、枢椎椎弓根置钉位置满意，双侧关节间融合器位置满意，钉尾部用钛棒固定；D. 术后 CT 显示斜坡枢椎角恢复满意

【病例解读】患者为青年男性，存在寰枕融合、颅底凹陷、寰枢椎脱位，应该采用后路关节间撑开复位内固定技术进行治疗。但由于医生对该疾病认识不足，采用了颅后窝减压进行治疗，造成了枕颈交界区后方张力带进一步破坏，颅颈交界区稳定性进一步丢失，寰枢椎脱位进行性加重。

患者术后神经功能进行性加重需要进行翻修手术，翻修手术的关键在于复位颅底凹陷寰枢椎脱位，并进行关节间自体骨融合器植骨融合，解除脊髓腹侧面压迫。我们采用后路关节间撑开复位颅底凹陷寰枢椎脱位，对患者进行翻修手术。后路关节间松解撑开可以复位颅底凹陷寰枢椎脱位，解除脊髓腹侧面压迫。关节间植入融合器可以在保持复位稳定的同时促进寰枢椎关节间形成坚强骨性融合。由于枕鳞后方被大面积切除，因而采用枕髁置钉进行固定。术中 O 形臂三维成像显示寰枢椎复位情况、关节间融合器位置和内固定螺钉位置均满意。

术后复查 CT、磁共振可见内固定系统位置良好，颅底凹陷寰枢椎脱位完全复位，斜坡枢椎角由术前 134.1° 恢复到术后 142.9°，脊髓压迫完全缓解。

病例 4

女性，51 岁。

【主诉】右上肢无力、吞咽困难 5 年。

【查体】右上肢肌力 4 级，其余正常。术前、术后影像学检查见图 8-7-13 ～图 8-7-16。

【病例解读】患者为老年女性，存在颅底凹陷、寰枢椎脱位、寰枕融合、Klippel-Feil 综合征和脊髓空洞等颅颈交界区先天畸形，应采用后路关节间撑开复位内固定进行治疗。当地医院因经验不足，错误诊断为 Chiari 畸形后为该患者行颅后窝减压手术。术后即刻症状轻度缓解，3 月后右上肢无力症状逐渐加重，1 个月前出现吞咽困难进行性加重。

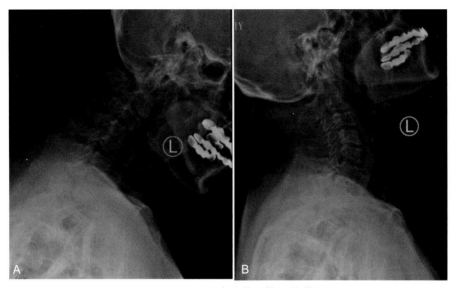

图 8-7-13　患者术前颈椎 X 线片

A. 侧位 X 线片可见过屈位寰枢椎脱位明显；B. 过伸位侧位 X 线片可见寰枢椎存在轻度脱位

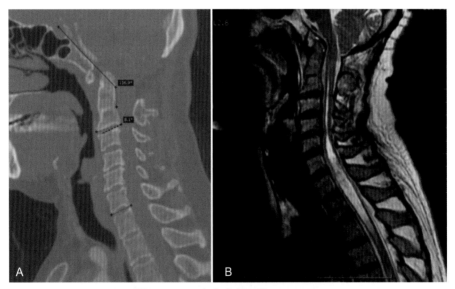

图 8-7-14　患者术前颈椎 CT、MRI

A. 颈椎 CT 片可见颅底凹陷寰枕融合、寰枢椎脱位；B. 颈椎 MRI 显示延髓腹侧面压迫严重合并 C_2-T_3 长节段脊髓空洞

　　翻修手术的关键在于复位颅底凹陷寰枢椎脱位，并进行植骨融合，使颅颈交界区形成坚强骨性融合，解除脊髓腹侧面压迫。我们采用后路关节间撑开复位内固定进行翻修手术，通过关节间撑开充分松解前方张力带，并复位颅底凹陷寰枢椎脱位，关节间植入自体骨融合器可以在保持复位稳定的同时促进寰枢椎关节间形成坚强骨性融合。因患者枕鳞残余小，故选择枕髁置钉。

　　术后复查 CT、磁共振可见内固定系统位置良好，颅底凹陷寰枢椎脱位完全复位，脊髓空洞明显减小，斜坡枢椎角由术前的 136.9° 恢复到术后的 142.2°，脊髓压迫完全缓解。

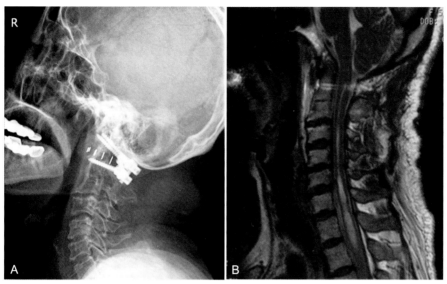

图 8-7-15　患者术后颈椎 X 线片、MRI

A. 患者颈椎侧位 X 线片显示枕髁和枢椎后方置钉满意，关节间融合器位置满意；B. 颈椎 MRI 显示延髓腹侧面压迫解除，脊髓空洞明显减小

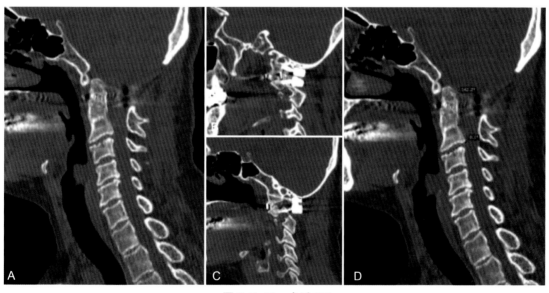

图 8-7-16　术后 CT

A. 术后颈椎 CT 正中矢状位显示寰枢椎复位满意；B、C. 显示双侧枕髁、枢椎椎弓根置钉位置满意，双侧关节间融合器位置满意，钉尾部用钛棒固定；D. 术后 CT 显示斜坡枢椎角恢复满意

病例 5

男性，42 岁。

【主诉】左上肢痛温觉减退 9 年，声音嘶哑，吞咽异物感 1 个月。

【查体】左上肢腱反射减退，其余正常。术前、术后影像学检查见图 8-7-17～图 8-7-20。

【病例特点】患者为中年男性，诊断为无寰枢椎脱位的颅底凹陷患者，即 Goel B 型颅底凹陷，且存在寰枕融合，应该采用后路关节间撑开复位内固定技术进行治疗，但由于医生对该疾病认识不足，采用了颅后窝减压进行治疗。对于 B 型颅底凹陷，寰齿关节是稳定的，没有明显脱位形成，往往不会引起严重的临床症状，病例数少见。有相关报道认为颅后窝减压对 B 型颅底凹陷有效，有效率约为 70%。此类患者行颅后窝减压术后，未解决延髓腹侧面压迫问题，且会加重寰齿关节的不稳定性甚至脱位。

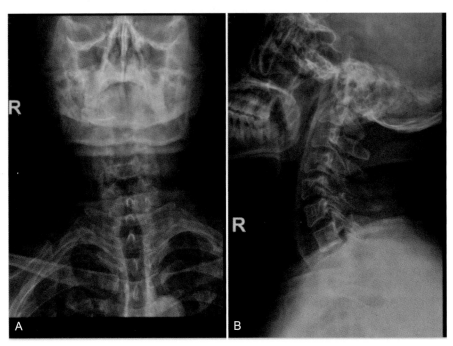

图 8-7-17　患者术前颈椎 X 线片

A. 正位 X 线片可见无明显寰枢椎脱位；B. 过伸位侧位 X 线片可见无明显寰枢椎脱位

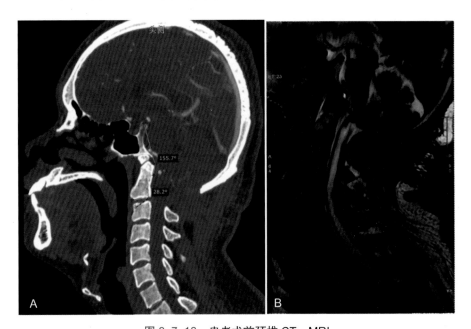

图 8-7-18　患者术前颈椎 CT、MRI

A. 颈椎 CT 片可见 B 型颅底凹陷；B. 颈椎 MRI 显示延髓腹侧面压迫严重合并长节段脊髓空洞

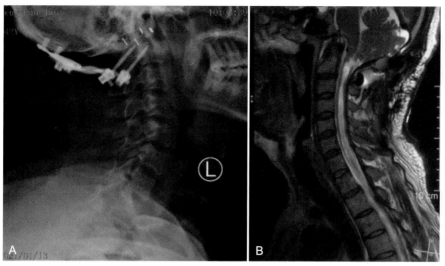

图 8-7-19　患者术后颈椎 X 线片、MRI

A. 患者颈椎侧位 X 线片显示枕髁和枢椎后方置钉满意，关节间融合器位置满意；B. 颈椎 MRI 显示延髓腹侧面压迫解除，脊髓空洞明显减小

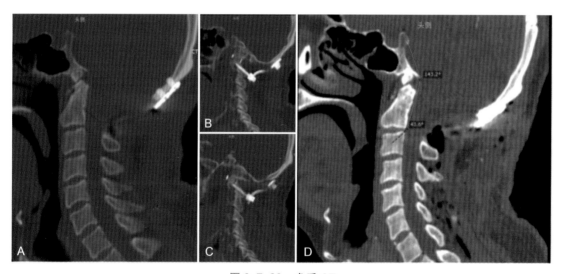

图 8-7-20　术后 CT

A. 术后颈椎 CT 正中矢状位显示寰枢椎复位满意；B、C. 显示双侧枢椎椎弓根置钉位置满意，双侧关节间融合器位置满意，钉尾部用钛棒固定；D. 术后 CT 显示斜坡枢椎角恢复满意

　　患者术后神经功能进行性加重需要进行翻修手术，翻修手术的关键在于复位颅底凹陷，并进行关节间自体骨融合器植骨融合，解除脊髓腹侧面压迫。我们采用后路关节间撑开复位颅底凹陷，对患者进行翻修手术。后路关节间松解撑开可以复位颅底凹陷，解除脊髓腹侧面压迫。关节间植入融合器可以在保持复位稳定的同时促进寰枢椎关节间形成坚强骨性融合。枕鳞残余较多，故首选枕骨钛板进行固定，下方 C₂ 椎弓根螺钉固定。术中 O 形臂三维成像显示颅底凹陷复位情况、关节间融合器位置和内固定螺钉位置均满意。

　　术后复查 CT、磁共振可见内固定系统位置良好，颅底凹陷完全复位，脊髓空洞明显减小，脊髓压迫完全缓解。

病例 6

男性，44 岁。

【主诉】右侧肢体麻木无力，行走不稳 23 年。

【查体】双上肢肌力 4-，双下肢肌力 5-，肌张力正常，双侧巴氏征弱阳性（＋）。术前、术后影像学检查见图 8-7-21～图 8-7-24。

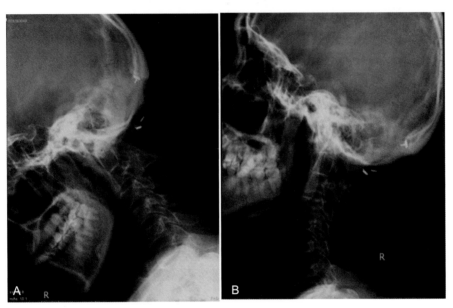

图 8-7-21　患者术前颈椎 X 线片

A. 侧位 X 线片可见明显寰枢椎脱位，寰枢椎不稳；B. 过伸位侧位 X 线可见寰枢关节不稳

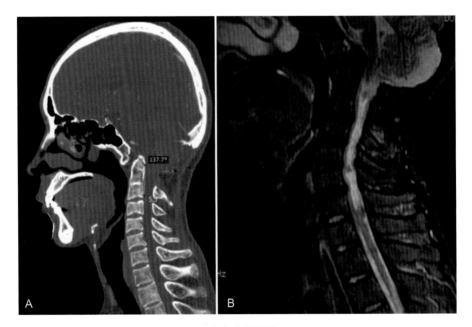

图 8-7-22　患者术前颈椎 CT、MRI

A. 颈椎 CT 片可见颅底凹陷合并寰枢椎脱位、寰枕融合；B. 颈椎 MRI 显示延髓腹侧面压迫严重合并脊髓空洞

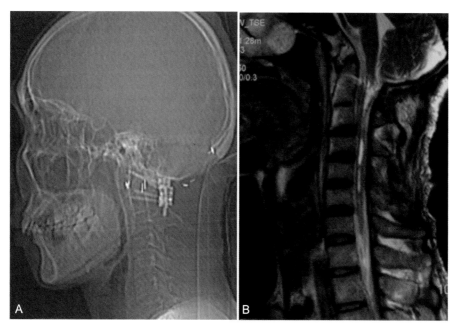

图 8-7-23　患者术后颈椎 X 线片、MRI

A. 患者颈椎侧位 X 线片显示枕髁和枢椎后方置钉满意，关节间融合器位置满意；B. 颈椎 MRI 显示延髓腹侧面压迫解除，脊髓空洞明显减小

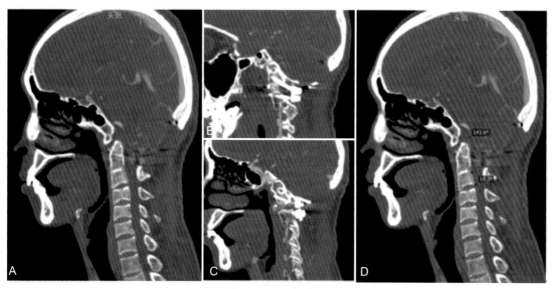

图 8-7-24　术后 CT

A. 术后颈椎 CT 正中矢状位显示寰枢椎复位满意；B、C. 显示双侧枕髁、枢椎椎弓根置钉位置满意，双侧关节间融合器位置满意，钉尾部用钛棒固定；D. 术后 CT 显示斜坡枢椎角恢复满意

【病例解读】患者中年男性，存在颅底凹陷、寰枢椎脱位、寰枕融合、Klippel-Feil 综合征和脊髓空洞等颅颈交界区先天畸形，应采用后路关节间撑开复位内固定进行治疗。当地医院因经验不足，错误诊断为 Chiari 畸形后为该患者行颅后窝减压手术。术后患者症状较术前无进展，2 年前症状加重，双上肢及双手屈曲畸形，伸直不能。

翻修手术的关键在于复位颅底凹陷寰枢椎脱位，并进行植骨融合，使颅颈交界区形成坚强骨性融合，解除脊髓腹侧面压迫。我们采用后路关节间撑开复位内固定进行翻修手术，通过关节间撑开充分松解前方张力带，并复位颅底凹陷寰枢椎脱位，关节间植入自体骨融合器可以在保持复位稳定的同时促进寰枢椎关节间形成坚强骨性融合。因患者枕鳞残余小，故选择枕髁置钉。

术后复查 CT、磁共振可见内固定系统位置良好，颅底凹陷寰枢椎脱位完全复位，脊髓空洞明显减小，斜坡枢椎角由术前的 137.7° 恢复到术后的 143.8°，脊髓压迫完全缓解。

病例 7

女性，27 岁。

【主诉】四肢无力 20 余年，加重 2 年。

【查体】双上肢肌力 4 级，双下肢肌力 4 级；四肢腱反射亢进；Babinski 征与 Hoffmann 征可疑阳性。术前、术后影像学检查见图 8-7-25 ～图 8-7-28。

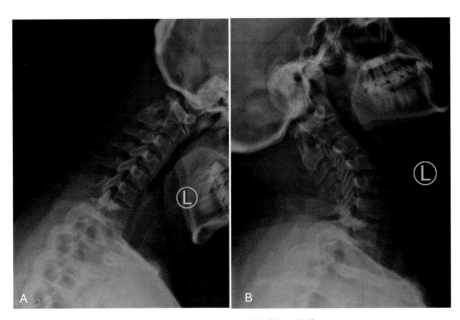

图 8-7-25　患者术前颈椎 X 线片

A. 侧位 X 线片可见无明显寰枢椎脱位，寰椎前弓与齿突形成骨痂；B. 过伸位侧位 X 线片显示无明显寰枢椎脱位

【病例解读】患者为青年女性，存在颅底凹陷、寰枢椎脱位、Klippel-Feil 综合征等颅颈交界区先天畸形，且齿突与寰椎前弓形成假关节伴有骨赘产生，应采用后路关节间撑开复位内固定进行治疗。当地医院因经验不足，错误诊断后为该患者行颅后窝减压手术。

术后患者神经功能症状逐渐加重。翻修手术的关键在于复位颅底凹陷寰枢椎脱位，并进行植骨融合，使颅颈交界区形成坚强骨性融合，解除脊髓腹侧面压迫。我们采用后路关节间撑开复位内固定进行翻修手术，通过关节间撑开充分松解前方张力带，并复位颅底凹陷寰枢椎脱位，关节间植入自体骨融合器可以在保持复位稳定的同时促进寰枢椎关节间形成坚强骨性融合。因患者枕鳞残余小，故选择寰椎侧块螺钉置钉。术中 O 形臂透视寰枢椎复位程度、关节间融合器和内固定螺钉位置满意。

术后复查 CT、磁共振可见内固定系统位置良好，颅底凹陷寰枢椎脱位完全复位，脊空洞明显减小，斜坡枢椎角从术前 110.1° 增加到 130.7°，实现了完全复位，脊髓压迫完全缓解。

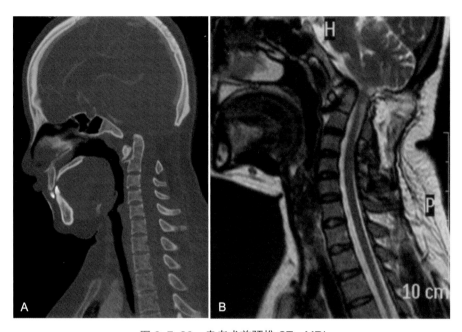

图 8-7-26　患者术前颈椎 CT、MRI

A. 颈椎 CT 片寰齿间距无明显变化，但存在明显颅底凹陷；B. 颈椎 MRI 显示延髓腹侧面压迫严重

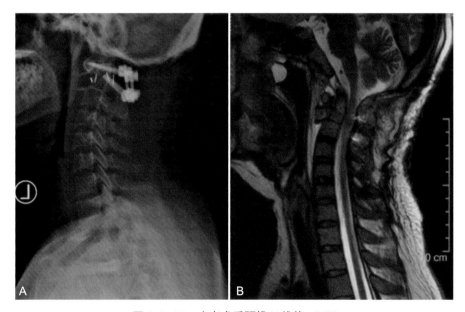

图 8-7-27　患者术后颈椎 X 线片、MRI

A. 患者颈椎侧位 X 线片显示枕髁和枢椎后方置钉满意，关节间融合器位置满意；B. 颈椎 MRI 显示延髓腹侧面压迫解除

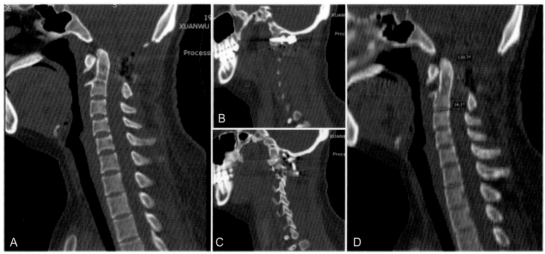

图 8-7-28　术后 CT

A. 术后颈椎 CT 正中矢状位显示寰枢椎复位满意；B、C. 显示双侧寰椎侧块、枢椎椎弓根置钉位置满意，双侧关节间融合器位置满意；D. 术后 CT 显示斜坡枢椎角恢复满意

病例 8

女性，32 岁。

【主诉】右下肢无力伴左侧肢体麻木、吞咽困难 1 月余。

【既往史】颅后窝减压术后 3 年。

【查体】右侧肢体肌力 4-，左侧肌力 4 级，肌张力正常；右侧腱反射亢进（+++）；右侧巴氏征阳性（+++）。术前、术后影像学检查见图 8-7-29 ～图 8-7-32。

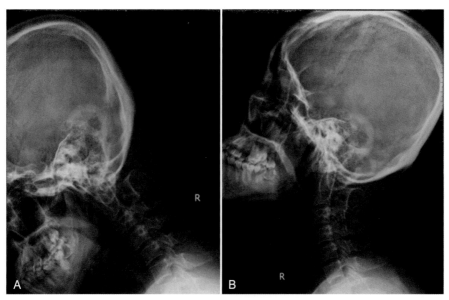

图 8-7-29　患者术前颈椎 X 线片

A. 侧位 X 线片可见明显寰枢椎脱位；B. 过伸位侧位 X 线片可见寰枢椎不稳

【病例解读】患者青年女性，存在颅底凹陷、寰枢椎脱位、寰枕融合、Klippel-Feil 综

合征和脊髓空洞等颅颈交界区先天畸形，应采用后路寰枢椎关节间撑开复位固定融合术进行治疗。当地医院因经验不足，错误诊断为 Chiari 畸形后为该患者行颅后窝减压手术。术后患者再次出现右下肢无力，吞咽困难，浅感觉明显减退，逐渐出现行走困难。

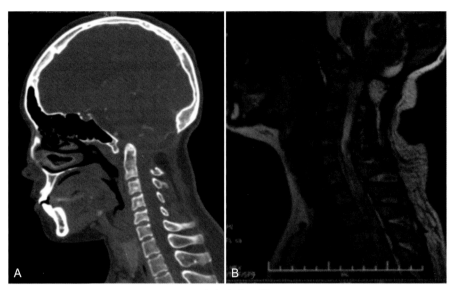

图 8-7-30　患者术前颈椎 CT、MRI

A. 颈椎 CT 片可见颅底凹陷合并寰枢椎脱位；B. 颈椎 MRI 显示延髓腹侧面压迫严重合并长节段空洞

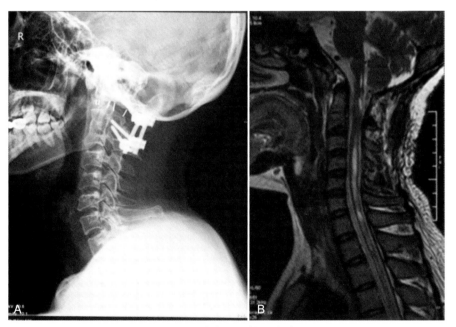

图 8-7-31　患者术后颈椎 X 线片、MRI

A. 患者颈椎侧位 X 线片显示枕髁和枢椎后方置钉满意，关节间融合器位置满意；B. 颈椎 MRI 显示延髓腹侧面压迫解除，脊髓空洞明显减小

　　翻修手术的关键在于复位颅底凹陷寰枢椎脱位，并进行植骨融合，解除脊髓腹侧面压迫。

我们采用后路关节间撑开复位内固定进行翻修手术，通过关节间撑开充分松解前方张力带，复位颅底凹陷寰枢椎脱位，关节间植入填充了自体骨的融合器，可以在保持寰枢椎复位稳定的同时促进寰枢椎关节间形成坚强骨性融合。因患者枕鳞残余小，故选择枕髁置钉。

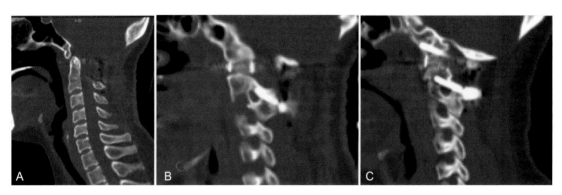

图 8-7-32　术后 CT

A. 术后颈椎 CT 正中矢状位显示寰枢椎复位满意，斜坡枢椎角恢复满意；B、C. 显示双侧枕髁、枢椎椎弓根置钉位置满意，双侧关节间融合器位置满意

术后复查 CT、核磁共振可见内固定系统位置良好，颅底凹陷寰枢椎脱位完全复位，脊空洞明显减小，斜坡枢椎角由术前的 137.7° 恢复到术后的 143.8°，脊髓压迫完全缓解。

病例 9

女性，51 岁。

【主诉】四肢麻木 20 年，右侧肢体无力 5 年，加重 1 个月。

【既往史】颅后窝减压术后 5 年。

【查体】右侧肢体肌力减退（4 级），肌张力正常，右侧腱反射亢进（+++），双侧巴氏征可疑阳性。术前、术后影像学检查见图 8-7-33 ～图 8-7-36。

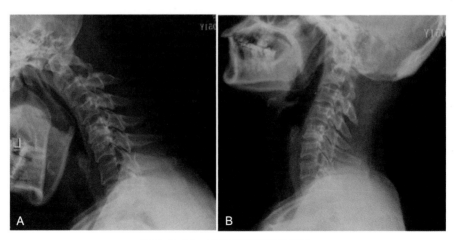

图 8-7-33　患者术前颈椎 X 线片

A. 侧位 X 线片可见明显寰枢椎脱位；B. 过伸位侧位 X 线显示寰枢椎复位

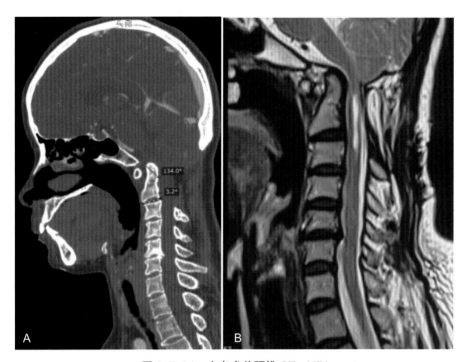

图 8-7-34 患者术前颈椎 CT、MRI

A. 颈椎 CT 片可见颅底凹陷合并寰枢椎脱位；B. 颈椎 MRI 显示延髓腹侧面压迫严重合并脊髓空洞

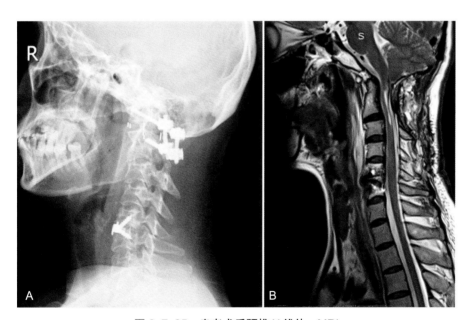

图 8-7-35 患者术后颈椎 X 线片、MRI

A. 患者颈椎侧位 X 线片显示枕髁和枢椎后方置钉满意，关节间融合器位置满意；B. 颈椎 MRI 显示延髓腹侧面压迫解除

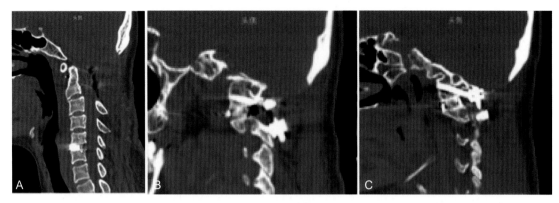

图 8-7-36　术后 CT

A. 术后颈椎 CT 正中矢状位显示寰枢椎复位满意，斜坡枢椎角恢复满意；B、C. 显示双侧枕髁、枢椎椎弓根置钉位置满意，双侧关节间融合器位置满意

【病例解读】患者为青年女性，存在颅底凹陷、寰枢椎脱位、寰枕融合等颅颈交界区先天畸形，应采用后路关节间撑开复位内固定进行治疗。当地医院因经验不足，错误诊断后为该患者行颅后窝减压手术。

术后患者神经功能症状逐渐加重。翻修手术的关键在于复位颅底凹陷寰枢椎脱位，并进行植骨融合，解除脊髓腹侧面压迫。我们采用 PFDF 进行翻修手术，通过关节间撑开充分松解前方张力带，并复位颅底凹陷、寰枢椎脱位，关节间植入自体骨融合器可以在保持复位稳定的同时促进寰枢椎关节间形成坚强骨性融合。因患者枕鳞残余小，故选择枕髁置钉。枕髁后方置钉时会遇到椎动脉遮挡，我们的处理方法是用神经剥离子将椎动脉推至外上方显露骨质进行置钉，同时避免损伤舌下神经管和椎动脉。术中 O 形臂透视寰枢椎复位程度、关节间融合器和内固定螺钉位置满意。

术后复查 CT、磁共振可见内固定系统位置良好，颅底凹陷寰枢椎脱位完全复位，脊空洞明显减小，斜坡枢椎角从术前 134.0° 增加到 143.5°。

病例 10

女性，37 岁。

【主诉】双上肢麻木 6 年。

【既往史】颅后窝减压术后 2 年。

【查体】双上肢感觉减退；双上肢肌力 4+，双下肢肌力 4+；四肢腱反射正常；病理征（-）。术前、术后影像学检查见图 8-7-37 ～图 8-7-40。

【病例解读】患者中年女性，存在颅底凹陷、寰枢椎脱位、寰枕融合、Klippel-Feil 综合征和脊髓空洞等颅颈交界区先天畸形，应采用后路关节间撑开复位内固定进行治疗。当地医院因经验不足，错误诊断为 Chiari 畸形后为该患者行颅后窝减压手术。术后 3 个月内症状缓解明显，随后出现双上肢麻木、吞咽困难渐进性加重。

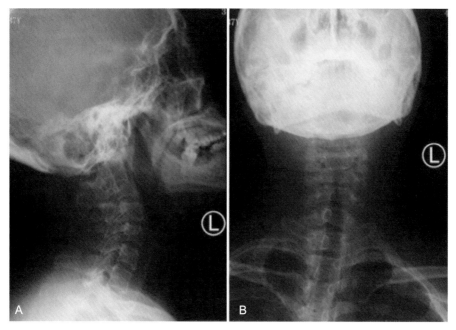

图 8-7-37　患者术前颈椎 X 线片

A. 侧位 X 线片可见明显寰枢椎脱位；B. 正位 X 线片显示颅底凹陷

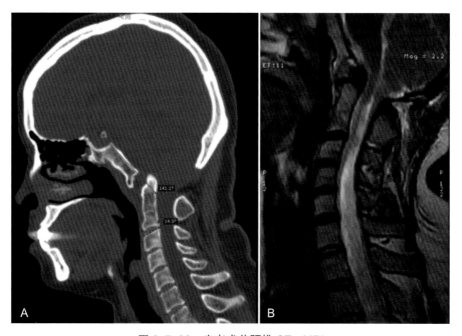

图 8-7-38　患者术前颈椎 CT、MRI

A. 颈椎 CT 片可见颅底凹陷合并寰枢椎脱位、寰枕融合，枕鳞部分缺如；B. 颈椎 MRI 显示延髓腹侧面压迫严重合并长节段脊髓空洞

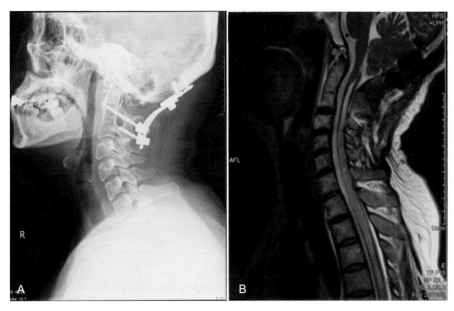

图 8-7-39　患者术后颈椎 X 线片、MRI

A. 患者颈椎侧位 X 线片显示枕髁和枢椎后方置钉满意，关节间融合器位置满意；B. 颈椎 MRI 显示延髓腹侧面压迫解除

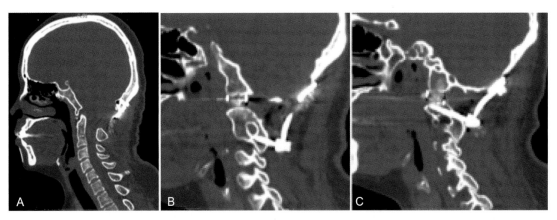

图 8-7-40　术后 CT

A. 术后颈椎 CT 正中矢状位显示寰枢椎复位满意；B、C. 显示上端枕骨钛板固定，下端左侧 C_3 椎弓根 / 右侧 C_2 椎弓根螺钉置钉位置满意，双侧关节间融合器位置满意

　　翻修手术的关键在于复位颅底凹陷寰枢椎脱位，并进行植骨融合，使颅颈交界区形成坚强骨性融合，解除脊髓腹侧面压迫。我们采用后路关节间撑开复位内固定进行翻修手术，通过关节间撑开充分松解前方张力带，复位颅底凹陷、寰枢椎脱位，关节间植入自体骨融合器可以在保持复位稳定的同时促进寰枢椎关节间形成坚强骨性融合。因患者枕鳞残余较多，故选择枕骨钛板进行固定；因 C_2 左侧椎弓根峡部过于细小，左侧下端固定选择延长固定节段到 C_3。

　　术后复查 CT、磁共振可见内固定系统位置良好，颅底凹陷、寰枢椎脱位完全复位，脊空洞明显减小，斜坡枢椎角由术前的 141.1° 恢复到术后的 145.6°，脊髓压迫完全缓解。

病例 11

女性，38 岁。

【主诉】发作性右上肢酸麻 20 余年，加重 6 月余。

【既往史】颅后窝减压术后 2 年。

【查体】四肢肌力肌张力正常；右侧 Hoffmann 征可疑阳性。术前、术后影像学检查见图 8-7-41 ～图 8-7-44。

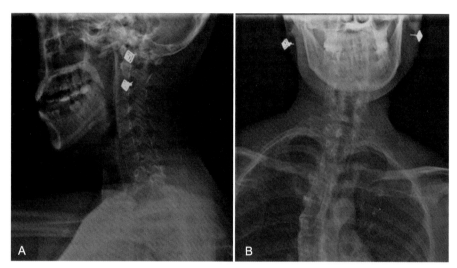

图 8-7-41　患者术前颈椎 X 线片

A. 侧位 X 线片可见无明显寰枢椎脱位；B. 正位 X 线片无明显寰枢椎侧方移位

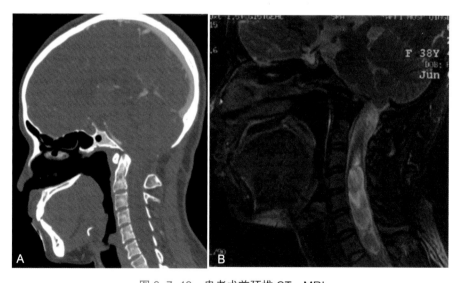

图 8-7-42　患者术前颈椎 CT、MRI

A. 颈椎 CT 片可见 B 型颅底凹陷；B. 颈椎 MRI 显示延髓腹侧面压迫严重合并长节段脊髓空洞

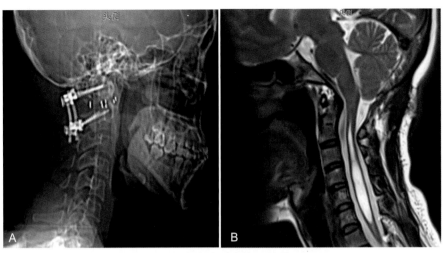

图 8-7-43　患者术后颈椎 X 线片、MRI

A. 患者颈椎侧位 X 线片显示枕髁和枢椎后方置钉满意，关节间融合器位置满意；B. 颈椎 MRI 显示延髓腹侧面压迫解除

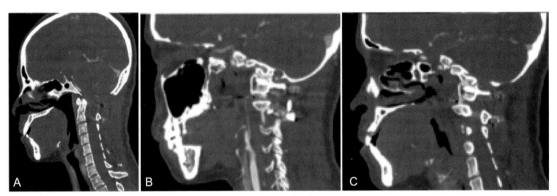

图 8-7-44　术后 CT

A. 术后颈椎 CT 正中矢状位显示寰枢椎复位满意；B、C. 显示双侧寰椎侧块、枢椎椎弓根置钉位置满意，双侧关节间融合器位置满意

　　【病例解读】患者为青年女性，诊断为无寰枢椎脱位的颅底凹陷患者，即 Goel B 型颅底凹陷，且合并脊髓空洞，应该采用后路关节间撑开复位内固定技术进行治疗。但由于医生对该疾病认识不足，采用了颅后窝减压进行治疗。对于 B 型颅底凹陷，寰齿关节是稳定的，没有明显脱位形成，往往不会引起严重的临床症状。此类患者行颅后窝减压术后，未解决延髓腹侧面压迫问题，且会加重寰齿关节的不稳定性甚至脱位。

　　患者术后神经功能进行性加重需要进行翻修手术，翻修手术的关键在于复位颅底凹陷，解除脊髓腹侧面压迫。我们采用后路关节间撑开复位颅底凹陷，对患者进行翻修手术。后路关节间松解撑开可以复位颅底凹陷，解除脊髓腹侧面压迫。关节间植入融合器可以在保持复位稳定的同时促进寰枢椎关节间形成坚强骨性融合。枕鳞残余较少，故首选在枕髁植入螺钉，下方 C_2 椎弓根螺钉固定。术中 O 形臂三维成像显示颅底凹陷复位情况、关节间融合器位置和内固定螺钉位置均满意。

　　术后复查 CT、磁共振可见内固定系统位置良好，颅底凹陷完全复位，脊髓空洞明显减小，斜坡枢椎角从术前 118.4° 改善到 130.3°，脊髓压迫完全缓解。

病例 12

男性，36 岁。

【主诉】左腿无力 16 月余。

【既往史】颅后窝减压术后 2 年。

【查体】左下肢肌力 5-，其余肢体肌力肌张力正常，双侧 Hoffmann 征可疑阳性。术前、术后影像学检查见图 8-7-45 ～图 8-7-48。

【病例解读】患者为青年男性，存在颅底凹陷、寰枕融合、Klippel-Feil 综合征、脊髓空洞等颅颈交界区先天畸形，应采用后路关节间撑开复位内固定进行治疗。当地医院因对颅底凹陷疾病机制认识不清，错误诊断后为该患者行颅后窝减压手术。

术后患者神经功能症状逐渐加重。翻修手术的关键在于复位颅底凹陷寰枢椎脱位，并进行植骨融合，解除脊髓腹侧面压迫。我们采用 PFDF 进行翻修手术，通过关节间撑开充分松解前方张力带，并复位颅底凹陷、寰枢椎脱位，关节间植入自体骨融合器可以在保持复位稳定的同时促进寰枢椎关节间形成坚强骨性融合。因患者枕鳞残余小，故选择枕髁置钉。术中 O 形臂透视寰枢椎复位程度、关节间融合器和内固定螺钉位置满意。

术后复查 CT、磁共振可见内固定系统位置良好，颅底凹陷寰枢椎脱位完全复位，脊空洞明显减小，斜坡枢椎角从术前 140.2° 恢复到术后 143.4°，实现了完全复位，脊髓压迫完全缓解。

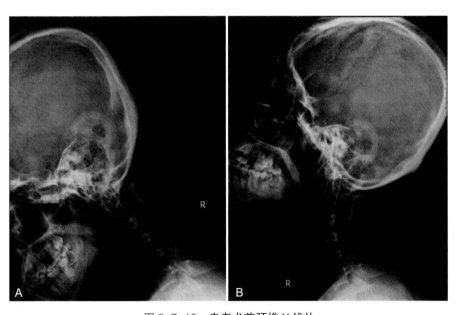

图 8-7-45　患者术前颈椎 X 线片

A. 侧位 X 线片过屈位可见明显寰枢椎脱位和不稳；B. 侧位 X 线片过伸位可见寰枢椎脱位不稳

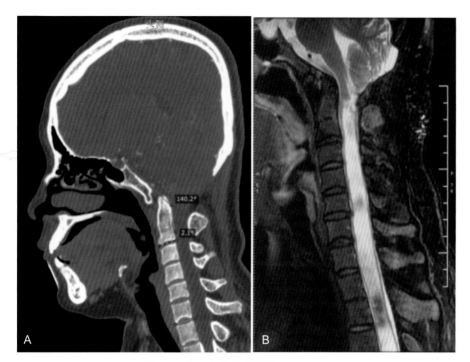

图 8-7-46　患者术前颈椎 CT、MRI

A. 颈椎 CT 片可见 B 型颅底凹陷；B. 颈椎 MRI 显示延髓腹侧面压迫严重合并长节段脊髓空洞

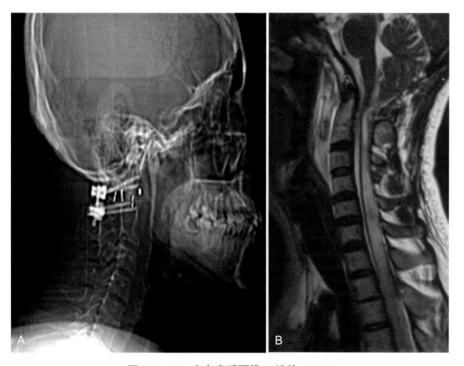

图 8-7-47　患者术后颈椎 X 线片、MRI

A. 患者颈椎侧位 X 线片显示枕髁和枢椎后方置钉满意，关节间融合器位置满意；B. 颈椎 MRI 显示延髓腹侧面压迫解除

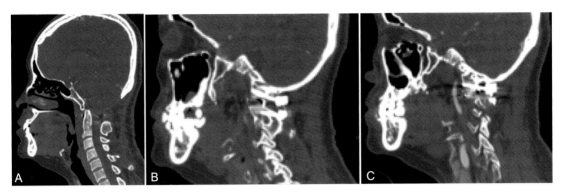

图 8-7-48　术后 CT

A. 术后颈椎 CT 正中矢状位显示寰枢椎复位满意；B、C. 显示双侧枕髁、枢椎椎弓根置钉位置满意，双侧关节间融合器位置满意

（戚茂杨）

第八节　儿童寰枢椎脱位

一、概述

儿童寰枢椎脱位是较为常见的儿童颅颈交界区畸形 / 疾病之一，约占所有儿童颈椎疾病的 6.1%。导致儿童寰枢椎脱位的病因有很多，包括外伤、炎症、肿瘤、医源性疾病、风湿性疾病和先天性疾病等。已知有多达 84 种先天性综合征与颅颈交界区畸形有关，其中包括唐氏综合征、Ehlers-Danlos 综合征和 Morquio 综合征等。根据脱位方向，儿童寰枢椎脱位可分为前脱位、后脱位、旋转脱位等；根据脱位的时间可分为急性脱位、亚急性脱位和陈旧性脱位；根据脱位的病因可分为自发性脱位和继发性脱位。

（一）临床表现

儿童寰枢椎脱位常见的症状包括有颈部疼痛、斜颈、肢体肌力下降、感觉异常、眼球震颤、眩晕、耳鸣、听力下降、睡眠呼吸暂停及脊柱侧凸畸形等。其中颈部疼痛最为常见，约 85% 的患儿均可有此表现。此外，15% ~ 25% 的患儿可能会出现血管相关性症状，如一过性意识丧失、视物模糊、眩晕等，并且这些症状常由头部的活动所引发，这是由于寰枢关节的不稳定还可能会损伤颅颈交界区域的血管，使其痉挛或者闭塞并进一步导致相关的神经功能缺陷。由于存在出现神经功能快速恶化并导致死亡的可能，所以需要接诊医师对于一些临床表现较为隐匿或症状较不典型的病例提高警惕性。

（二）诊断

儿童尚处于生长发育阶段，其寰椎横韧带等稳定结构发育不完善，寰枢椎结构随年龄变化也有很大差异，其中 3 岁以下儿童寰椎和枢椎结构小、软骨成分多，5 岁以下儿童生长骨骺多未闭合，而 8 岁以上患儿则基本发育充分。与此对应，8 岁以下患儿的寰齿间距大于 5mm 方可诊断寰枢椎脱位，而对 8 岁以上患儿该标准为 3mm。对于任何可疑诊断寰枢椎脱位的患儿，我们都推荐行超薄螺旋 CT 扫描，同期行头颈 CTA 检查，通过三维重建技术可以从任意维度和角度了解枕骨大孔、寰枢椎、颅颈交界区血管及周围结构间的关系，为治疗策略的制订提供更全面的依据。对于部分特殊病例，有时需要行动力位影像学检查，以排除寰枢椎不稳的可能。除单纯 X 线片及 CT 检查外，无论其是否伴有神经功能障碍，我们亦常规对患儿行 MRI 检查，这是因为其对软组织及神经组织的良好分辨率，能更好地体现出脊髓实际受压情况并进而量化指标。

（三）治疗

对于一些特殊情况，如 Grisel 综合征、急性韧带损伤、自发性寰枢椎半脱位等，可以考虑先尝试保守治疗如牵引及颈部支具固定。而对于合并有其他先天性颅颈交界畸形患儿，或是炎症、肿瘤继发的寰枢椎脱位患儿，手术往往是最合适的治疗手段。

儿童寰枢椎脱位患者还常伴有其他畸形，如颅底凹陷、齿突小管、寰枕融合、齿突发育不全、寰椎前弓或后弓发育不良、椎动脉高跨等异常，使对其的手术治疗更为困难。随着近年来治疗手段的发展，儿童寰枢椎脱位的治疗也发生了许多变化。早期对于儿童寰枢椎脱位的手术治疗以后路椎板夹、钢丝固定等技术为主。目前较为主流的手术策略包括经口前路松解齿突 + 后路复位固定技术，经口前路复位钢板（transoral atlantoaxial reduction plate, TARP）技术，后路寰枢椎关节间撑开复位融合术（posterior facet distraction and fusion technique, PFDF）。

经口手术往往会面临吞咽困难、伤口愈合不良、拔管困难等多种并发症，且儿童口腔较小，咽后壁和肌肉组织较成人更薄更脆弱，故前路经口手术近年来逐渐被后路复位技术取代。以 Chandra 等为代表提出的以关节间融合器为支点进行加压过伸操作的后路寰枢椎复位内固定技术，其关节突成形操作容易破坏关节面骨质结构，进而导致关节间融合器的塌陷，同时也增加了椎动脉损伤的风险。

我们所采用的 PFDF 治疗儿童寰枢椎脱位，一方面可解除寰枢椎侧方关节绞锁，另一方面从后路逐步地、彻底地松解寰枢椎前方张力带，同时通过放置合适的融合器提高关节融合率，从而达到了对儿童寰枢椎脱位长期、有效的复位。具体的手术操作要点本书其他章节已有描述，本节不再赘述。但需关注由于患儿年龄小，骨骼发育不全，同时存在较大个体差异，在植入椎弓根螺钉时相较于成人难度更大、容错空间更小。当受螺钉直径限制无合适路径植入椎弓根螺钉时，也可考虑行椎板螺钉、侧块螺钉等替代。

（四）预后及疗效

笔者所在中心自 2017 年 6 月至 2021 年 12 月采用 PFDF 治疗儿童寰枢椎脱位共 15 例，均无不良并发症，术后复查 CT 及 MRI，均复位满意，颅椎交界腹侧三角区面积（由斜坡最下缘、枢椎椎体后下缘及颅颈交界区最背突向脑干腹侧点所构成的三角形，Cranio-Vertebral junction triangular area，TA）由术前的（2.62 ± 1.08）cm^2 减少至术后的（1.97 ± 0.72）cm^2（$P < 0.01$），说明延髓及上颈髓受压程度明显减轻。术后 12 个月随访的 JOA 评分由术前的（13.6 ± 2.3）分提升至术后的（16.6 ± 0.8）分（$P < 0.01$），且均已出现骨性融合，未发生植入物移位、复位丢失等并发症。

寰枕 / 寰枢椎融合术后对于儿童颈椎发育的远期影响目前仍有争议。有学者认为融合节段越长、内固定放置时间越长，越容易影响颈椎长度及曲度，故而建议条件许可下于术后 6 ～ 12 个月取出内固定物。然而也有研究认为寰椎与枢椎间的固定或是枕骨与枢椎间的固定，对颈椎的生长和曲度等长期影响并不显著。

（五）前景与展望

儿童生理的特殊性，使得儿童寰枢椎的手术治疗更复杂、更具挑战性。关于儿童寰枢椎脱位的治疗，特别是其长期疗效上目前尚无统一的指南共识。根据患儿疾病的解剖特点，合理地选择合适的治疗方式，可以使大多数患儿获得良好的复位效果。相信随着新技术的应用及儿童专用器械的研发，儿童寰枢椎脱位的手术治疗会进一步简化，风险进一步减小，有效性进一步增加。

二、典型病例

病例 1

女性，4 岁，唐氏综合征患儿。摔倒 5 月余，诉颈痛伴头右偏 4 个月，当地医院给予颈部支具固定保守治疗为明显好转，疼痛加重 2 周。

【查体】患儿查体欠配合，头部右偏，四肢自主活动良好，无尿便失禁、阵挛等表现。术前、术后影像学检查见图 8-8-1 ～图 8-8-3。

【病例解读】唐氏综合征即 21- 三体综合征，又称先天愚型或 Down 综合征，是由染色体异常而导致的疾病。有 14% ～ 24% 的唐氏综合征患儿患有寰枢关节不稳，其中症状性的约占 1%。其发生寰枢椎脱位的概率相对较高，可能与其韧带发育存在异常有关，通常在创伤后或者出现症状后被发现。本例患者在保守治疗无效后采用 PFDF 达到了良好的复位，后续随访中已出现骨性融合，未发生植入物移位、复位丢失等并发症。

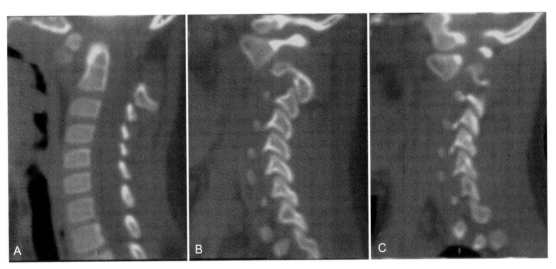

图 8-8-1　患者术前 CT 检查

A.可见寰枢椎脱位合并齿突游离小骨；B、C.侧方关节面畸形

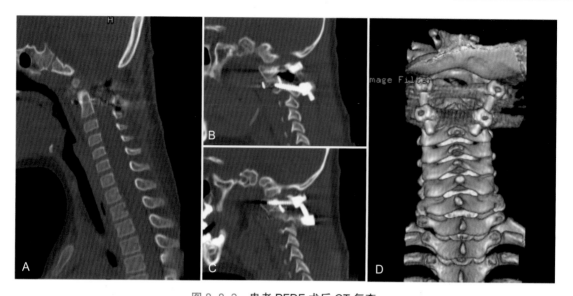

图 8-8-2　患者 PFDF 术后 CT 复查

A ～ C. 可见复位满意，内固定系统位置满意；D. CT 三维重建显示内固定系统与周围结构关系

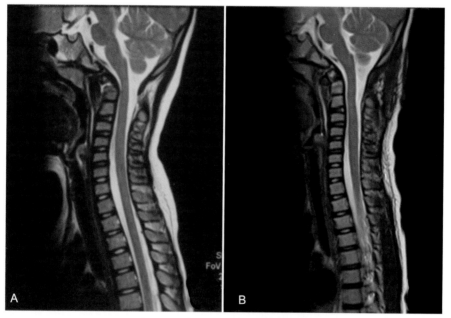

图 8-8-3　患者术前及术后 MRI 影像

A. 患者术前 MRI 影像可见延髓腹侧受到一定程度压迫；B. 术后 MRI 随访见延髓腹侧压迫解除

病例 2

女性，13 岁，转头受限 5 月余。

【查体】颈部向左倾斜，双侧转头受限，左上肢远端肌力 4 级，余肢体肌力 5 级。术前、术后影像学检查见图 8-8-4 ～图 8-8-6。

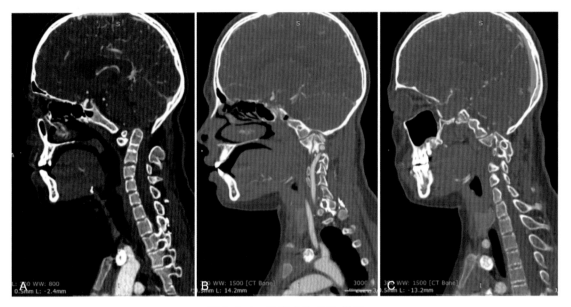

图 8-8-4　患者术前 CTA 检查

A. 可见寰枢椎脱位合并颅底凹陷、齿突游离小骨、寰枕融合及 C_2、C_3 椎体分节不良；B、C. 可见患者一侧椎弓根发育不良，侧方关节畸形明显

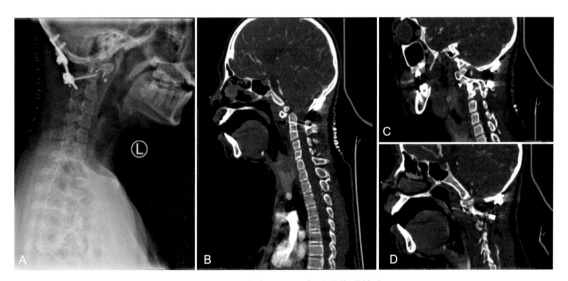

图 8-8-5　患者 PFDF 术后影像学检查

A. 颈椎侧位 X 线片可见寰枢椎脱位复位良好，内固定系统位置满意；B ~ D. 术后 CTA 检查可进一步证实复位满意，内固定系统（枕骨板、左侧 C_2 椎板螺钉、右侧 C_2 椎弓根螺钉及融合器）位置良好

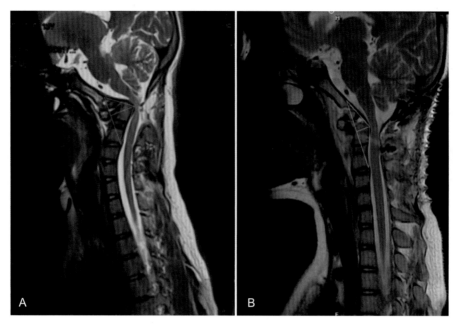

图 8-8-6　患者术前及术后 MRI

A. 患者术前 MRI 影像，测得其颅椎交界腹侧三角区面积为 4.37cm²；B. 患者术后 MRI 影像，测得其颅椎交界腹侧三角区面积为 2.89cm²

【病例解读】儿童寰枢椎脱位常合并其他类型颅颈交界区畸形，如颅底凹陷、寰枕融合、椎体分节不良等畸形。该患者术前影像可见严重的颅底凹陷且左侧枢椎椎弓根发育较细，内固定系统螺钉直径与左侧枢椎椎弓根直径不匹配，因此术中采用了一侧椎弓根螺钉＋一侧椎板螺钉相结合的方式，同样可以获得良好的治疗效果。

颅椎交界腹侧三角区面积（由斜坡最下缘、枢椎椎体后下缘及颅颈交界区最背突向脑干腹侧点所构成的三角形，cranio-vertebral junction triangular area，TA）可以很好地量化延髓及高位颈髓腹侧的压迫程度。该患者术前及术后 TA 值可以直观地体现出 PFDF 可以很好地缓解神经组织受压的情况。

病例 3

女性，7 岁，行走不稳 3 月余，加重伴肢体无力 2 个月。

【查体】双上肢肌力 3 级，双下肢肌力 4 级，双下肢肌张力增高，指鼻试验阳性，闭目难立试验阳性。JOA 10 分。术前、术后影像学检查见图 8-8-7、图 8-8-8。

【病例解读】该患者术中以 PFDF 解除侧方关节绞锁及松解前方张力带后，可予以良好的复位，并且使得 C_1 植入椎弓根螺钉更为容易。相较于枕骨板，C_1 螺钉由于力臂更短，其内固定装置失效率更低，另外由于儿童患者的枕部皮肤及皮下组织较薄，条件允许时我们均采用 C_1 椎弓根螺钉以减少可能出现的并发症。

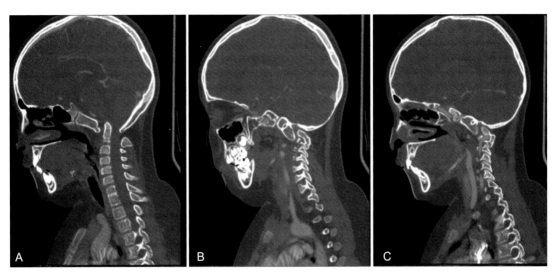

图 8-8-7　患者术前 CTA 检查。可见患者寰枢椎脱位合并颅底凹陷、寰枕融合及 C_2、C_3 椎体分节不良

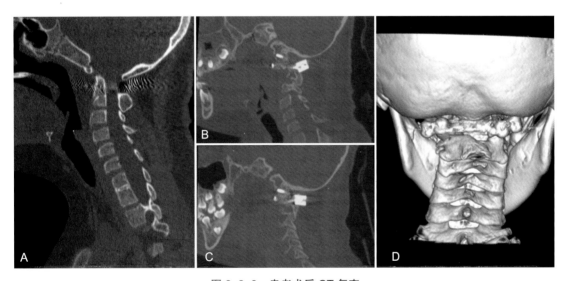

图 8-8-8　患者术后 CT 复查

A.复位满意；B、C.两侧螺钉位置及融合器位置；D.CT 三维重建显示内固定系统与周围结构关系

病例 4

男性，12 岁，寰枢椎融合术后 8 月余，双下肢无力 1 个月。

【查体】双下肢肌力 4+ 级，双下肢肌张力增高。术前、术后影像学检查见图 8-8-9～图 8-8-11。

【病例解读】8 个月前因寰枢椎旋转脱位于外院行以钉棒内固定系统行寰枢椎融合术，术后 6 个月余因再次出现症状复查 CT，见右侧关节面向前下方滑脱，复位丢失，原手术失败。对于这名患者的翻修手术，我们采用了 PFDF，由于彻底松解了前方的张力带，且融合器的使用也能提高关节间的稳定性和融合率，对比单纯的寰枢椎置钉融合有明显的优势。术后长期随访的结果也证实了 PFDF 在儿童寰枢椎旋转脱位治疗中的有效性和可靠性。

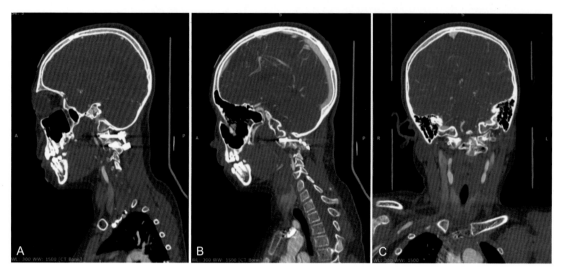

图 8-8-9　患者本次入院术前 CTA 检查

A. 左侧关节面矢状位片见内固定位置良好；B. 右侧关节面矢状位片见 C_1 关节面向前下方滑脱，复位丢失；C. 冠状位片可见于寰枢椎旋转脱位导致的冠状位失平衡

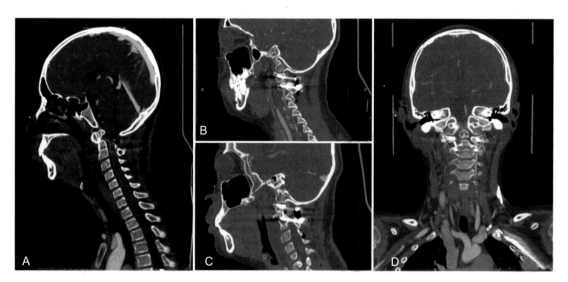

图 8-8-10　患者本次入院以 PFDF 行翻修术后复查颈椎 CTA

A. 寰枢椎脱位复位良好；B. 左侧关节面矢状位片见内固定位置良好；C. 右侧寰枢椎关节复位良好，融合器及内固定位置满意；D. 旋转脱位复位良好，冠状位平衡得到纠正

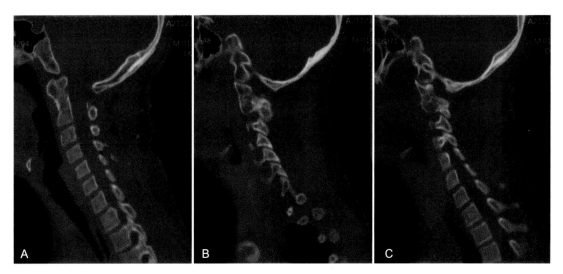

图 8-8-11　PFDF 翻修术后 2 年，拔出内固定后复查 CT
A. 寰枢椎旋转脱位复位良好；B、C. 矢状位片可见寰枢椎间关节融合良好（B 为左侧，C 为右侧）

（周马丁）

后路寰枢椎关节间撑开复位融合术治疗寰枢椎脱位专家共识（2024）

中华医学会神经外科学分会脊髓脊柱学组

中国颅颈交界区畸形研究联盟暨国家神经疾病医学中心颅颈交界区畸形联盟

　　寰枢椎脱位是常见的颅颈交界区畸形，除先天畸形外，外伤、肿瘤、类风湿、结核、退变等多种因素均可导致寰枢椎脱位，向后移位的枢椎齿状突可压迫延髓和上颈髓，引起枕部及颈部疼痛、斜颈、肢体麻木无力、感觉异常、胸腹部束带感、呼吸困难、吞咽障碍等神经损害的表现，严重影响患者生活质量，甚至威胁患者生命，对社会经济造成巨大负担。

　　目前，对于临床症状明显的寰枢椎脱位患者最有效的治疗方式是手术治疗，手术治疗的目的是解除神经结构压迫，重建上颈椎的稳定性，手术入路包括前后联合、单纯前路以及单纯后路等。Wang 等提出了前路松解后路复位的技术治疗寰枢椎脱位，获得了理想的解剖复位率及骨性融合率。Yin 等提出了经口咽前路复位钢板固定技术，采用经口单一入路，行寰枢椎松解、减压、复位和固定，也获得了良好的疗效。然而，经口咽部手术操作难度大，且属于二类切口，发生术后咽喉部水肿、感染、吞咽困难等风险较高。

　　近年来，随着手术技术的发展，单纯后路寰枢椎复位融合技术成为寰枢椎脱位治疗的可选方法。Goel 等提出后路松解寰枢椎侧方关节，在关节间隙内放置垫片来治疗寰枢椎脱位，开创了后路寰枢关节松解的先河。Jian 等报道了通过后路钉棒撑开技术进行复位。段婉茹等和 Chen 等报道了应用后路寰枢椎关节间撑开复位融合术（posterior facet distraction and fusion technique，PFDF）治疗寰枢椎脱位，PFDF 通过后路关节间松解、撑开，提高了后路手术复位率，并在关节间进行植骨融合，理论上可获得更高的骨性融合率，提高了寰枢椎脱位复位手术的远期疗效，成为现阶段治疗寰枢椎脱位的重要手术技术之一。为规范PFDF 治疗寰枢椎脱位的临床应用，中华医学会神经外科学分会脊髓脊柱外科学组和中国颅颈交界区畸形研究联盟暨国家神经疾病医学中心颅颈交界区畸形联盟基于召集多位相关领域专家，现有循证医学证据，参考国内外最新研究进展，结合临床经验，经过多次专家讨论制定本专家共识，旨在提高我国寰枢椎脱位的整体治疗水平。

【目标人群】

　　本共识的目标人群为寰枢椎脱位患者。使用人群包括各级医疗机构中从事寰枢椎脱位疾病诊治相关工作的临床医师、护理人员、技术人员及相关教学、科研工作人员等。

【检索策略】

本共识制定过程中针对寰枢椎脱位的诊断、治疗、手术技术等进行了文献检索，检索时间截至 2023 年 12 月。检索 PubMed、Embase、Cochrane 系统评价数据库、中国知网数据库等综合数据，英文主题词包括"atlantoaxial dislocation""surgery"，中文检索词包括"寰枢椎脱位""手术"。纳入文献类型限定为临床试验、meta 分析、系统综述，共检索到 1038 篇相关文献。

【推荐意见说明】

共识编撰工作启动前成立包括神经外科、骨科、流行病学与循证医学等多学科专家团队，客观地遴选临床问题、检索和评价研究证据并得出推荐意见，通过系统的文献检索，收集支持证据，并结合研究设计、质量及临床一致性和实用性的评估，形成推荐意见。对于有分歧的推荐意见，采用德尔菲法，通过编写支持小组与各专业领域专家讨论，达成循证共识进而解决分歧。

本共识采用"9 分李克特量表"量化体现专家对每条建议的认可程度（1 分最低，9 分最高）。本共识设定，一致性强度分为强（> 80% 的投票 ≥ 8 分）、有条件（65% ～ 80% 的投票 ≥ 8 分）、弱（< 65% 的投票 ≥ 8 分）；共识程度为评分 ≥ 8 分人数 / 投票总人数 ×100%，共识程度 > 70% 表示对该条目达成共识。本共识于 2024 年 3 月完稿后，送全体编审成员审阅并进行书面意见调查，2024 年 4 月组织专家共识意见讨论会行进一步修改，于 2024 年 4 月 20 日对专家共识中的推荐意见进行投票，推荐意见通过率为 100%。

一、PFDF 定义

PFDF 是指经后路在寰枢椎关节间进行松解和支撑，并植入融合材料，以实现寰枢椎关节复位和融合的手术技术。手术目的是通过寰枢椎脱位的复位、可靠的内固定和有效的骨性融合实现神经结构的减压。

推荐意见 1：对于临床症状明显的寰枢椎脱位患者最有效的治疗方式是手术治疗，手术的目的是通过寰枢椎脱位的复位、可靠的内固定和有效的骨性融合实现神经结构的减压（一致性强度：强；共识程度：100%）。

二、PFDF 的适用范围

该技术适用于由外伤、先天畸形、肿瘤、类风湿、结核、退变等导致的寰枢椎脱位或寰枢关节不稳；合并寰椎前弓和（或）枕骨斜坡与齿状突骨性融合、寰枢关节严重陷入颅内导致手术器械无法进入，以及椎动脉穿行于寰枢关节间隙的病例不适合应用该技术。

推荐意见 2：PFDF 可有效复位颅底凹陷，因而特别适合于合并颅底凹陷的寰枢椎脱位患者（一致性强度：强；共识程度：97.06%）。

推荐意见 3：部分寰枢椎严重畸形和椎动脉走行异常的病例，仍需进行前路松解（一致性强度：强；共识程度：97.06%）。

三、术前评估

（一）临床资料评估

术前建议详细了解患者现病史、既往病史、家族史、个人习惯、生活方式、用药史等，对确定寰枢椎脱位的发病原因以及可能的危险因素非常重要；进行完整的神经系统查体，完善日本骨科协会（Japanese Orthopedic Association，JOA）评分、疼痛视觉模拟评分（visual analogue scale，VAS）、颈椎功能障碍指数（neck disability index，NDI）及健康状况调查简表（SF-36）等评分，评估寰枢椎脱位、脊髓压迫对神经功能、疼痛、颈椎活动及生活质量造成的影响。

（二）影像学评估

术前建议完善影像学检查包括颈椎张口位、侧位及动力位 X 线片、颈椎 CT 平扫 + 三维重建、颈椎 MRI 及头颈血管 CT 血管造影（CT angiography，CTA）。通过颈椎张口位、侧位 X 线片评估上、下颈椎的序列情况，动力位 X 线评估寰枢椎脱位可复性；颈椎 CT 平扫 + 三维重建评估骨性畸形、脱位程度、侧方关节形态及倾角等情况；颈椎 MRI 明确脊髓压迫程度、小脑扁桃体下疝及脊髓空洞情况；利用头颈 CTA 原始数据进行骨质与血管的三维重建，判断椎动脉变异情况及对关节松解遮挡情况。

推荐意见 4：PFDF 存在椎动脉损伤风险，术前需要评估椎动脉走行，首选头颈 CTA 检查（一致性强度：强；共识程度：100%）。

（三）颅骨牵引评估

术中建议在全身麻醉下行颅骨牵引术，有利于判断寰枢椎脱位的可复性，对于评估寰枢椎脱位可复性具有重要的指导价值；同时可以松弛阻碍寰枢椎复位的肌肉、韧带和关节囊等，有利于术中复位，最大牵引重量为体重的 1/5 左右。

推荐意见 5：颅骨牵引是 PFDF 术中辅助复位的有效手段，推荐使用（一致性强度：强；共识程度：97.05%）。

四、手术方法

（一）手术器械准备

手术室建议配备脊柱手术床、牵引弓及头架、C 形臂或 O 形臂 X 线机，以及枕颈复位内固定系统。在有条件的情况下，必要时可术中应用手术显微镜和电生理监测，提高手术的安全性。

推荐意见 6：PFDF 术中行精准影像学评估对判断寰枢椎复位情况和内固定系统位置具有重要意义（一致性强度：强；共识程度：100%）。

（二）术中操作

1. 手术体位　手术开始前，建议在全身麻醉状态下进行纵向的颅骨牵引，并通过 X 线透视评估寰枢椎脱位的可复性；术中采用俯卧位，建议持续牵引，对关节间撑开操作有辅助作用；待置钉完成、上棒时可停止牵引。需注意颅骨牵引弓放置的位置，以及眼部、面部受压情况。

2. 手术切口和显露范围　手术采用后正中直切口，分离头夹肌和颈夹肌，显露枕外隆凸至枢椎棘突下缘，两侧至枢椎横突孔外缘。注意椎动脉走行，枢椎分离至横突孔、寰椎至椎动脉沟时，应小心细致，避免椎动脉损伤。

3. 关节间隙探查 用剥离子沿枢椎椎弓峡部进行骨膜下分离，将 C_2 神经根抬起，探查寰枢椎关节面后缘及关节间隙。关节间静脉丛出血可用双极电凝烧灼及明胶海绵压迫止血。可使用窄骨刀/铰刀插入关节间隙并旋转，刮除关节软骨，注意缓慢施力，避免破坏骨性终板。

4. 关节间撑开、融合 将不同宽度的关节间撑开器，按着从窄到宽的顺序逐级插入关节间隙，对关节进行松解。关节间撑开过程应循序渐进，不可用力过大，可能造成关节面骨折塌陷，而导致手术难以继续进行。可采用试模、撑开器等在关节间隙内交替撑开，松解寰枢椎前方的张力带，使寰枢椎关节间隙纵向分离。推荐髂后上棘取自体骨松质或局部采集的颗粒骨填塞入关节间融合器，植入两侧关节间隙进行植骨融合，也可植入结构骨块或其他植骨材料。

对于有骨性融合的关节，建议沿着原来的关节间隙方向进行松解，断开骨桥，以保证间隙两侧均为骨皮质，降低关节撑开过程中关节面骨折和融合器植入后沉降的风险。必要时可在 C 形臂、O 形臂 X 线机透视或导航下进行此操作（一致性强度：强；共识程度：100%）。

推荐意见 7：PFDF 可有效松解前方张力带，部分代替前路松解手术（一致性强度：强；共识程度：100%）。

推荐意见 8：PFDF 推荐使用关节间融合器结合自体骨进行融合，也可选择使用其他融合材料（一致性强度：强；共识程度：100%）。

5. 椎动脉的处理 正常的椎动脉走行方向不会影响关节间松解及融合器置入，当椎动脉走行遮挡寰枢椎关节面，经后路进行寰枢椎关节间操作过程时，椎动脉损伤的风险较高。术中建议将椎动脉向头侧轻轻抬起，显露寰枢椎关节后缘后，将关节间撑开器完全插入关节，避免松解、撑开过程中器械对椎动脉造成卡压和切割。

6. 内固定植入 如无寰枕融合，建议采用寰椎椎弓根/侧块和枢椎椎弓根/峡部螺钉进行内固定。如存在寰枕融合，建议选择枕骨板和枢椎椎弓根或峡部螺钉进行固定。如椎动脉高跨导致枢椎椎弓根、峡部无法置钉，可以选择枢椎上、下关节突，椎板螺钉代替，或延长固定节段至 C_3，在进行内固定时，可通过悬臂技术进一步对寰枢椎脱位进行复位。

推荐意见 9：相对于后路撑开固定手术，PFDF 可分担内固定系统承受的应力，有助于降低内固定失败的风险（一致性强度：强；共识程度：100%）。

7. 逐层缝合伤口 严密缝合肌肉、筋膜、皮下、皮肤各层次，切口深部放置引流管，接负压引流，严密止血的情况下也可不放置引流管。

（三）术后管理

术后建议密切观察患者生命体征，神志，感觉、运动等神经功能，以及呼吸、吞咽、咳痰等情况，如放置引流管，术后拔除引流管后可尽早佩戴颈托离床活动，术后应轴向翻身、侧身起卧；建议复查颈椎张口位、侧位 X 线、颈椎 CT 平扫＋三维重建及 MRI 检查，若术中操作影响椎动脉建议复查头颈 CTA。

（四）疗效评价

术后建议采用 JOA 评分、VAS、NDI 及 SF-36 评分，对患者术后和随访时的神经功能、疼痛、颈椎活动及生活质量进行评价，采用颈椎三维 CT 对术后和随访时复位程度，内固定位置及植骨融合情况进行评价，采用颈椎 MRI 对脊髓压迫、小脑扁桃体下疝及脊髓空洞的改善程度进行评价，有助于判断预后。建议术后 3 个月、6 个月、1 年、2 年时行门诊随访。

（五）术后康复及功能锻炼

术后应佩戴颈托下床活动，选择合适型号的颈托，建议术后佩戴颈托 3 个月，术后 3 个月植骨间隙开始融合，可以做有阻力的颈部屈伸、旋转活动。

推荐意见 10：PFDF 通过寰枢椎侧块关节间植入融合材料，更加符合生物力学，理论上具有更高的融合率（一致性强度：强；共识程度：100%）。

五、PFDF 相关并发症及处理

1. 术中椎动脉损伤　术中椎动脉损伤建议首先压迫止血，有条件可进行缝合修补；如术前评估椎动脉无法经其他血管代偿，术后建议尽快行脑血管造影，并进行血管内治疗。如术中未明确椎动脉损伤，术后出现椎动脉缺血相关临床表现，按照急性缺血卒中原则处理。

2. 术后吞咽困难　建议复查影像后评估枕骨 $-C_2$ 和 $C_{2\sim7}$ 角度。若手术中如对枕骨 $-C_2$ 角度调整不当，造成 $C_{2\sim7}$ 前凸过度引起的吞咽困难，需要及时进行翻修手术，调整枕骨 $-C_2$ 角度。

3. 术后呼吸困难、难以拔管　此类患者往往存在困难气道，拔除气管插管前建议进行充分评估，可复查颈椎 CT 平扫 + 三维重建，判断患者气道通畅情况。如果患者 1 周以上仍不能拔出气管插管，可考虑进行气管切开。

4. 脑脊液漏　术中置钉或进行内固定操作时可能损伤硬脊膜，如未发现或难以修补可导致脑脊液漏。为避免枕部皮下积液、切口脑脊液漏，建议置入腰大池引流 7～10 天，待深层组织愈合后方可拔出腰池引流管。

5. 脊髓损伤　术后如出现脊髓神经功能障碍加重，建议通过美国脊髓损伤协会分级系统，判断脊髓损伤程度，并建议立即复查颈椎 MRI，颈椎 CT 平扫 + 三维重建，以判断脊髓损伤原因。如存在血肿，应尽快行血肿清除术；如植入物压迫脊髓，应尽快调整。如未发现明确脊髓损伤原因，则尽快请康复科会诊，开始康复治疗。

6. 术后植入物失败（包括植入物松动、断裂、移位）、复位丢失　如造成神经压迫，需要进行翻修手术。

本共识在制订过程中参考了最新研究进展及相关文献，并通过专家组多次讨论审阅最终成稿，为临床医生提供参考。但临床实践过程中仍有诸多问题需要探究，期待未来开展的研究能够为寰枢椎脱位患者带来更多临床获益。本共识仅代表参与编写专家的观点，不具备法律效力。随着相关研究进展及循证医学证据不断增加，专家共识也将不断修改和完善。

结　语

　　谨以此书致敬在颅颈交界区畸形领域辛勤探索的前辈们，阅读他们的文章，倾听他们的讲座，观看他们的手术，了解他们的研究历程，无不让我感受到他们心系患者的医者情怀，他们严谨的治学精神，他们勇于挑战高难度技术的勇气。他们的精神使寰枢椎脱位的学术研究方向自始至终秉持医学研究的初衷——一切为患者的福祉。是这些前辈们的努力为 PFDF 的成功开展奠定了坚实的基础。他们的精神敦促着我们这一代医生秉持医生的职责，踏踏实实做好每一台手术，认认真真做好每一项研究，原原本本写好每一篇文章。让我们的学术成果经得住历史的检验。

　　感谢王作伟、段婉茹、关健、刘振磊、周马丁、张璨、杜越崎、纪培志、辛宗、张博彦、戚茂杨完成本书部分章节的撰写工作。

陈　赞

2024 年春